『十一五』国家重点图书

邓亚平

主　编　谢学军

副主编　段渠　王万杰　郭　静

主　审　邓亚平

中国现代百名中医临床家丛书

中国中医药出版社·北京

U0346019

图书在版编目（CIP）数据

邓亚平/谢学军主编．—北京：中国中医药出版社，2013.9
（中国现代百名中医临床家丛书）
ISBN 978－7－5132－1616－6

Ⅰ．①邓…　Ⅱ．①谢…　Ⅲ．①中医学-临床医学-经验-
中国-现代　Ⅳ．①R249.7

中国版本图书馆 CIP 数据核字（2013）第 204939 号

中 国 中 医 药 出 版 社 出 版
北京市朝阳区北三环东路 28 号易亨大厦 16 层
邮政编码　100013
传真　010 64405750
河北省欣航测绘院印刷厂印刷
各地新华书店经销

*

开本 850×1168　1/32　印张 10.75　字数 226 千字
2013 年 9 月第 1 版　2013 年 9 月第 1 次印刷
书　号　ISBN 978－7－5132－1616－6

*

定价　25.00 元
网址　www.cptcm.com

"十一五"国家重点图书

中国现代百名中医临床家丛书

主编 佘 靖

《邓亚平》编委会

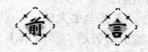

前 言

　　中医药学博大精深，是中华民族智慧的结晶，是世界传统医学的重要组成部分。中医药学有着系统整体的哲学思想，内涵深厚的理论基础，行之有效的辨证论治方法，丰富多样的干预手段，以及注重临床实践的务实风格，既是中医药长期发展的宝贵历史积累，也是未来系统医学的重要发展方向，受到了海内外各界的广泛关注。中华民族五千年的繁衍生息，中医药的作用功不可没。当前，中国政府从构建和谐社会、推动经济社会协调发展、加快自主创新的战略高度，确定了进一步加强科技创新，全面推进中医药现代化发展的战略方针，已将中医药现代化作为科技发展的优先领域列入了国家中长期科技发展规划。但是，要发展中医首先是继承，继承是发展的前提和基础。准确把握中医药的发展精髓和深刻内涵，继承其宝贵知识和经验，并使其不断发扬光大是我们的重要使命和共同责任。

　　继承包括书本经验的继承（前人经验）与临床经验的继承（现代人经验）两部分。中国中医药出版社是国家中医药管理局直属单位，是唯一的国家级中医药专业出版社，中医药出版社始终按照国家中医药管理局领导所要求的，要把中医药出版社办成"弘扬中医药文化的窗口，交流中医药学术的阵地，传播中医药文化的载体，培养中医药人才的摇篮"而不懈努力着。中国中医药出版社在《明清名医全书大成》、《明清中医临证小丛书》、《唐宋金元名医全书大成》、《中国百年百名中医临床家丛书》编辑出版后，又策划了《中国现代百名中医临床家丛书》。

《中国现代百名中医临床家丛书》医家的遴选本着"著名"、"临床家"的两大原则。"著名"以国家中医药管理局公布的3批全国老中医药专家为标准。"临床家"是指长期从事中医临床工作，具有丰富临床经验、有医疗特色与专长者。

本丛书正文主要分4部分，即医家小传、专病论治、诊余漫话及年谱。

医家小传主要介绍医家经历，着重介绍从医的经历及学术思想的形成过程。

专病论治以中医的病证或西医的病名统医论、医话、医案几部分内容，以病统论，以论统案，以案统话，即把与某一病证相关的医论、医话、医案放在一起，使读者对这一病证的经验有清晰全面的了解，从不同侧面、不同角度了解这一病证辨证、治疗的独特经验。

本丛书的最大特点是把笔墨重点放在医家最擅长治疗的病种上面，而且独特经验不厌其详、大篇幅地介绍，医家的用药、用方特点重点介绍，写出了真正临床有效的东西，写出了"干货"。

诊余漫话则主要是医家们的读书体会、用药心得等。

年谱则按照时间顺序，将医家经历中具有重要意义的事件逐年逐月列出。

　　本丛书较为系统地总结了现代著名临床家的临床经验，并介绍了其从医过程，是现代中医学术发展概况的反映，它带有浓浓的时代色彩。本丛书的编辑出版是对现代著名临床家经验的梳理，也为人们学习、继承乃至发展中医学术奠定了基础。

中国中医药出版社

内 容 提 要

中医药学博大精深，故凡业医者，必当心怀恻隐，志存高远，学而不倦，方可为大医，邓亚平教授可谓大医矣。作为全国名老中医之优秀者，邓亚平教授 2005 年遴选为"十五"国家科技攻关计划"名老中医学术思想、经验传承研究"的研究对象之一，2010 年得到国家中医药管理局资助进行"全国名老中医邓亚平传承工作室建设"工作。本书以前期课题的研究成果为基础，以期展示当代全国名老中医——邓亚平教授之成才之路、学术思想、临证论治的思辨特点和处方用药经验等。对中医工作者，尤其是中医以及中西医结合眼科的本科生、研究生和临床中青年医师的成才有所帮助和裨益，也希望对名老中医的学术思想、临床经验传承有所推动和促进。

本书正文主要分为四部分，即医家小传、专病论治、诊余漫话、年谱。

医家小传主要介绍邓亚平名老中医的经历，着重介绍从医的经历及其学术思想的形成过程。专病论治是以西医病名统医论、医话、医案，并在每一病种后附上邓亚平教授公开发表对该疾病的相关研究成果，以期读者能够对她诊治该病的临证经验有清晰全面的了解，能从不同角度了解她对该疾病的辨证、治疗等独特的临证经验，同时还可从所附相关研究成果依稀所见她对该疾病的研究足迹。诊余漫话主要是邓亚平教授之读书心要、眼科临证心得等。年谱是按时间顺序，将邓亚平教授经历中具有重要意义的事件逐年列出。

　　本书的出版得到国家中医药管理局"全国名老中医邓亚平传承工作室建设"项目的资助。

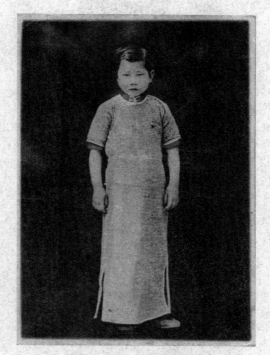

图 1　邓亚平 6 岁上小学时在成都拍摄的生活照

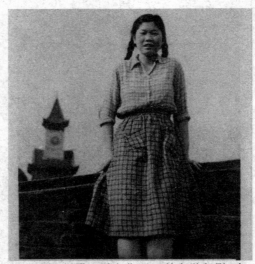

图2　邓亚平在华西医科大学留影（身后为华西医科大学著名的钟楼）

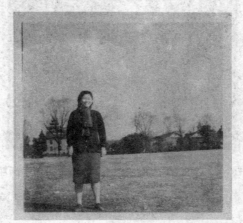

图3　邓亚平在华西医科大学留影（身后为华西医科大学的运动场，远方是著名的钟楼）

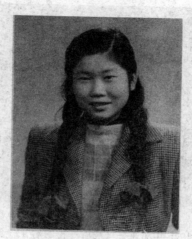

图 4 邓亚平教授大学时代留影

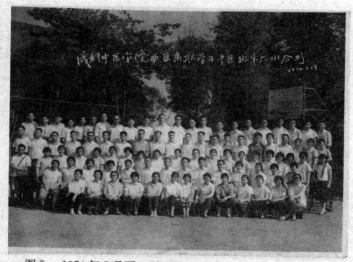

图 5　1974 年 7 月邓亚平（第三排的右 8）参加成都中医学院
举办的全国西医离职学习中医班毕业时合影

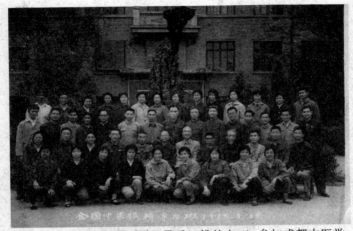

图 6　1975 年邓亚平（最后一排的右 4）参加成都中医学院举办的全国中医学习班结束时的合影

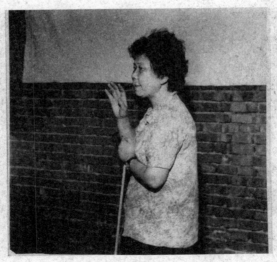

图 7　1982 年邓亚平教授参加四川省人民政府组织的高级科技专家团到四川省边缘地区（攀枝花市）讲课留影

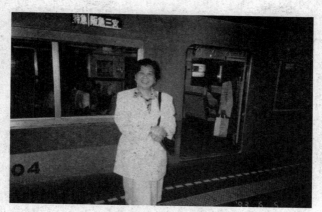

图 8 1993 年邓亚平教授在日本参加国际眼科学术会议

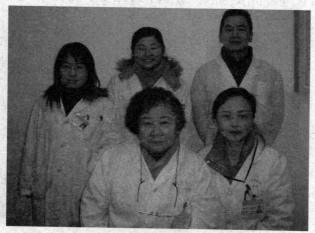

图 9 2006 年 12 月邓亚平教授与参加整理邓老医案的部分人员合影（前排左一为邓亚平教授，前排右一为本书主编谢学军教授）

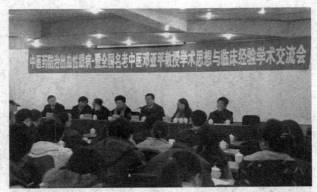

图10　2011年3月5日邓亚平教授80华诞及从医54周年，成都中医药大学附属医院和四川中医药学会在成都市共同举办"中医药防治出血性眼病·暨全国名老中医邓亚平教授学术思想与临床经验学术交流会"会场

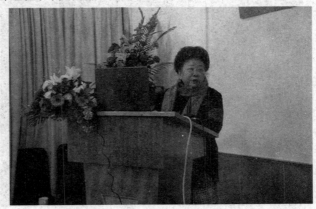

图11　"中医药防治出血性眼病·暨全国名老中医邓亚平教授学术思想与临床经验学术交流会"上邓亚平教授在作学术报告

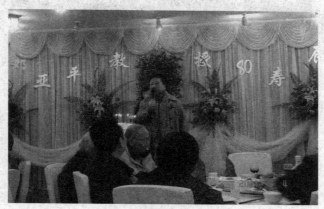

图 12　2011 年 3 月 4 日成都中医药大学附属医院眼科和邓亚平教授的学生们为邓亚平教授举办生日晚宴

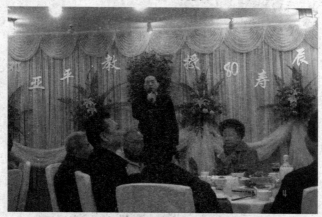

图 13　2011 年 3 月 4 日邓亚平教授的生日晚宴上，成都中医药大学副校长梁繁荣教授致辞

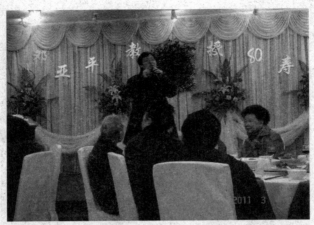

图 14　邓亚平教授的生日晚宴上，成都中医药大学副校长彭
成教授致辞

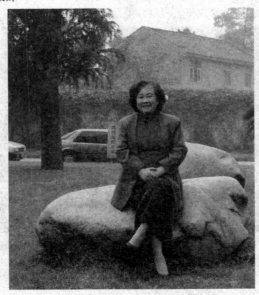

图 15　邓亚平教授近期生活照

目　录

医家小传

专病论治

论视网膜静脉阻塞证治 …………………………… 11
论糖尿病性视网膜病变证治 ……………………… 54
论视网膜静脉周围炎证治 ………………………… 86
论年龄相关性黄斑变性证治 ……………………… 92
论玻璃体积血证治 ………………………………… 122
论中心性渗出性脉络膜视网膜病变证治 ………… 128
论中心性浆液性脉络膜视网膜病变证治 ………… 133
论原发性视网膜色素变性证治 …………………… 138
论葡萄膜炎证治 …………………………………… 143
论 Behcet 病证治 ………………………………… 163
论 Vogt-小柳-原田病证治 ……………………… 178
论青光眼睫状体炎综合征证治 …………………… 182

邓
亚
平

论甲状腺相关性眼病证治·······················186

论上睑下垂证治·····························203

诊余漫话

出血性眼病的辨证论治问题·····················213

中医眼科的病因病机之"万病皆瘀"学说···········233

读书心要································240

眼科临证要诀·····························248

对中医眼科白内障针拨术的临床实践与体会·········251

对部分疑难性眼病的临证体会···················273

年 谱

附 录

邓亚平教授于国内外重要学术期刊发表之主要文章目录

·······································311

邓亚平教授出版之主要学术著作目录·············314

邓亚平教授之主要获奖科研成果···············314

邓

亚

平

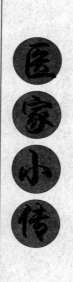

医家小传

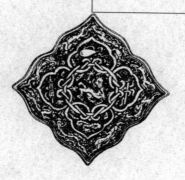

一、经历简介

邓亚平，女，1932 年出生，湖南省常宁县人。1936年随父母来到四川省成都市，在成都完成其从小学到高中的学习。1948 年高中毕业，并以优异的成绩考入华西医科大学。1948 年 9 月至 1954 年 7 月就读于华西医科大学医疗系。1954～1961 年在四川省人民医院工作，任住院医师。为响应毛主席关于"发掘祖国医学关键是西医学中医"的号召，1962 年调入成都中医学院附属医院（四川省中医医院），师承著名中医眼科专家陈达夫教授学习中医眼科，此后一直在成都中医学院附属医院眼科从事中西医结合眼科工作。其间，于 1972～1974 年参加西医离职学习中医班；1976 年在广州中医学院参加中医五官科学习班。1983 年晋升为副教授、副主任医师；1984 年被国家学位委员会批准为中医眼科专业硕士学位研究生指导教师；1987 年晋升为教授、主任医师；1993 年经国务院批准享受政府特殊津贴；1997 年被四川省中医药管理局评为四川省首届名中医。1985 年至 2001 年任眼科研究室主任，2002 年被评为国家第三批中医药专家师承工作指导老师。曾任四川省中西结合学会理事；四川省中西医结合眼科专业委员会副主任委员；中华医学会四川眼科分会专委会委员；成都市第六、七、八届政协委员，第九、十届政协常委。

二、学医过程

邓亚平教授的父亲是小学教员，母亲是农村妇女，其父母跟着毛泽东领导的农会开展农民革命运动，大革命失

 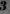

败后，邓亚平教授的父亲到成都工作，邓老也随其父母迁到成都生活。邓亚平教授选择学医是父母自幼给她灌输的理念，因为在旧社会大学毕业就是失业，而医生的工作稳定，生活有保障，就这样，邓老踏上了学医之路。

（一）学习西医

1948年邓老高中毕业，以优异的学习成绩考取华西医科大学医疗系（四川大学华西医学中心临床医学院前身）。当时，其父亲的工资有限，又面临严重的通货膨胀和货币贬值，想完成6年的医学学习是相当困难的。正在一筹莫展的时候，邓老就读的中学校长伸出援助之手，介绍邓老领取教会奖学金，邓亚平才得以开始她的大学学习。新中国成立后，全国的大学生均享受国家助学金。因此，邓亚平教授常说她是在中国共产党和人民的资助下完成大学教育，人一定要有一颗感恩的心。华西医科大学6年的学习与临床实践经历为邓亚平教授以后从事医疗临床与科研工作打下了良好的基础。

1954年7月邓亚平以优异的成绩从华西医科大学毕业，分配到四川省人民医院眼科工作。1954～1961年邓亚平在四川省人民医院眼科工作期间，得到了四川省人民医院眼科主任罗文彬教授的悉心指导。罗文彬教授治学严谨，观察病人的病情非常细致周到，认真负责、一丝不苟、精益求精的治学态度使邓亚平深受教育；罗文彬教授在临床工作中积极创新的精神和严格要求、悉心培养年轻医生的工作态度使年轻的邓亚平受益终身。邓亚平教授常说：我的西医眼科基础知识、手术操作都得益于罗文彬老师的培养和指导，我的第一篇学术论文（在《中华眼科杂志》发表）也是在罗文彬老师的指导下完成的。在四川省人民医院眼科 8 年的临床工作经历也为邓亚平教授以后从事的中西医结合眼科工作奠定了良好的基础。

（二）学习中医

为响应毛主席关于"发掘祖国医学关键是西医学中医"的号召，1962 年邓亚平从四川省人民医院眼科调入成都中医学院附属医院（成都中医药大学附属医院/四川省中医医院），师承全国著名中医眼科专家陈达夫教授学习中医眼科。陈达夫教授的中医学术根底很深，熟知中医古典医籍，精通中医内科、中医儿科、中医妇科、中医五官科，特别擅长中医眼科。邓亚平教授在师从陈达夫教授期间，陈达夫教授常常在临床中为他的弟子们深入浅出地讲解各种疑难眼病的中医辨证论治，并且常利用休息时间在家为他的几位弟子系统讲解他所著的眼科专著——《中医眼科六经法要》，使邓亚平教授对眼科疾病从西医到中医均有较全面的认识，进而熟练应用中医药治疗眼病。为进一步系统学习中医理论知识，1972～1975 年邓亚平在成都中医学院参加"西医离职学习中医"班，通过 3 年的脱产学习，她对中医中药的理论知识有了更进一步的认识和提高。为不断提高中医眼科专业知识，1976 年邓亚平教授又参加了广州中医学院主办的"全国中医五官科学习班"，完成学习后，回到科室继续从事中西医结合眼科临床工作。每次学习后，邓亚平都感到自己对中医理论的认识有了很大的提高。

邓亚平教授从医执教近六十载，她崇尚仲景学说；崇敬的古今中医药学家有张仲景、唐容川、黄庭镜、陈达夫

邓亚平

5

等；最喜读的中医药著作是《内经选读》《伤寒论》《目经大成》《审视瑶函》《血证论》等；最欣赏的格言是"学而不思则罔，思而不学则怠"。邓亚平教授在学术上深切体会到中医临床学科的治学贵在求实、重在实践。邓亚平教授主攻中医药治疗内障眼病，尤其是出血性眼病。因此，邓亚平教授不论社会活动多么繁忙，长期坚持眼科临床实践，她在临床中擅长活用活血化瘀法治疗眼科诸多疑难病症，深受病者欢迎。

三、主要创新性工作

邓亚平教授是成都中医学院（成都中医药大学）获得中医眼科硕士学位授予点后第一位硕士生导师，先后独立指导培养了段俊国（1984 年）、谢学军（1985 年）、李寿玲（1986 年）、潘学会（1987 年）、张玲（1996 年）五名硕士研究生，合作培养或协助指导研究生二十余人。作为全国第三批中医药专家学术经验继承工作指导老师，培养学术继承人一名（袁晓辉）。邓亚平教授在工作中十分注重引进和开展新技术，在她的主持下，成都中医药大学附属医院在全国中医系统率先开展了荧光素眼底血管造影、视觉电生理等新技术，为成都中医药大学附属医院开展科研和临床工作奠定了良好的技术平台。邓亚平教授所主持的"针拨白内障的临床观察"获 1978 年度四川省科技进步二等奖；其主持的国家中医药管理局课题"活血化瘀治疗视网膜静脉阻塞的试验与临床研究"成果获 1992 年度国家中医药管理局科技进步二等奖；主持的国家新药研究基金项目"眼血康口服液治疗出血性眼病的新药开发研究"成果——眼血康口服液（后改名为丹红化瘀口服液）

于 1996 年获得国家新药（中药、三类）证书，这是我国第一个获国家卫生部颁发新药证书的眼科中药新药，该项成果获 1997 年度国家中医药管理局新药研制三等奖；她主持的"Q-开关红宝石激光制作眼内出血模型"之成果获 1996 年度四川省中医药科技进步二等奖；公开发表学术论文三十余篇，主编及参编眼科著作 4 部，其中合编的《中医眼科学》获 1989 年度四川省科技进步二等奖。邓亚平教授 1996 年获四川省中医药科教先进工作者荣誉称号。邓亚平教授在担任四川省中西医结合学会理事、四川省中西医结合眼科专业委员会副主任委员、中华医学会四川眼科分会专业委员会委员期间，为积极推动四川省中西医结合眼科事业的发展做了大量的工作。在 2005 年国家科技部首次组织并资助的"十五"国家科技攻关计划——"名老中医临床诊疗经验及传承方法研究"中，邓亚平教授作为全国名老中医之优秀者遴选为名老中医学术思想及临证经验研究对象；2010 年又得到国家中医药管理局资助进行全国名老中医邓亚平传承工作室建设。邓亚平教授的各项成果既是她向医学学术高峰攀登所留下的坚实足迹，也使她成为成都中医药大学眼科——国家级重点学科、国家中医药管理局重点学科的一位重要奠基人和开创者。

邓亚平

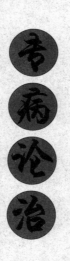

奇病论治

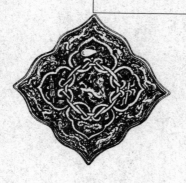

论视网膜静脉阻塞证治

视网膜静脉阻塞是一种因各种原因造成视网膜中央静脉或分支静脉阻塞的眼病，以视网膜静脉迂曲扩张和沿受累静脉出现出血、渗出水肿为主要临床特征。目前，视网膜静脉阻塞已经成为仅次于糖尿病性视网膜病变的最常见视网膜血管性疾病，是致盲的主要原因之一。积极探索其有效防治措施，是医务工作者面临的一项紧急课题。

视网膜静脉阻塞的分类方法有多种，临床常用的是：根据静脉阻塞的部位分为视网膜中央静脉阻塞与视网膜分支静脉阻塞；根据病情的轻重及预后等情况分为缺血型与非缺血型（又称瘀滞型）。

由于历史条件的限制，在古代医籍中无视网膜静脉阻塞的明确记载，但根据该病的主要临床表现多归于"暴盲"范畴。"十二五"全国高等中医药院校规划教材——《中医眼科学》将其命名为"络瘀暴盲"。临床根据其主要眼底改变——视网膜出血，可归属于中医学的"血证"范畴。血证的研究是中医临床的研究热点之一，大量的临床研究已显示，中医学对血证的治疗是独具特色的。眼科血证的研究又是中医眼科领域中一个最具特色的研究。大量临床资料已显示，视网膜静脉阻塞等眼底出血性疾病与内科、外科、妇科等其他各科的出血病证在证候与治疗上都有所不同，因为眼底出血即使已停止，但瘀血留于目内，是眼病的第二病因，更易损目。笔者在前期"十五"国家科技攻关计划——"名老中医临床诊疗经验及传承方法研

邓亚平

究"课题总结邓亚平名老中医临床经验中发现，邓亚平教授的主要学术思想是"万病皆瘀"，但是邓亚平教授在不同的眼病以及同一眼病的不同阶段应用活血化瘀之法的侧重点有所不同，在治疗视网膜静脉阻塞等眼底出血时特别强调细审证候，明确把握出血的不同阶段及其用药特点，在临证中取得良好的疗效。并且，邓亚平教授主持研发的我国第一个眼科专用国家级三类新药——丹红化瘀口服液，就是针对视网膜静脉阻塞之气滞血瘀证。因此，笔者对邓亚平教授临床治疗视网膜静脉阻塞的思辨特点进行总结如下。

一、诊病要点

邓亚平教授在诊治视网膜静脉阻塞时，最常用的诊察方法是问诊和望诊，采用眼的局部辨证与全身辨证相结合、辨证与辨病相结合进行辨证论治；最常询问的关键症状是视力下降有多久，视力是突然下降还是缓慢下降，全身有何不适；最常诊察的部位是眼底，在病人自身条件许可的情况下，均要求病人行荧光素眼底血管造影，以区分是瘀滞型还是缺血型。

二、辨证思路

邓亚平教授认为中医学虽无视网膜静脉阻塞的病名记载，根据本病的最主要的临床表现——视力下降的程度，分属于中医眼科的"视瞻昏渺"或"暴盲"范畴。但由于历史条件的限制，古人未能窥见眼底，因此对本病的认识有限。根据眼底检查，视网膜静脉阻塞的最突出眼底改变是眼底出血，可见本病属于眼科血证，与中医学中的"血证"极为相似。

邓亚平教授在诊治视网膜静脉阻塞时，常采用眼底病变局部辨证与全身脏腑辨证相结合、辨证与辨病相结合的方法，尤其强调眼底病变局部辨证以及分清病变的阶段。因为视网膜静脉阻塞的病程较长，在病变的不同时期其眼底改变有所不同，其中医的病因病机也有差异，故对视网膜静脉阻塞的治疗，邓亚平教授强调分期论治。即在该病的早期，最突出的眼底改变是视网膜上有较多的出血，根据清代医家王清任所言："离经之血，即为瘀血。"同时，邓亚平教授一再强调眼内出血由于眼内无窍道直接排出，故吸收消散较难，易于留瘀，瘀留目内则变症丛生，后患无穷。因此，对这类眼病早期的辨证，在患者全身无明显不适、舌脉也正常，即全身无证可辨的情况下，常常根据眼底出血的情况，辨证为气滞血瘀证；若患者的全身症状较为明显时，则眼局部辨证与全身症状相结合，辨证分型，随证加减。在该病的病变中期，最突出的眼底改变是视网膜水肿、视网膜上的出血色泽较暗，根据《血证论》所言："血不利则化为水。"故该期多为瘀血内停兼水湿停滞。在该病的后期，若视网膜出血基本吸收，多辨证为肝肾不足、兼有瘀滞，其依据是在本病的治疗过程中，常大量地使用了活血化瘀药物，活血化瘀药物久用易伤正气，此时病程较长，久病多虚、多瘀，且眼与肝肾的关系密切。因此，要多从肝肾不足兼有瘀滞来辨证。

三、治则治法

邓亚平教授治疗视网膜静脉阻塞最擅长使用的方法是分阶段治疗。

邓
亚
平

在视网膜静脉阻塞的早期，邓亚平教授常采用止血活血、行气化瘀之法，其依据在于邓亚平教授认为在治疗出血性眼病时必须注意止血而勿忘留瘀之弊，因瘀血不除，血行不畅，脉络不通，又可引发出血；而化瘀又须勿忘再出血之嫌，即需处理好止血与化瘀的关系，不可偏执。

在视网膜静脉阻塞的中期，邓亚平教授常采用行气活血、化瘀利水或活血化瘀、软坚散结之法，其依据在于邓亚平教授认为此期多为瘀血内停兼水湿停滞，因为"血不化便化为水"，故该期必须重视血与水的关系，拟行气活血、化瘀利水之法；若眼底见机化物，则应采用活血化瘀、软坚散结之法，因为眼底机化物即为瘀滞、死血之候。

在视网膜静脉阻塞的后期，邓亚平教授常采用补益肝肾、活血化瘀之法，其依据在于久病多虚多瘀，患者较长时间服用活血化瘀药物易伤正，病证多为肝肾不足兼有瘀滞，故常采用补益肝肾兼以活血化瘀之法。

邓亚平

四、处方用药

在视网膜中央静脉阻塞的早期，邓亚平教授常选用血府逐瘀汤进行加减，常加旱莲草、荆芥炭、生蒲黄等止血药，其特点在于活血药与止血药同用；在视网膜中央静脉阻塞的中期，邓亚平教授还是常用血府逐瘀汤进行加减，但常加利水之品，以体现水血同治；在视网膜中央静脉阻塞的后期，若出血基本吸收，则常用驻景丸或六味地黄丸加减，主要加活血化瘀利水之品，以体现攻补兼施的特点。

五、独特疗法

在临床上邓亚平教授认为，视网膜静脉阻塞的病人只要自身条件允许，均应该进行荧光素眼底血管造影检查，以明确是缺血型还是瘀滞型。瘀滞型一般只采用中药活血化瘀治疗；缺血型则在此基础上加用视网膜激光光凝治疗。邓亚平教授在运用中医中药的同时，常常配合使用神经营养剂。

六、病案举例

马某，女，51岁。

2005年10月25日初诊。

主诉：左眼视力下降9天。

现病史：9天前患者无明显诱因感视力下降。曾在四川大学华西医学中心就诊，行荧光素眼底血管造影检查，诊断为"左眼视网膜分支静脉阻塞"，未予特殊治疗，服用中成药（药名不详），症状无明显缓解，今来我院就诊。

既往史：原发性高血压病5年。

眼科检查：右眼视力：1.0（矫正），左眼视力：0.3（不能矫正），双眼前节未见异常改变。左眼底视盘色淡红，边界清楚，视盘前有一机化膜，视网膜上方及颞侧上方可见出血，黄斑区水肿不清；右眼眼底未见异常。荧光素眼底血管造影检查：左眼视网膜上方及颞上方静脉有荧光素渗漏着染，黄斑上方有花瓣状强荧光。

全身无明显不适症状，舌淡，苔薄白，脉沉细。

辨证思路：根据眼底检查并结合病史，该病人西医应诊断为"左眼视网膜分支静脉阻塞"；中医应诊断为"左眼络瘀暴盲"。本案病人虽然全身无明显的不适，但从眼病的病史和患眼的眼底改变（视盘前有一机化膜，眼底上方及颞侧上方可见出血，黄斑区水肿不清）来看，"离经之血，即为瘀血"，应属气滞血瘀证。故以行气活血化瘀之法治之。方选血府逐瘀汤，主要加活血止血之品。处方：

当归25g，赤芍15g，生地15g，川芎15g，桃仁15g，红花15g，牛膝15g，旱莲草25g，荆芥炭15g，丹参30g。12剂。水煎服，日一剂。

2005年11月6日二诊。

自诉服药12剂，视力有所提高。眼科检查：右眼视力：1.0（矫正）；左眼视力：0.4，矫正0.8。左眼底出血基本吸收，黄斑区色素紊乱。

舌淡，苔薄白，脉沉细。

辨证思路：根据患者脉象，考虑为久病及阴，辨证为肝肾阴虚兼有瘀滞，故予滋养肝肾兼以活血止血之法治之。方选六味地黄汤加减，主要加活血止血之品。处方：

熟地黄15g，生地15g，山茱萸15g，山药20g，泽泻15g，白术15g，丹参30g，郁金15g，牛膝15g，红花15g，旱莲草25g。6剂。水煎服，日一剂。

2006年1月19日三诊。

服药6剂，主诉自觉左眼久视易疲劳，全身无明显不适症状。眼科检查：右眼视力：1.0（矫正）；左眼视力：0.6^{-2}，矫正：1.0。双眼前节未见异常，右眼底正常，左眼底视盘边界清楚，黄斑区色素紊乱，未见渗出及出血。

辨证思路：患者自觉感左眼久视易疲劳，脉象沉细，应考虑肝肾不足兼有瘀滞之证，故以补益肝肾治之。方选驻景丸加减。全身给予营养视神经的药物。处方：

楮实子 25g，茺蔚子 20g，菟丝子 20g，枸杞 15g，丹参 30g，郁金 15g，川牛膝 15g，红花 15g，山楂 15g，薏苡仁 30g。6 剂。水煎服，日一剂。

辅助疗法： 甲钴胺片每次 0.5mg，一日 3 次，口服；维生素 B_1，每次 10mg，一日 3 次，口服。

按语： 血府逐瘀汤具有行气活血化瘀的作用。选用方中当归、赤芍、生地、川芎、桃仁、红花活血化瘀，牛膝引血下行。加丹参以增强养血活血之力；由于病程仅 9 天，故再加旱莲草、荆芥炭以凉血止血。二诊时，左眼视力有所提高，眼底出血基本吸收，黄斑区色素紊乱。根据患者脉象和高血压多年的病史，考虑为久病及阴，辨证为肝肾阴虚兼有瘀滞，故予滋养肝肾兼以活血止血之法治之。方选六味地黄丸加减，主要加活血止血之品；三诊时，左眼视力进一步提高，但感左眼久视易疲劳，脉象沉细，考虑肝肾不足兼有瘀滞之证，予补益肝肾治之，方拟驻景丸加减，主要加活血化瘀利水之品。综上，本案体现了治疗视网膜静脉阻塞分阶段治疗的思想，注意攻补兼施，止血与活血药同用的临证思辨特点。

七、相关研究的结果

（一）活血化瘀治疗视网膜静脉阻塞的研究

[邓亚平，王明芳，王典蓉等．中国医药学报，1993，8（3）]

提要： 本文以 Q-开关红宝石激光多脉冲辐照法建立家兔眼内出血模型。在中医"留者攻之"理论指导下，拟定活血化瘀复方眼底Ⅲ号口服液对模型眼进行治疗，以尿激酶为对照用药进行实验和临床研究。通过病理学、视觉电生学、血液流变学、体外血栓形成等方面的观察，发现眼底Ⅲ号对家兔眼内出血模型有明显治疗作用，ERGa、b 波振幅明显恢复（P＜0.05）；体外血栓长度明显缩短，重量明显减轻（P＜0.01）；高低切变率下全血黏度明显降低（p＜0.05）；病变处巨噬细胞吞噬功能增强（P＜0.01）。临床治疗视网膜静脉阻塞 95 例，眼底Ⅲ号组总有效为 41/49 眼（83.7%），尿激酶组总有效为 27/46 眼（58.7%），两组相比有显著性差异（p＜0.05）。

关键词：视网膜静脉阻塞　实验性眼内出血　活血化瘀

A Study on the treatment of Retinal Vein Obstruction by Means of Promoting Blood Circulation to Remove Blood Stasis

Deng Yaping（邓亚平）et al

In this paper, the rabbit hemalopia model is established by means of Q-switch multi—pluse radiation of ruby laser. Under the guidance of TCM theory that "if there is stasis, then to remove it", the experimental and clinical study is conducted by taking the self—made oral liquid of Eyeground Ⅲ（E—Ⅲ）, which has the effect of promoting blood circulation to remove blood stasis, to treat the schematic eye, and taking urokinase as the control drug. Through the observation in the aspects such as pathology, visual electrophysiology, blood rheology, external thrombosis, etc. it is found that the E—Ⅲ has obvious curative effect on rabbit hemalopia model. The results show that the vibration amplitude of A, B waves in ERG is recovered notably (P<0.05), the length of external thrombus is shorten obviously and its weight deceases notably (P<0.01); the total blood viscosity under both high and low velocity gradient decrease significantly (P< 0.05); the macrophage phagocytic function in pathological parts increases (P<0.01). 95 cases of retinal vein obstruction are treated clinically. The total curative effect rate of E—Ⅲ group is 83.7% (41/49 eyes), while that of urokinase group is 58.7% (27/46 eyes). There is notable difference between these two groups (P<0.05)

　　视网膜静脉阻塞（RVO），见于中医暴盲、视瞻昏渺、云雾移睛等病，是中老年人视力丧失的主要原因之一，目前尚无满意疗法。近年来有关活血化瘀治疗本病的临床报道不多，对其机理的探讨也较少。本文通过家兔视网膜玻璃体积血模型，从视觉电生理、血液流变学、体外血栓形成试验及病理组织学等方面进行研究，同时对1986～1989年住院的 RVO 患者 95 例进行了临床研究。

材料和方法

动物实验

　　1. 选用青紫蓝灰兔 39 只（成都生物制品研究所提供），体重 2.0～3.0kg，雌雄对等。由四川大学提供 Q-开关红宝石激光器，用多脉冲辐射法制作眼内出血模型。造模后第 4 天随机区组法分为 3 组，每组 13 只兔（20 只病眼）。第一组为空白对照组，除不给治疗药物外，其他实验条件与其他两组同。第二组为尿激酶组，尿激酶（江苏常州生物化学制药厂提供）使用前配成200U/ml生理盐水溶液，每千克体重600单位，经耳缘静脉推注。每日1次，5天为1疗程，停药两天后继续下一个疗程，共3疗程。第三组为眼底Ⅲ号组，眼底Ⅲ号口服液系以血府逐瘀汤为基础方拟定，由我院药剂科制备，其生药含量为200%。动物按每次每千克体重9ml喂饲给药，每日2次，6天为一个疗程，间隔1天后继续下一个疗程，共3疗程。

2. 视网膜电图记录用国产 SDY-Ⅲ 型视觉电生理仪。按常规作 ERG 检查。造模前记录基础 ERG 作为各眼自身对照，造模后第2天及治疗开始后1周和3～6周各记录 ERG1 次。

3. 血液流变学及体外血栓形成试验于治疗前及疗程结束时心脏穿刺采血，用 XN3-血液黏度计按梁子均方法测定高低切变率、全血比黏度及血浆比黏度。实验温度25℃，体外血栓形成试验使用 NTP-A 型血栓形成血小板黏附两用仪，方法同翁维良法。此外还测定红细胞、白细胞及血小板总数，红细胞压积，血红蛋白含量及浓度，红细胞体积等指标。

4. 病理学检查是将出血模型兔53只随机分为空白对照组（20只），眼底Ⅲ号组（20只）和早期未配对组（13只）。于造模后第1、2、3、4、5、8天，第2、3周，第2、3个月分别处死动物，摘除眼球。以 AAF 溶液固定1周，石蜡包埋切片，作 HE、普鲁士蓝、Ma-Ma-ssou 和 PTAH 染色。取造模后2周、1个月、2个月的眼球，用

3％戊二醛溶液固定，按电镜常规制成超薄切片，H-600型透视电镜观察。

临床研究

1. 经眼底检查和眼底荧光血管造影确诊为视网膜静脉阻塞者 95 例，男性 54 例，女性 41 例；年龄 21～74 岁；发病至接受治疗时间为 12～150 天；合并高血压者 16 例，高血脂者 36 例，动脉硬化者 19 例，冠心病患者 5 例。按 Harey 氏分型标准，视网膜中央静脉阻塞（CR-VO）55 例，视网膜分支静脉阻塞（BRVO）33 例，半侧视网膜静脉阻塞（Hemi－CRVO）7 例。根据出血与缺血情况分为非缺血性视网膜静脉阻塞（VSR）47 例，缺血性视网膜静脉阻塞（HR）48 例。

2. 病员入院后随机分为两组，治疗组（眼底Ⅲ号组）49 例，用眼底Ⅲ号口服液治疗，每次口服 1～2 支，1 月 3 次，治疗时间 1 个月。对照组（尿激酶组）46 例，用国产尿激酶 1 万单位溶于 5％糖盐水 500ml 静脉滴注，每天一次，5 天为一疗程，共 3 疗程，每疗程间隔 5 天，治疗时间一个月。

邓
亚
平

3. 两组患者在治疗前后均作视力检查、眼底检查、眼底荧光血管造影、血常规及血液流变学检查。根据检查结果分为显效、有效、无效及恶化四级。

结　果

实验研究结果

1. 造模眼动物模型经眼底荧光血管造影及组织病理学证实，出血来自脉络膜、视网膜下、视网膜内、视网膜前及玻璃体，同时伴有视网膜血管阻塞及脉络膜不同程度的循环障碍。

2. 激光造膜后 ERG 之 a、b 波振幅明显降低，治疗的各个时期三组的 a、b 波峰暂时无明显恢复，而振幅恢复各异。眼底Ⅲ号组 a 波最终恢复时间（6 周）水平为 33％，尿激酶组为 19％，空白对照组为 18％。上列各组 a 波的幅值分别为 93.1 ± 23.6、70.62 ± 22.0、73.6 ± 16.3。眼底Ⅲ号组与尿激酶组及与空白组对照比较，其差异均有显著意义（$P < 0.01$ 和 $P < 0.05$）。治疗后，眼底Ⅲ号组 ERG 之 b 波各周的恢复程度均高于尿激酶组和空白对照组。眼底Ⅲ号组最终恢复水平为 28％，尿激酶组为 13％，空白对照组为 15％，实验组与两对照组比较均有显著性差异（$p < 0.05$）。

3. 眼底Ⅲ号组治疗后家兔体外血栓长度明显缩短，重量明显减轻（$P < 0.01$）。尿激酶组治疗后血栓长度缩短（$P < 0.05$），但重量的减轻无统计学意义。空白对照组自身前后无明显变化。眼底Ⅲ号组与尿激酶组及与空白对照组比较其差异均具有统计学意义（$P < 0.05$）。

4. 治疗前后血液流变学指标的变化。眼底Ⅲ号组治疗后，高、低切变率全血黏度均有降低（$p < 0.05$），血浆黏度也有一定程度的降低，但尚无统计意义（$P > 0.05$）。尿激酶组高切变率全血黏度及血浆黏度均有降低（$p < 0.05$），而低切变率全血黏度无变化。空白对照组治疗前后全血黏度、血浆黏度均无变化（$p > 0.05$）。由于纤维蛋白原是血浆黏度的主要因素，血液在高切变速度范围表现为牛顿型流体，其黏度为牛顿黏度。尿激酶主要是通过增加纤维蛋白原的溶解降低血浆黏度。而眼底Ⅲ号对高、低切变率全血黏度均显示明显的降低作用，而对血浆黏度的影响较小，表明眼底Ⅲ号主要是通过改善血液非牛顿流体属性成分的性状而降低血液黏度的。

5. 治疗两周后进行家兔眼底出血疗效统计表明，眼底Ⅲ号组有效者为 14/16 眼（87.5%）；尿激酶组为 14/17 眼（82.35%）。两组疗效均优于空白对照组，但两组间差异无统计学意义（p＞0.05）。治疗 6 周后玻璃体积血吸收情况表明，眼底Ⅲ号组有效为 14/19 眼（73.68%），其疗效优于空白对照组（P＜0.01）。尿激酶组和空白对照组疗效分别为 10/20 眼（50%）和 6/20 眼（30%），但其差异无显著统计学意义（p＞0.05）。

6. 组织病理学变化。经光镜检查发现，眼底Ⅲ号组各个时期病变区巨噬细胞数明显多于对照组（p＜0.01），吞噬细胞的吞噬率亦高于对照组（P＜0.05）。病变处纤维组织增生，吞噬含铁血黄素的细胞增多，表明病变处红细胞降解产物的清除加快。电镜检查见病损处有较多纤维母细胞、胶原纤维和新生血管。眼底Ⅲ号组的新生血管较多，毛细血管腔面和基底面细胞有较多吞饮小泡，晚期（制模后1～2个月）病变处纤维组织和神经胶质细胞增生，色素上皮细胞有吞噬红细胞现象。

临床研究结果

1. 视力 眼底Ⅲ号组共 49 例（49 只眼），除 6 例治疗前后无变化，6 例治疗后视力有下降外，其余各例均有不同程度的视力提高，治疗前后比较有显著差异（p＜0.001）。尿激酶组 46 例（46 只眼），其中 13 例治疗前后无变化，13 例视力下降，20 例视力有不同程度上升，治疗前后比较，无显著性差异（P＞0.05）。治疗后两组视力变化幅度有显著性差异（P＜0.05）。

邓
亚
平

2. 眼底出血吸收 根据对眼底检查和治疗前后彩色眼底照片的比较，大多数病例在治疗期间眼底出血均有不同程度的吸收，眼底Ⅲ号组出血吸收为 46/49 眼（93.9%），而尿激酶组则为 30/46 眼（65.2%），两组有显著性差异（P＜0.01）。

3. 眼底荧光血管造影 所有造影病例均具有静脉阻塞的典型荧光图像，但少数病例荧光形态治疗前后无变化。眼底Ⅲ号组毛细血管渗漏减轻率为 10/28 眼（35.7%），而尿激酶组为 2/25 眼（8.0%），两组相比有统计学意义（p＜0.05），视网膜静脉循环时间治疗前均明显延长，眼底Ⅲ号组治疗后静脉循环时间明显提前，与治疗前相比有显著性差异（p＜0.05），而尿激酶组治疗前后无明显差异（p＞0.05）。

4. 血液流变学指标的变化 两组病例红细胞电泳时间、血沉、红细胞压积均无变化。眼底Ⅲ号组对低切变全血黏度及还原黏度、纤维蛋白原均有降低作用（p＜0.05），而尿激酶组治疗前后全血黏度、血浆黏度及纤维蛋白原等指标的变化无明显差异（p＞0.05）。

5. 疗效 眼底Ⅲ号组总有效率为 41/49 眼（83.7%），尿激酶组总有效率为 27/46 眼（58.7%），眼底Ⅲ号组明显优于尿激酶组（p＜0.05）。按缺血与非缺血型进行比较，眼底Ⅲ号组共 49 例（缺血 24 例、非缺血型 25 例），其中缺血型有效眼为 18/20 眼（75%），非缺血型有效眼 23/25（92%）。尿激酶组 46 例（缺血 24 例，非缺血 22 例），缺血型有效眼 12/24（50%），非缺血型有效眼 15/22（68.2%）。表明非缺血型病例疗效较好。

视网膜静脉阻塞属中医眼科血证。根据"留者攻之"

的理论，治疗当以活血化瘀为主。我们通过长期治疗视网膜静脉阻塞的临床实践，在血府逐瘀汤的基础上拟定眼底Ⅲ号复方制成口服液，总有效率达到 83.7%，血的吸收率为 93.9%，视力恢复水平明显优于尿激酶（p＜0.05）。动物实验结果表明眼底Ⅲ号能促进反映视网膜功能的 ERG 之 a、b 波振幅的恢复，证明本制剂的活血化瘀作用对治疗眼内出血具有良好效果。

（二）Electro-oculogram of Retinal Vein Occlusion

［邓亚平，王明芳，段俊国. Eye Science，1994，10(1)］

ABSTRACT：Twenty five cases, including 26 eyes with retinal vein occlusion （RVO） were examined by means of the electro—oculogram. The results showed that 23 of the 26 eyes suffering from RVO exhibited abnormalities of the electro — oculogram （EOG）. The potential difference and Arden ratio in the RVO eyes were lower than those in the normal eyes （P＜0.01）. The more the visual acuity of ill eyes was decreased, the higher the abnormal rate of EOG in ill eyes was. 14 eyes had the visual acuity less than 0.1, whose EOGs were abnormal. Six eyes had the visual acuity from 0.2 to 0.4, in which the EOGs of 5 eyes were abnormal. Six eyes had the visual acuity more than 0.5, among which the EOGs of 4 eyes were abnormal. Based on the above observations, it may be considered that the circulatory disturbance resulting from RVO damages not only the internal layer but also the external layer of the retina. We suggest that EOG is a useful method for distinguishing lesions caused by RVO and may reflect the functional condition of the outer layer of the retina.

Key Words: retinal vein occlusion, electro—oculogram

Retinal vein occlusion (RVO) is a severe vascular pathologic change of fundus, which usually causes secondary neovascular glaucoma (NVC), and is the important reason of blindness in the senior and middle aged people. When the retina developed is chemia, the clinical application of simutaneous recording of the electro—oculogram (EOG), electroretinogram (ERG) and visual electronic potential (VEP) was able to give topographic and localized diagnosis of the retinal lesion. Recently, there were a lot of reports about ERG and VEP, but only a few about EOG. During 1990—1992, we examed 25 cases (26 eyes) of RVO by EOG. The results show EOG is of important utility for diagnosis of RVO.

Materials and Methods

Patients: All cases were diagnosed by the criterion in the "Ophthamology" (the text book of Chinese medical university, second edition). Among 25 patients, 18 were males, 7 were females. Except for one patient being attacked by RVO in two eyes (one by one in five years), the others were attacked in one eye. The youngest patient was

21 years old, the oldest one was 66 years. 15 cases aged more than 40 years (75%). According to the Hayreh's classification there were 15 cases (16 eyes) to be hemorrhagic retinitis (HR) and 10 cases (10 eyes) to be venous stasis retinitis (VSR). Among them 17 cases were central retinal vein occlusion (CRVO); 8 cases were branch retinal vein occlusion (BRVO).

Methods: The DSL1 500 vision electrophysiographic system made in China was used. The electrodes were silver-silver chloride formed disc with the diameter of 1 cm. Patients were examed under the standard lamp in a room for 30 minutes for adaptation, while their skins were managed and attached to the inner canthus, outer canthus of both eyes and another to the forehead electrodes. The EOG procedure was controlled by a computer. The time of measurement was 33 minutes that included 3 minutes for preadaptation, 15 minutes for dark adaptation and 15 minutes for light adaptation respectively. At the end of the measurement, EOG P-T curves and the other 10 indexes including Arden ratio were exported by the plotter.

Results

1. Among 25 RVO cases (26eyes), The EOGs of 23 eyes were abnormal. The EOG P-T curves were flat or of low type. Their basic potential (BP) in comparison with healthy eyes shows statistical significance (P<0.01) in table 1.

Table1. The EOG variation of normal eyes and RVO eyes

	Number of cases	Mean	Standard Deviation	t Value	Prob.
DTP（μv）	Normol eyes 24	0.7212	0.136	1.26	0.215
	RVO26	0.6728	0.136		
LPP（μv）	Normol eyes 24	1.6223	0.33	7.55	0.001
	RVO26	1.0125	0.227		
Q-Arden	Normol eyes 24	2.2837	0.434	6.86	0.001
	RVO26	1.5294	0.331		
DTT (min)	Normol eyes 24	12.2917	2.422	0.08	0.938
	RVO26	12.2308	3.063		
LPT (min)	Normol eyes 24	8.5833	1.472	6.86	0.001
	RVO26	10.4615	3.432		

2. To compare according to the location of vein occlusion, the both value of light peak potential（LPP）and Arden ratio of 8 eyes with BRVO were higher than that of 15 eyes with CRVO. But they were of no statistical significance（P＞0.05）, which was probably because the cases were too few（table 2）.

Table 2. The EOG variation of BRVO and CRVO

	Number of cases	Mean	Standard Deviation	t Value	Prob.
BP（μv）	CRVO18eyes	0.7966	0.236	0.40	0.61
	BRVO8eyes	0.7645	0.161		
DTP（μv）	CRVO18eyes	0.7001	0.132	1.56	0.141
	BRVO8eyes	0.6114	0.134		
LPP（μv）	CRVO18eyes	1.0072	0.228	−0.17	0.867
	BRVO8eyes	1.0244	0.240		

续表

	Number of cases	Mean	Standard Deviation	t Value	Prob.
Q-Arden	CRVO18eyes	1.4546	0.289	-1.62	0.133
	BRVO8eyes	1.0244	0.377		
DTT (min)	CRVO18eyes	11.7222	3.528	-1.81	0.083
	BRVO8eyes	13.375	1.061		
LPT (min)	CRVO18eyes	10.6111	3.867	0.39	0.698
	BRVO8eyes	lm0.1250	2.357		

3. Comparison between type HR and type VSR: the 6 indexes in EOGs of 10 eyes of type VSR were slightly higher than those of 16 eyes of type HR, but they are of no statistical significance (P>0.05) in table 3.

Table 3. The EOG viriation of HR and VSR

	Number of cases	Mean	Standard Deviation	t Value	Prob.
BP (μv)	HR 16 eyes	0.7647	0.261	-0.79	0.441
	VSR 10 eyes	0.8219	0.102		
DTP (μv)	HR 16 eyes	0.6514	0.136	-1.01	0.327
	VSR 10 eyes	0.7069	0.138		
LPP (μv)	HR 16 eyes	0.9781	0.253	-1.06	0.301
	VSR 10 eyes	1.0675	0.177		
Q-Arden	HR 16 eyes	1.5271	0.379	-0.05	0.962
	VSR 10 eyes	1.5331	0.255		
DTT (min)	HR 16 eyes	12.1875	3.410	-1.0	0.817
	VSR 10 eyes	12.3000	2.584		
LPT (min)	HR 16 eyes	10.2500	4.123	-0.45	0.655
	VSR 10 eyes	10.8000	2.044		

4. The more the visual acuity of ill eyes were decreased, the higher the abnormal rate of EOG in ill eyes was. There were 14 eyes whose visual acuity was less than 0. 1, while all their EOGs were abnormal. Six eyes had the visual acuity from 0. 2 to 0. 4, in which the EOGs of 5 eyes were abnormal. Six eyes had the visual acuity more than 0. 5, the EOGs of 4 eyes among them were abnormal.

Case Reports

Case1. A 52-year-old man presented with a diagnosis of central vein occlusion in the left eye. The patient's vision was 1. 5 in the right eye and 0. 1 in the left eye. The right eye was normal. In the left eye, the anterior segment of the eye was normal and media refracting was transparent, the fundi showed that the veins were dilated and tortuous, and there were diffuse retinal hemorrhages and edematous with a few cotton wool patches. Fluorescein angiography revealed leaks of fluorescein from the dilated capillaries. The EOG showed flat type in P-T curves of the left eye and normal type in those of the right eye.

Case 2. A 27-year-old man presented with a diagnosis of central vein occlusion in the left eye. The patient's vision was 0. 08 in the left eye and 0. 5 with corrected vision being 1. 0 in the right eye. The right eye was normal except myopia. In the left eye, the anterior segment of the eye was normal and media refracting was transparent, the fundi showed that the veins were dilated and tortuous obviously, and there were markedly diffuse retinal hemorrhages and edematous. Fluorescein angiography revealed extensive fluorescein leakage from capillaries venules, and multiple small areas of non-perfused outside to the fovea. The EOG showed flat type in P-T curves of the left eye and normal type in those of the right eye.

Discussion

By examing the EOGs of 26 eyes, we found that the value of all the EOGs of the patients with RVO was abnormal. The LPP, BP, Arden ratio were decreased obviously, while the EOG P-T curves were flat or of low type. There are significant differences between healthy eyes and eyes with RVO. Wu (1983) reported the EOGs of 18 patients (18 eyes) with RVO were all abnormal. Severe hemorrhagia and edema in RVO being able to hurt all layers of retina had been confirmed by both Hayreh (1978) and Ma (1990) in their reports about histopathologic studies of experimental RVO. During the first 24 hours, the essential change was seen to be intracellular swelling in the retinal inner layer, especially in the ganglion cell and inner nuclear cell. After 24 hours, the blood stasis, vascular exudation became more severe resulting in extracellular swelling, and exudates existed in every layer beyond the outer plexiform layer. The retina became thickened markedly to several times more than the normal retina. The accumulation of large amount of exudates in the interstitial space induced the range of photoreceptors disordered, synaptic process space wider and wider, resulting in loss of vision. Some authors believed that the sensitivity of EOG in retinal vascular diseases was quite high, sometimes, even the obstruction occurred in a small branch vessel could cause EOG abnormality.

According to the study on the EOG and experimental histopathologic changes above, we suggest that the ischemia and hypoxia caused by RVO damage not only the retinal inner layer but also the external layer at the same time, so we make choice of the EOG which can show the functions of retinal pigmented epithelium photoreceptor complex as a method to judge both the stage and the range of pathologic changes of RVO. Since the cases are few, the clinical significance about EOG in RVO still needs to be further studied.

（三） The Modality of Huoxue-Huayu in Treatment of Retinal Vein Occlusion

［邓亚平，王明芳，段俊国. Eye Science，1995，11 (1)］

Background： There were some reports in China about Huoxue-Huayu therapy on retinal vein occlusion (RVO), but prospective and systematic studies are very few. The curative effect and mechanism of this therapy on RVO have not been reported previously.

Methods: 80patients with RVO were randomly divided into 2 groups, Fundus Ⅲ (group A) and urokinase group (group B). Group A was treated by Fundus Ⅲ oral liquid (a composite herbal recipe for Huoxue-Huayu or invigoration of blood circulation and reduction of blood stasis) 10ml/time P. O. t. i. d. The treatment course was 1 mouth. Group B was treated by urokinase. The urokinase that produced in China was used 10000u + 5% glucose 500ml/day i. v. drip for 5 days in a course, the rest 5 days going on another course. The total treatment courses lasted 1 mouth, too.

Results: The visual acuity in group A was remarkably improved while that in group B did not change. The extravasated retinal blood was evidently absorbed in 92. 7% of the cases in group A and in66. 7% of those in group B. The difference was significant. Fundus Ⅲ also improved the retinal circulation, decreased the whole blood viscosity and fibrinogen and reduced leakage of the retinal capillaries. The total effective rates were 83. 7% in group A and 53. 7% in group B with significant statistical difference between the 2 groups (P<0. 01).

Conclusion: Fundus Ⅲ may alleviate retinal edema and necroses, improve the recovering of visual acuity, the retinal microcirculation, the rate of absorbing of retinal haemorrhage and treat RVO, and the curative effect is better than urokinase.

Eye Science. 1995; 1: 57-60.

Key Words: Chinese herbal drugs, retinal vein occlusion, urokinase, fluorescein angiography, cineangiography, modality of Huoxue-Huayu.

Up to now, there is no satisfactory therapy on retinal vein occlusion (RVO) yet. Some authors have used laser therapy and had a certain degree of effects on preventing neovascularization and macular edema. In China, some authors used Huoxue-Huayu therapy to treat RVO and got better results, but it was not prospectively and systematically studied. In order to verify the curative effect and the mechanisms of Huoxue-Huayu on RVO, 80patients were treated in our hospital (in-patient deartment) from 1986 to 1989. The results were better.

Objects and Methods

1. Objects

All of the 80 cases of RVO were unilateral, in which 45 were males and 35 females. The age of the patients ranged from 21 to 74 years, with an average age of 49 years, in which 60 (75%) were over 40 years. 16 cases had hypertension, 36 had hyperlipemia, 19 had arteriosclerosis and 5 were accompanied with coronary heart disease. According to Hayreh's classisfication, 47 cases were central retinal vein occlusion (BRVO) and 7 cases hemispherical central retinal vein occlusion (Hemi-CRVO). Fourty-four cases were venous stasis retinitis (VSR), and 36 cases hemorrhagic retinitis (HR).

2. Methods

Eighty cases were randomly divided into two groups-treatment and control. Fourty-one cases were admitted in of treatment group. Among them 10 cases were VSR including 14 patients with CRVO, 4 with BRVO, and one with Hemi-CRVO. Twenty-two cases were HR including 10 patients with CRVO, 9 BRVO, and 3 Hemi-CRVO. The patients of this group were treated with " Fundus Ⅲ " (crude drug content was 200%). The prescription is based on Xue Fu Zhu Yu Tang, the main herbs included Dan Shen, Chuan Xiong, Dang Gui and so on, 10—20ml peroral, p. o. 3 times a day for one month.

Thirty-nine patients served as control in which 19 suffered from VSR, among them 12 were CRVO and 7 were BRVO. Twenty cases suffered from HR including 13 with CRVO, 4 with BRVO, and 3 with Hemi-CRVO. The patients of control group were treated by urokinase (Si-Hen Biological Engineering Phamaceutics Co. Ltd, Haerbin, China) 10000 units of Urokinase in 5% GNS 500 ml were intravenously injected every day other course followed patients were treated for one month. There were no significant difference between the two groups in the nature and location of RVO block, onset-time of the disease, and general condition of the patients.

3. Criteria of curative effect

According to the visual acuity, the changes of retinal hemorrhage and FFA, effects of treatment were classified as remarkable effect, effect, no effect and deterioration. Evaluation of the curative effect was based on the following standards after one month treatment. If the visual acuity of a patient was less than 0. 1 before treatment, the improvement of 0. 02 was calculated as one row. Remarkable effect: visual acuity improved more than four rows, retinal hemorrhage was nearly absorbed completely, and FFA showed nearing normal. Effect: Visual acuity improved more than two rows, or no mostly absorbed, and FFA was improved. No effect: visual acuity improved or reduced less than one row, retinal hemorrhage remained, with more hard effusion, and FFA no change. Deterioration: visual acuity reduced more than two rows, retinal hemorrhage remained, FFA deteriorated, rubeosis of the iris and/or secondary neovascular glaucoma occurred.

Result

1. Visual acuity

(1) Fundus Ⅲ group. Among 41 cases of RVO (41 eyes), the visual acuity of 30 eyes was improved to different degrees after treatment. The average increase of visual acuity is 0. 24, with significant statistical difference in before and after treatment (P < 0.001), 5 eyes did not change, 6 eyes reduced.

(2) Urokinase group. Among 39 cases (39 eyes) of RVO, visual acuity of 11 eyes did not change before and after treatment, 12 eyes reduced, 16 eyes hand different

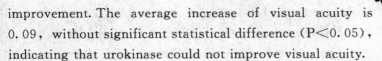

improvement. The average increase of visual acuity is 0.09, without significant statistical difference (P<0.05), indicating that urokinase could not improve visual acuity.

(3) Relative change of visual acuity between the two groups. If the visual acuity before treatment was taken as "0", according to the increased visual acuity drawed the curves of the visual acuity changes of the two groups, We could see that the visual acuity changes of the two groups. We could see that the visual acuity of eyes treated with Fundus-Ⅲ was progressively improved compared with itself in every stage, with significant statistical difference (P < 0.01). The visual acuity of Urokinase group is improved after treatment in the first week, (P< 0.05). However it was reduced later on, compared itself before and after treatment the improvement of significant statistical difference (P>0.05). one month after treatment, the increase of visual acuity of Fundus Ⅲ group was remarkably higher than urokinase group (P=0.05). Therefore, the improvement on visual acuity of Fundus-Ⅲ group was better than urokinase group.

2. Absorption of retinal hemorrhage

According to ophthalmoscope examination and colour fundus photography before and after treatment (Fig 1, 2.), the hemorrhage in most patients has been absorbed during treatment. Among them, the hemorrhage was partly or completely absorbed, in 39 of 41 cases (92.7%) in Fundus-Ⅲ group, while only in 26 of 39 cases (66.7%) in urokinase group (P<0. 05).

3. Changes of fluorescin fundus angiography

There were no prominent changes in FFA after treatment, but the leakage of retinal capillaries reduced 35. 7% in Fundus-Ⅲ group, while only 8. 0% in urokinase group (P<0. 05). The arm-retina time of the two groups was prolonged and did not improve after treatment. Vein circulation time of the two groups was also prolonged before treatment. It was shortened prominently in Fundus-Ⅲ group after treatment (P<0. 05). However, no significant changes of vein circulation time were observed before and after treatment in Urokinase group.

4. Changes of rheology

There were no changes of EET, ESR, Ht in the two groups after treatment, Fundus-Ⅲ could decrease the whole blood viscosity (low shear rate), reducing viscosity and fibrinogen content (P<0. 05). However no significant difference was seen in urokinase group before and after treatment (P>0. 05).

5. Curative effect

The total effective rate was 80. 5% in Fundus-Ⅲ group and 66. 7% in urokinase group respectively, significantly different (P<0. 05) between two groups.

Discussion

At present, the therapy of retinal vein occlusion is not yet satisfied. The recovery of visual acuity depends on the cause, location and degree of occlusion, systematic complications, and conditions of collateral circulation, Before 1970s, many authors considered that the treatment of RVO could not improve visual acuity of patients. Recent years, some authors considered that suitable treatment may be helpful, Dodson et al reported satisfactory results in 400 cases of RVO after 5 years comprehensive treatment. The recurrent rate was only 1%, which suggested that treatment for RVO is necessary. Our experimental researches showed that Fundus Ⅲ could reduce retinal edema and necrosis, and improve visual acuity.

This paper shows that the visual acuity of RVO patients was gradually improved after treatment using Fundus Ⅲ, and the recovery curve was corresponding with the change of electroretinogram (ERG) on experimental retinal hemorrhage research. Fundus Ⅲ could improve the recovery of the amplitude on a and b wave, while urokinase hand less effect. Researches have shown that Huoxue-Huayu herbs could regulate the capillary permeability, depress the intravascular pressure, and reduce edema by means of distending the lumen, and opening the collateral vascular bed. Our pathological study demonstrated that Fundus Ⅲ could promote the phagocytosis of macrophage and proliferation of the collagenous fibrous tissue, so as to promote the absorption of hemorrhage and accelerate the process of the repair.

Rheological study showed Fundus Ⅲ could depress the whole blood viscosity (low shear rate), reducing viscosity and fibrinogen. According to the Poiseulle law, the velocity of blood flow is inverse ratio with blood viscosity. Therefore reduced blood viscosity may promote the blood flow, increase the volume of flow in retina, reduce the intravascular resistance, diminish retinal edema, and promote hemorrhagic absorption, and so it benefits the recovery of vision. The main herbs of our prescription such as Chuanxiong, Dansheng and Honghua have the functions of promoting erythrocyte and platelet depolymerization, firinolysis, and diminishing the activity of fibrin stablilizing factor. In addition, Dansheng has the effect of inhibiting bacteria growth, anti-inflammation, regulating tissue repair and regeneration, which may enhance the curative effect on inflammatory vein occlusion.

（四）脉络膜视网膜重度激光损伤的 ERG 研究

ERG Study on the Chorodoretinal Lesions by Laser

［段俊国（邓亚平教授指导的 84 级硕士研究生），邓亚平，王明芳. 眼科研究，1990，8（3）］

ABSTRACT：The experimental hemorrhage models of choroid, retina and vitreous were made by Q-switched ruby laser in 58 eyes of 39 chinchilla rabbits. ERGs were recorded once a week. After laser radiation the amplitudes showed remarkable reduction in both a-and b-wave for all four testing conditions while the latencies of ERGs became shorter ($p < 0.05$). the amplitudes have some recovery within seven weeks. The mechanism of the ERG reduction and recovery after laser radiation is preliminarily discussed in the paper.

Key words：Q-switch ruby laser，electroreinogram

提要：用 Q-开关红宝石激光多脉冲辐照法制作 39 只青紫蓝灰兔脉络膜视网膜玻璃体出血模型，从视网膜电图的角度研究脉络膜视网膜重度激光损伤对视觉电生理的影响。结果：动物眼经激光辐照损伤后四档强度 ERG 的 a、b 波振幅分别下降至原来的 $1/2 \sim 1/3$，峰潜时明显提前。单眼激光损伤后，对侧非辐照眼 a、b 波振幅分别降低至原来的 92.6％和 87.5％。激光辐照后一定时期 ERG 振幅有一定程度恢复。

关键词：Q-开关红宝石激光 视网膜电图

随着工业、农业、国防、科技、医学中激光的广泛应用，激光对人眼及视觉功能的损害作用愈来愈引起医学界的重视。国内有关激光损伤的视觉电生理研究报告尚少。本文用 Q-开关红宝石激光多脉冲辐照法制作成脉络膜视网膜玻璃体出血模型，从视网膜电图（Electroretinogram ERG）的角度研究脉络膜视网膜重度激光损伤对视觉电生理的影响。

材料和方法

一、实验动物

青紫蓝灰兔 39 只，由卫生部成都生物制品研究所提供，体重 $2.0 \sim 3.0$kg，雌雄各半。

二、激光器及辐照法

Q-开关脉冲红宝石激光器由四川大学提供。激光最大输出能 0.5J，脉冲宽度 30ns。以 1％阿托品、5％苯肾上腺素充分散瞳后，将动物置于特制家兔固定支架上，兔眼前置一直径 5mm 光栏限束，通过光栏输出激光平均能量为 37.78mJ（角膜平均能量密度为 192.41mj/cm²）。辐照时用同光路氦氖激光瞄准，于视乳头正下方及其两侧各施一个脉冲。辐照后定期进行眼底彩色摄影、眼底荧光血管造影（FFA）及病理组织学观察。

三、视网膜电图记录法

ERG 由国产 SDY－1 型视电生理仪记录。以特制支架固定动物，暗适应 60 分钟，充分散瞳，不予全身麻醉，1％地卡因行表面麻醉。放置封闭式角膜电极作为引导电极，参考电极与地电极为不锈钢针，分别插入动物前额、耳尖皮下。实验兔距闪光灯管 30cm，采用 I～V 档闪光强度，白光刺激强度由弱到强。四档强度角膜平面闪光照度分别为 30、60、85、120Lux，通带频率选用 0.5～100Hz。每一强度 ERG 均叠加 10 次获平均 ERG，闪光间隙为 5s，每一平均 ERG 完成后，间隔120s 再记录下一强度 ERG。ERG 分析参照 Jagadeesh 法。激光辐照（造模）后第 1～7 周各记录 ERG1 次。ERG 资料于长城 0520 微机上进行数据处理。

结　果

一、激光辐照后的形态学改变

兔眼经多个脉冲激光辐照后，可见损伤区视网膜破裂及大片眼底出血，各光伤区出血融合呈不规则地图状，色素游离，伴有白色凝固组织蛋白及大小不等的气泡形成，视网膜明显灰白水肿，范围超过出血区边缘约 1～1.5PD。

FFA 主要表现为损伤区及其周围大片荧光素渗漏，渗漏区约为损伤区的 3 倍。13 只家兔眼经 10％福尔马林固定后于锯齿缘作环形切开，直接测得光伤斑直径为 4～9.25mm，平均 7.69mm，光伤斑面积为 12.56～67.20mm²，平均 48.47mm²。辐照伤后 12 小时组织学切片证实激光损伤区视网膜脉络膜破裂、视网膜细胞水肿、变性、坏死，视网膜下、视网膜内及视网膜前大量积血，脉络膜血管扩张、血栓形成；第 3 天血块周围红细胞开始溶解，第 8 天红细胞溶解明显，有较多的吞噬细胞，胞浆内富含普鲁兰染色阳性颗粒；激光伤后第 4 周光伤区胶质细胞增生瘢痕化，损伤区周围视网膜变薄。

二、激光辐照损伤后 ERG 的变化

1. 激光辐照对 ERG 振幅的影响

激光造模后 ERG 振幅明显降低（表 1）。Ⅰ～Ⅴ档强度 ERG 的 a 波振幅分别为激光辐照前的 34.4％、40.5％、45.17％、51.44％（图 1）。ERGb 波振幅分别为激光辐照前的 39.94％、38.98％、42.41％、49.25％（图 2）。可知弱光刺激 ERG 振幅下降幅度比强光刺激 ERG 大，前者约下降至原来的 1/3，后者约为 1/2。

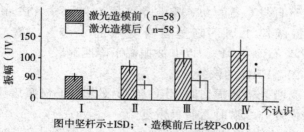

图中坚杆示±ISD；·造模前后比较P<0.001

图 1　激光造模前后不同刺激强度

ERG-a 波振幅的变化

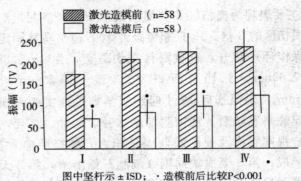

图中坚杆示 ±ISD；·造模前后比较P<0.001

图 2　激光造模前后不同刺激强度
ERG-b 波振幅的变化

2. 激光辐照对 ERG 峰潜时的影响

激光辐照（造模）后 ERG 峰潜时均有不同程度提前（表 1）。其中强度Ⅰ ERG 的 a 波峰潜时提前 0.62ms（p<0.05），强度Ⅲ、ⅣERG 的 b 波峰潜时分别提前 1.27ms、1.22ms（p<0.05）。

三、激光辐照伤对对侧眼 ERG 的影响

单眼受激光辐照损伤后，对侧未受辐照眼组（简称对侧眼组）ERG 振幅不同程度降低。其中 a 波振幅第 1 周下降至自身对照的 99.3%，第 2 周为 92.6%（P>0.05），b 波振幅第 1 周下降至自身对照的 87.7%，第二周为 87.5%（P<0.01）。以 b 波振幅下降明显。

四、ERG 的恢复

受激光辐照损伤眼 ERG 波形及振幅于辐照后第 2 周开始恢复，峰潜时无明显恢复。

1. a 波振幅的恢复（图 3）

无论双眼激光辐照损伤眼组（简称双伤眼组）或单眼

邓

亚

平

激光辐照损伤眼组（简称单伤眼组）ERGa 波振幅均于激光辐照后第 2 周开始恢复。第 4 周恢复到最高水平，双伤眼组与单伤眼组 a 波振幅分别为激光辐照前的 66.3% 和 80%。对侧眼组 ERGa 波在激光后第 2 周无恢复，第 4 周恢复超过正常水平，为自身对照的 116.7%，第 5 周为自身对照的 121.4%，实验结束时（第 7 周）仍为自身对照 111.1%。可知，对侧眼组 a 波有一个超正常水平恢复过程。

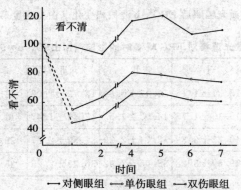

图 3　激光辐照后 ERG－a 波振幅变化（白光强度第Ⅳ档）

2. b 波振幅的恢复（图 4）

双伤眼组与单伤眼组 ERGb 波的恢复与 a 波类似。于激光辐照后第 2 周开始恢复，第 6 周两组恢复达最高水平，分别为激光辐照前的 60.9%、76.3%。对侧眼组 b 波于第 4 周恢复至自身对照的 98.7%，达正常水平。此后几周至实验结束时（第 7 周）b 波振幅恢复水平稳定，无明显下降趋势。

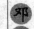

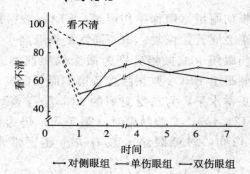

图4 激光辐照后 ERG-b 波振幅变化（白光强度第Ⅳ档）

表1 激光造模对 ERG 峰潜时的影响 （M±SD，n=58，ms）

白光强度		Ⅰ	Ⅱ	Ⅲ	Ⅳ
a 波	前	15.81±1.15	14.47±0.84	12.72±1.02	11.28±1.03
	后	15.19±1.73	14.07±1.53	12.41±1.47	11.11±1.78
b 波	前	40.22±2.39	38.74±2.29	37.52±2.87	36.40±2.80
	后	39.39±3.28	38.05±2.92	36.25±2.25	35.18±2.49

讨 论

Nicholson 等发现猫眼视网膜激光损伤后 ERG 的 a、b 波振幅立即降低，在 50 分钟的观察中 a 波完全恢复，b 波开始有一定恢复，但以后逐渐下降。Ogden 等发现当视网膜平均损伤面积达 12.6％时，暗视 ERGb 波下降到 49％，明视 ERGb 波下降到 68％。本研究利用 Q-开关红宝石激光多脉冲大剂量辐照引起脉络膜视网膜重度损伤，造成脉络膜视网膜玻璃体出血模型，光伤斑平均直径为 7.69mm，视网膜平均损伤面积为 48.5mm²，约占视网膜总面的 9.5%。损伤后 ERG 振幅显著降低，弱光 ERGa、b 波振幅分别下降至 34%、39.9%，强光 ERGa、b 波振幅分别下降至 51.4%、49.3%，与文献比较本文 ERG 损失严重。本实验结果还显示单眼受激光辐照后对侧眼 ERG 振幅亦有所降低，受激光辐照伤眼 ERG 于数周内有部分恢复。结合以往文献，本文试对脉络膜视网膜受激光损伤后 ERG 振幅降低的机制及伤后 ERG 的恢复机制进行初步探讨。

一、激光损伤后 ERG 振幅降低的机制

1. 相当数量的视网膜遭到破坏 Banyard 等将微电极直接插入兔视网膜光伤斑内，观察到当红宝石激光光凝大于 I 级烧伤时，该处自发和诱发电位消失。ERG 振幅的下降与激光能量、光伤斑大小成正比。这主要与视网膜遭到破坏的多少有关。但 ERG 振幅的下降与视网膜损伤面积并不呈对等关系，ERG 振幅下降还存在其他原因。

2. R—膜破坏后的分流作用 R-膜为高电阻层，靠近色素上皮与 Bruch 膜。激光损伤时色素上皮，Bruch 膜均遭到破坏，R-膜同样可能受到破坏，因此视网膜电流有可能重新分布，从而使角膜镜所记录的 ERG 振幅下降。

3. 视网膜低电阻通路的截流作用 视网膜本身存在平均分布的径向电阻，约为 R-膜的 1/5 或更少。激光伤后光伤区形成低电阻，光刺激时，光伤区周围视网膜细胞极化所产生的电流流向低电阻区，减少了玻璃体、角膜方向的电流，因此 ERG 振幅下降。

4. 损伤区周围组织细胞功能障碍 Weidenthal 等用静脉注射荧光素法观察到兔眼底受激光光凝后光伤区周围可见荧光素晕轮。本研究中 FFA 显示脉络膜视网膜渗漏

邓正平

区为损伤区的 3 倍。说明激光辐照后光伤斑周围视网膜可能存在缺血、缺氧、水肿、变性等病理变化，视网膜细胞兴奋性下降，出现暂时性甚至永久性功能障碍，使得综合 ERG 振幅下降。

5. 视网膜玻璃体出血　虽然眼内出血并不影响 ERG 电流的传导，但屈光介质混浊将减少到视网膜的刺激光量，从而使 ERG 振幅降低。Mandelbaum 等将猴作眼球后部穿通伤并注入玻璃体自身全血 0.5ml，发现无论单纯玻璃体注血，抑或合并穿通伤，ERG 的 a、b 波均明显降低，并且出现明显的 ERG 波形变化及 b 波不成比例的降低，说明眼内积血不仅可降低视网膜的敏感度，且能影响视网膜功能。实际上血细胞分解产物：卟啉、铁、钾以及胆红素等均可影响视网膜，降低 ERG 振幅。

单眼受激光辐照后对侧眼 ERG 振幅亦降低，b 波降低尤为明显。于激光辐照后第一周开始降低，第 2 周当受伤眼 ERG 有所恢复时降至最低水平。可能由于激光伤后对侧非辐照眼也发生生化方面的改变，视网膜内酶活性以及钠钾离子浓度发生变化，从而致使 ERG 振幅降低。视网膜受激光辐照后 ERG 峰潜时提前的结果与文献报告一致，这可能与 P_3 波力量减弱以及 ERG 电位传到角膜电极的时间缩短有关。

二、激光伤后 ERG 的恢复机制

激光辐照损伤一周后，损伤区周围组织细胞水肿消退，部分视网膜细胞功能逐渐恢复，使得综合 ERG 有所恢复。激光损伤后 3～4 周眼底出血及玻璃体积血明显吸收，同样的刺激光量可引起更多的视网膜细胞兴奋，此期间 ERG 振幅恢复达最高水平。Mandelbaum 等对实验性玻璃体积血作 ERG 研究，观察到随着积血的逐渐吸收，ERG 不断恢复。但本文结果表明激光伤后第 4 周以后 ERGa、b 振幅未再继续恢复，而略呈下降趋势，这可能与损伤区周围视网膜组织继发性萎缩有关。

单伤眼组对侧眼 ERGb 波于辐照后第 4 周恢复正常。而 a 波呈一个超正常水平恢复过程，其机理不清，可能与中枢机制有关，有待进一步研究。

（本研究承四川大学杨经国副教授的大力支持和帮助，特致谢意）

（五）视网膜重度激光损伤和修复的组织学观察

［李寿玲（邓亚平教授指导的 86 级硕士研究生），邓亚平. 临床眼科杂志，1997，5 (3)］

摘要　目的：观察重度激光光凝对视网膜脉络膜的损伤及其组织的修复。方法：家兔用 1% 阿托品液扩瞳后，采用 Q-开关红宝石激光多脉冲辐照，光照当日及以后的不同时期作检眼镜观察，并同时期处死家兔，取出眼球作光镜和电镜观察，实验周期 3 个月。结果：①光凝的损伤：光照当日见：光照处视网膜破裂消失，Bruch 膜及大部分的脉络膜组织亦破坏消失，光照周围视网膜水肿，高起弯曲，内颗粒层结构破坏明显，并见视网膜下积液。光照周围的视网膜、视网膜下及玻璃体出血。②组织的修复：修复过程自光凝后第 3 天即可见，此时光照周围的脉络膜成纤维细胞增生并渐增生活跃伸向光照区以修复视网膜脉络膜破坏消失处。光照周围视网膜的损伤由胶质细胞增生以修复。光照处未见 Bruch 膜和色素上皮（RPE）的再生与修复。结论：重度红宝石激光能造成视网膜脉络膜较大的损伤，使光照处视网膜脉络膜组织破坏消失，其周围的视网膜亦受环境影响，出现水肿和神经上皮层的破坏。光照处的组织损伤主要由纤维组织和胶质细胞增生以修复，光照处被破坏的 Bruch 膜和 RPE 未见再生与修复。

关键词 激光 视网膜 组织学

视网膜光凝是治疗眼底病的重要手段，但超出治疗量的光照能造成视网膜脉络膜的较大损伤，本文对重度红宝石激光所致的视网膜脉络膜的损伤及其组织的修复过程作了组织学的观察。

材料与方法

一、实验动物

日本大耳白兔 53 只，体重 2～3kg，雌雄兼用。

二、光凝方法

采用 Q-开关红宝石激光多脉冲辐照，家兔用 1‰阿托品液扩瞳后，瞄准视乳头下方及两侧各辐照一个脉冲，激光最大输出能量 0.5J。

三、观察方法

光照当日及以后的不同时期作检眼镜观察，一周内每天一次，以后每周一次，一个月后每半月一次，并同时期处死家兔，取出眼球作光镜观察，部分作电镜观察，实验周期 3 个月。

1. 检眼镜

直接检眼镜观察，作文字、绘图记录，并作彩色眼底摄片。

2. 光镜

取出眼球，AFA 液固定，脱水后剖开眼球，石蜡包埋，连续切片，作 HE、普鲁士兰、Masson 三色和 PTAH 染色，部分作黑色素染色，光镜下观察。

3. 电镜

取出眼球，3‰戊二醛液予固定，1‰四氧化锇液后固定，618 环氧树脂包埋，半薄切片，美兰染色，光镜定位，每个样本取光凝和光凝周围处作超薄切片，醋酸钠和枸橼酸铅染色，H-600 型透射电镜观察。

结　果

一、检眼镜观察

1. 光照当日所见

激光照射后立即观察眼底，见眼底出现灰白色光凝斑，其前有多个气泡，周围视网膜水肿、出血，有 2～3 处团块状出血，向前突起进入玻璃体，呈膨隆的蘑菇状。

2. 眼底变化过程

光照第 2 天，气泡吸收，玻璃体开始混浊，并逐渐加重，1～3 周最明显，眼底难以窥及，一个月后玻璃体混浊明显减轻，眼底见视网膜水肿消失，留有白色圆形光凝斑，少数光凝斑中可见新生血管长入。

二、光镜观察

1. 光照当日所见

光照当日 HE 切片见：①光照处：视网膜破裂消失，大部分脉络膜亦破坏消失。②光照周围处：视网膜水肿高起、卷曲，以内颗粒层结构破坏明显，视网膜下积液，脉络膜水肿增厚，血管扩张。③出血：光照周围脉络膜、视

邓正平

网膜下和视网膜内出血以及玻璃体积血，出血沿着脉络膜上腔外延，并充满整个脉络膜上腔。④组织反应：光照区及周围的视网膜、脉络膜和巩膜可见大量多核白细胞。光照周围还可见一些黑色素颗粒沉着。

2. 病理变化过程

（1）视网膜脉络膜的增殖性反应和修复：光照 3 天后，光照周围辐照而破坏的视网膜组织的细胞核消失，形成空网状，坏死处有大量巨噬细胞填充。来自脉络膜的纤维母细胞和新生血管增生活跃，并逐渐伸向光照区修复填充视网膜脉络膜破坏消失的部位，还可经破坏的色素上皮（RPE）处进入视网膜。

两周时光照区纤维组织增生显著，Masson 三色染色呈现绿色反应。此时在光照周围的视网膜内出现胶质纤维，PTAH 染色可显示。3 周后光照区的纤维组织增厚，填平了视网膜脉络膜坏死消失的部位，此时的新生血管减少。光照周围视网膜亦平复变薄，增生的胶质纤维与残留的内外颗粒层细胞混杂在一起。

（2）组织细胞反应：由激光辐照引起的大量多核白细胞的浸润现象 3 天后即消失，而以后的细胞反应主要是巨噬细胞，光照后第 2 天光照周围的视网膜内出现巨噬细胞，胞浆内含黑色素颗粒和细胞碎片，第 4 天胞浆内出现含铁血黄素颗粒，一周后巨噬细胞数急剧增多，2～3 周最多，主要积聚在积血处，吞噬现象极为活跃，一个月后明显减少，3 个月时仍然有少量存在。

（3）出血区的变化：光照周围视网膜脉络膜内出血两周时基本吸收，视网膜下出血和玻璃体积血吸收极为缓慢，3 个月时仍未完全清除。

邓亚平

三、电镜观察

1. 光照区

2 周时主要是纤维母细胞、胶原纤维和新生血管，一个月后胶原纤维增多，新生血管减少，未见玻璃膜（BM）和 RPE 的修复与再生。

2. 光照周围处

两周时视网膜层次紊乱，视细胞的外节和部分内节破坏，在视网膜的神经上皮层与 RPE 间有一缺损间隙，神经上皮内组织缺损处可见少许胶质细胞增生填补。视网膜见有巨噬细胞。1 月后视网膜神经上皮层光损伤后形成的腔隙已全被胶质细胞填补修复。

讨　论

Q-开关红宝石激光的辐照，除热效应外，微爆冲击效应较强。红宝石激光的重度光凝，导致视网膜和脉络膜的破裂消失，光照周围的视网膜组织也受到影响，出现视网膜水肿，神经上皮层细胞的破坏。

光照后的组织损伤主要由纤维组织和胶质细胞的增生以修复。纤维组织的增生发生较早，增生活跃的纤维母细胞和新生血管由光照周围伸向光照区以修复填补视网膜脉络膜破坏消失的部位。光照处未见 BM 和 RPE 的修复与再生。既往的研究证实：重度光凝后 RPE 大范围的坏死可造成屏障不能修复，在较大破裂处的两端，RPE 停止再生，重度光凝后的 BM 缺损亦不能修复。

视网膜神经上皮层的细胞坏死后由胶质细胞增生修复，在实验中见胶质细胞的增生较纤维组织为晚。

光照后 3 天内大量白细胞的出现是由于激光辐照所引

邓
亚
平

起的物理性炎症反应。巨噬细胞在清除坏死组织和红细胞中起着重要作用。既往研究表明：巨噬细胞参与修复损伤组织和 BM 的过程，并可能有诱发色素上皮下新生血管的作用。

论糖尿病性视网膜病变证治

糖尿病是严重危害人民健康的慢性疾病之一。据国际糖尿病联盟（IDF）估计，全球糖尿病患者已超过 3 亿。不仅在发达国家，在中国、印度等经济快速发展的发展中国家也在急剧增加。在中国 1994 年糖尿病患病率仅有 2.5%，而到了 2002 年，这一数字已经增长为 5.5%，再到了 2008 年达到 9.7%，中国糖尿病患者已经经历了触目惊心的"三级跳"，由 2.5% 上升到 9.7%，只用了短短的十四年时间。2010 年 3 月，IDF 主席 Jean Claude Mbanya 教授举行的媒体发布会上，通告了中国成人糖尿病流行病学情况，宣布中国糖尿病患者人数已经高达 9240 万（男性 5020 万，女性 4220 万），还有 1.482 亿成人处于糖尿病前期，相比印度的 5080 万糖尿病患者，目前我们国家的患者人数"已超过印度，成为世界糖尿病流行病的中心"。2010 年全球用于糖尿病的医疗开支达 3780 亿美元，占全球卫生支出的 12%，我国 2010 年卫生经济学调查报告每年糖尿病医疗费 1734 亿人民币，是非糖尿病的 3~4 倍，约占家庭收入的 22%。

糖尿病是全球十大致残疾病之一，可致眼部各组织发生病变，据 WHO 估计约 1500 万人因糖尿病致失明。其中糖尿病性视网膜病变（diabetic retinopathy，DR）是糖尿病常见和严重的并发症，已成为全球性、工作人群的主要致盲眼病。据统计，糖尿病病程超过 20 年的患者，几乎都会出现背景型糖尿病性视网膜病变；在患糖尿病 30 年以后，将有 2/3 的Ⅰ型糖尿病患者出现增殖型糖尿病性视网膜病变（proliferative diabetic retinopathy，PDR）。因此，开展对糖尿病性视网膜病变的发病机制、临床治疗等方面的系列研究，将对防盲治盲、提高糖尿病患者的生存质量具有极其重要的意义。

糖尿病性视网膜病变的分类方法有多种，但目前推行使用糖尿病视网膜病变国际临床分级标准（表 2）：

表 2　糖尿病视网膜病变国际临床分级标准（2002）

建议的疾病严重程度	散瞳眼底检查所见
1 级　无明显视网膜病变	无异常
2 级　轻度非增生性糖尿病视网膜病变	仅有微动脉瘤
3 级　中度非增生性糖尿病视网膜病变	除微动脉瘤外，还存在轻重度非增生性糖尿病视网膜病变的病变
4 级　重度非增生性糖尿病视网膜病变	出现以下任一改变，但无增生性糖尿病视网膜病变的体征： （1）任一象限中有多于 20 处视网膜内出血 （2）在 2 个或以上象限出现静脉串珠样改变 （3）至少有一个象限出现明显的视网膜内微血管异常
5 级　增生性糖尿病视网膜病变	出现下列一种或一种以上改变 新生血管形成、玻璃体积血或视网膜前出血

邓亚平

中医学对糖尿病（消渴）的认识已有悠久历史，同时在大量的中医文献中记载了有关消渴目病的病因病机、治则治法、处方用药及预防调护等丰富宝贵的资料。由于历史条件的限制，在古代医籍中无糖尿病性视网膜病变的明确记载，"十五"全国高等中医药院校规划教材——《中医眼科学》将其命名为"消渴目病"；"十二五"全国高等中医药院校规划教材——《中医眼科学》将其命名为"消渴内障"。在前期"十五"国家科技攻关计划——"名老中医临床诊疗经验及传承方法研究"课题总结邓亚平名老中医临床经验的基础上，对邓亚平教授在临床治疗糖尿病性视网膜病变的思辨特点进行总结如下。

一、诊病要点

邓亚平教授在诊治糖尿病性视网膜病变时，最常用的诊察方法是问诊和望诊，采用眼局部辨证与全身辨证相结合、辨证与辨病相结合进行辨证论治；最常询问的关键症状是视力下降有多久，糖尿病的病史有多久，血糖控制情况，全身有何不适；最常诊察的部位是眼底，在病人自身条件许可的情况下，均要求病人行荧光素眼底血管造影。

二、辨证思路

邓亚平教授认为中医古籍虽无糖尿病性视网膜病变的病名记载，根据本病的最主要的临床表现——视力下降的程度和眼前有黑影飘动，可属于中医眼科的"云雾移睛""视瞻昏渺"或"暴盲"范畴，但由于历史条件的限制，古人未能窥见眼底，因此对本病的认识有限。"十五"全国高等中医药院校规划教材——《中医眼科学》将其命名为

"消渴目病";"十二五"全国高等中医药院校规划教材——《中医眼科学》将其命名为"消渴内障"。由于本病多发生在糖尿病的中后期,故其病因病机与中医学中的"消渴"有相似之处。邓亚平教授认为本病既然多发生在糖尿病的中后期,出现眼底出血时,其患者的糖尿病病程已较长,根据中医对糖尿病的认识,再结合本病发病的特点,应多属于气阴两虚,阴虚为阴津亏耗,血流不充,气虚则血运无力,滞而为瘀,瘀血阻络致血溢脉外;离经之血即为瘀血,又可加重脉络的阻塞,二者互为因果。因此,气阴两虚、瘀血阻络是本病的基本病机。对本病的眼底病变,邓老认为系糖尿病日久,阴津亏耗,燥热内生,燥热灼伤目中血络,引起视网膜出血;阴血亏虚,气无所化,阴虚日久,气亦不足,气阴两亏,目失所养而视物模糊,气不帅血可致血瘀,目中血络不畅,可致血不循经,溢于络外。本病虽然多数患者均有不同程度的全身症状,但眼底改变也多种多样,故在全身辨证的基础上,还应根据眼底检查,进行眼局部辨证。

三、治则治法

邓亚平教授治疗糖尿病性视网膜病变最常用的治则治法是益气养阴、补肾健脾。邓老认为本病的病机特点为气阴两虚、瘀血阻络,病证特点是本虚标实、虚实夹杂。在临证中,邓老常在益气养阴、补肾健脾的基础上,根据病人眼底出血等病变情况,进行加减。若眼底见新鲜出血,则加以凉血止血之品;若眼底出血色泽暗红,则加以养血活血之品;若眼底出血色泽暗红、视网膜水肿者,则加用养血活血、化瘀利水之品。

四、处方用药

邓亚平教授治疗糖尿病性视网膜病变常采用在全身辨证用药的基础上，根据眼底病变加减用药。常用六味地黄丸为基础方，加益气之品，以达到益气养阴，补肾健脾之效。常选用的药物有南沙参 30g，黄芪 20g，山药 20g，黄精 20g，茯苓 25g，泽泻 15g，丹皮 15g，赤芍 15g，山茱萸 15g，当归 15g，生地 15g。若眼底检查见新鲜出血，则加以凉血止血之品，如生蒲黄 30g，大蓟 15g，小蓟 15g；若眼底出血色泽暗红，则加以养血活血之品，如丹参 25g，郁金 15g，牛膝 15g，红花 15g；若眼底出血色泽暗红、视网膜水肿者，则加用养血活血、化瘀利水之品，如丹参 25g，郁金 15g，怀牛膝 15g，红花 15g，猪苓 15g。

由于本病病情复杂，常需中西医结合治疗。邓老认为增生型病人常常因视网膜新生血管的生长而反复发生玻璃体出血，导致视力严重受损，因此主张在视网膜病变 4 级即行全视网膜光凝。对于黄斑水肿，视力受损明显者，作格栅样光凝，以提高视力。对于玻璃体出血超过一个月，且药物治疗效果不佳者，主张早行玻璃体切除手术，可使术后病人恢复较好的视力，并获得激光治疗的时机。时间太久发生增殖性玻璃体视网膜病变，牵拉视网膜和黄斑，造成视网膜脱离及黄斑移位，若此时再行手术治疗则预后较差。

五、独特疗法

邓亚平教授在运用中医中药治疗糖尿病性视网膜病变的同时，主张适时进行视网膜激光光凝治疗，严格控制血糖、血压。

六、病案举例

刘某，男，72岁。

2005年7月11日初诊。

主诉：右眼视力下降2年，左眼视力下降8个月，加重10天。

现病史：患者2年前无明显诱因右眼突然视物模糊伴轻度胀痛，到华西医院就诊，诊断为"右眼底出血"（具体治疗不详），病情无好转。左眼8个月前无明显诱因感视物模糊，遂到416医院就诊，诊断为"双眼眼底出血"，治疗后效果不显。10天前自觉症状加重，今来我院就诊。

既往史：糖尿病史21年；高血压病2年。

眼科检查：右眼视力：光感，左眼视力：手动/40cm眼前。双眼眼前节无明显异常。右眼玻璃体混浊，有增殖条带；左眼玻璃体混浊积血；双眼底窥不进。眼压正常。

全身症见神疲乏力，口干，舌淡，苔薄白，脉细。

辨证思路：根据眼底检查并结合病史，该病人西医应诊断为："双眼糖尿病性视网膜病变（5级）"；中医应诊断为："双眼消渴内障"。本案患者消渴病多年，久病耗气伤阴，气虚则运血无力，血脉瘀滞，血溢脉外；阴虚火旺，虚火灼络，致血溢脉外，故见玻璃体混浊而视物不见。故辨证为气阴两虚，瘀血内阻；立益气养阴，活血化瘀之法，方选桃红四物汤加减，主要加益气养阴之品。

处方：

桃仁15g，红花15g，当归15g，赤芍15g，川芎15g，丹参30g，山药30g，茯苓30g，葛根15g，白芷15g，柴胡10g，枳壳10g，黄精20g，黄芪30g，郁金15g。6剂水煎服，每日一剂。

2005 年 7 月 18 日二诊。

自诉服药后视力有所提高。检查右眼视力：手动/40cm 眼前，左眼视力：数指/20cm 眼前。双眼眼前节无明显异常。右眼玻璃体混浊，有增殖条带；左眼玻璃体混浊积血；双眼底窥不进。眼压正常。

舌淡，苔薄白，脉细。

辨证思路：由于患者眼底出血控制较好，视力有所提高，故减少活血祛瘀之品；立益气养阴，兼以活血化瘀之法，方选自拟糖网方（糖尿病视网膜病变方）加减。处方：

南沙参 30g，黄芪 30g，黄精 20g，山药 20g，丹参 30g，郁金 15g，牛膝 15g，红花 15g，茯苓 20g，川芎 15g，赤芍 15g，生地 15g。6 剂，水煎服，每日一剂。

2005 年 7 月 25 日三诊。

自诉视力进一步提高。检查右眼视力：手动/40cm 眼前，左眼视力：0.2，左眼玻璃体混浊减轻，眼底视乳头及血管模糊可见。其余同前。

辨证思路：由于患者玻璃体出血进一步吸收，眼底视乳头及血管模糊可见，视力进一步提高，故以守方治疗为主，去红花，加小蓟、生蒲黄、海藻、昆布。处方：

南沙参 30g，黄芪 30g，黄精 20g，山药 20g，丹参 30g，郁金 15g，牛膝 15g，小蓟 15g，茯苓 20g，川芎 15g，赤芍 15g，生地 15g，生蒲黄 20g，海藻 15g，昆布 15g。6 剂，水煎服，每日一剂。

按语：本案病人初诊时，右眼视力下降 2 年，左眼视力下降 8 月，加重 10 天，眼部检查见双眼玻璃体积血，眼底窥不进，说明玻璃体内的积血很多，为瘀血内阻之候。但是，由于糖尿病性视网膜多发生于糖尿病的中后期，本案病人的糖尿病病史长达 21 年，根据糖尿病的病因病机及其病变的演化过程，本病的病证特点应为本虚而标实，本虚是气阴两虚，标实是瘀血内阻。故在初诊时立益气养阴、活血化瘀之法，方选桃红四物汤加减，主要加益气养阴之品；二诊时，右眼视力明显提高，说明治疗有效，由于本病人的本虚明显，久用活血化瘀之品，恐伤正气，使本更虚，故立益气养阴，兼以活血化瘀之法，方选自拟糖网方加减，以补虚为主，祛瘀为辅；三诊时，患者的视力进一步提高，玻璃体积血明显吸收，眼底已模糊可见，故以守方治疗为主，去红花，加止血活血之小蓟、生蒲黄，软坚散结之海藻、昆布。综上，本病案的辨证治疗过程体现了急则治其标，缓则治其本，标本兼治及攻补兼施；在病变的不同阶段适时调整扶正与祛瘀之比例，强调糖尿病性视网膜病变是本虚而标实的病证特点之临证思辨特点。

七、相关研究的结果

（一）滋阴补肾活血化瘀治疗糖尿病视网膜病变的初步观察

[邓亚平，谢学军（邓亚平教授指导的 85 级硕士研究生）. 中西医结合杂志，1992，12（5）]

内容提要 为探讨滋阴补肾活血药治疗糖尿病视网膜病变机理，结合辨证自拟方药治疗 23 例 45 眼糖尿病视网膜病变患者。结果显示：治疗后血浆比黏度、胆固醇较治疗前明显降低（$P < 0.01$）；不同闪光强度的视网膜电图的 a、b 波峰值时均较治疗前明显提前（$P < 0.01$ 或

0.05)。说明减低血浆比黏度，降低胆固醇，改变血液理化性质，改善眼部血液循环，加速出血吸收，从而减轻视网膜缺血，减轻血细胞分解产物对视网膜的损害，可能为滋阴补肾活血药治疗本病的重要机理之一。

关键词 糖尿病视网膜病变 滋阴补肾活血法 血液流变学 视网膜电图

糖尿病视网膜病变（简称糖网病）是糖尿病的常见并发症之一，为致盲的一种主要原因，目前尚无理想的治疗方法。中医对其治疗仍在探索之中，涉及其治疗机理的研究甚少。为此，我们观察了 12 例糖尿病患者中药治疗前后的血液流变学指标、血糖及胆固醇的变化，以及 10 例 20 只患眼闪光视网膜电图（F－ERG）峰值时的改变，以探讨滋阴补肾活血药治疗糖网病的作用机理。

临床资料

本组 23 例 45 只患眼，均为双眼发病（其中 1 例 1 眼晶体明显混浊除外）。男性 10 例，女性 13 例。年龄 45～61 岁。23 例患者均按 1980 年 WHO 的糖尿病诊断标准诊断为非胰岛素依赖型糖尿病，经眼底荧光血管造影确诊或已确诊为糖网病的玻璃体积血患者。23 例中在治疗前后有 12 例各作了一次血液流变学及血糖、血脂指标检测，10 例 20 眼各作了一次 F-ERG，其中 7 例在治疗前后这两种指标均进行了检测。按全国中西医结合虚证与老年病研究专业委员会所定标准，分为阴虚型 5 例、气阴两虚型 4 例、阴阳两虚型 14 例。眼底改变按第三届全国眼科学术会议所定标准，分为单纯型 14 眼（Ⅰ期 2 眼、Ⅱ期 5 眼、Ⅲ期 7 眼）、增殖型 31 眼（Ⅳ期 13 眼、Ⅴ期 18 眼、Ⅵ

邓亚平

期 0 眼)。眼底改变为增殖型者多属于阴阳两虚之证。

治疗方法

一、治疗方法

以整体辨证分型与眼部病变相结合进行治疗。在患者所服降糖西药不变的基础上,再予自拟中药处方,水煎服,每日 1 剂,共服 3 个月。

1. 整体辨证用药

阴虚型:黄精 30g,怀山药 30g,北沙参 20g,生地 15g,麦冬 12g,枸杞 12g。气阴两虚型:在阴虚型用药的基础上,加黄芪 30g,白术 12g。阴阳两虚型:在阴虚型用药的基础上,加巴戟天 15g,淫羊藿 12g。

2. 在整体辨证用药的基础上,再根据眼部变化,加用以下各组药物:①眼底有新鲜出血或新鲜玻璃体积血者,加用生蒲黄 30g,旱莲草 30g,丹参 15g。②眼底出血暗红,或伴见渗出物者,加用丹参 30g,赤芍 15g,郁金 15g,怀牛膝 12g。③眼底见机化物、新生血管或陈旧性玻璃体积血(出血在 4 周以上)者,加用丹参 30g,怀牛膝 15g,穿山甲 10g,浙贝 10g,昆布 10g,海藻 10g。伴见视网膜水肿者,再加茯苓 20g,苡仁 30g;黄斑部见大量硬性渗出物或呈蜡板样大块黄白色渗出物,再加山楂 15g,鸡内金 15g。

二、疗效标准

1. 显效

视力由手动或数指提高到 0.05 以上;0.01~0.05 者提高到 0.2 以上;0.05~0.1 者提高到 0.3 以上;0.1 以上者提高至 0.4 以上。眼底出血、渗出、微动脉瘤、视网膜水肿等，有 3 项以上病变明显减轻，或玻璃体积血完全吸收，或由重度混浊（无红光反射）变为轻度混浊（可见眼底）。

2. 进步

视力由手动或数指提高到 0.02 上；0.01～0.05 者提高到 0.1 以上；0.06～0.1 者提高到 0.2 以上；0.1 以上者提高至 0.3 以上。眼底出血、渗出、微动脉瘤、视网膜水肿等改变，有 2 项以上明显减轻，或玻璃体积血有所减轻。

3. 未变

视力和眼底无变化。

4. 恶化

视力下降，或眼底出血，渗出等病变增多。

三、F—ERG 测定

用国产 SDY-1 型视电生理仪记录。作用电极为封闭式角膜电极。参考电极和地电极是银-氯化银盘状皮肤电极。输入阻抗小于 5 kΩ。患者用 5％新福林和托品酰胺充分散瞳，暗适应 30 分钟后记录。分别用 Ⅱ 挡闪光强度的蓝光和 Ⅴ 挡闪光强度的白光刺激，在角膜平均闪光强度分别为 80 和 375Lux，每一强度均闪光 20 次，叠加获平均 ERG，每 5 秒闪光一次。计算机自动测量振幅和峰值时。a 波振幅从基线至 a 波波谷，b 波振幅从 a 波波谷至 b 波波峰；峰值时测量从刺激触发开始分别到 a 波波谷和 b 波波峰。

四、血液流变学指标及血脂、血糖测定

嘱患者停服一切可能影响血液黏度的药物 1 周后，空腹于肘静脉取血。SDZ-3 型自动电子计时黏度计（无锡产）

测全血比黏度和血浆比黏度，实验温度为 25℃。CC－180 型自动血球计数仪（日本产）测红细胞压积。邻甲丙氨法测血糖，胆固醇用硫磷铁法，甘油三酯用乙酰丙酮法。

结　果

一、治疗前后 F－ERG 的变化（表3、4）

表3、4 显示，治疗后 F－ERG 的 a、b 波峰值时均较治疗前明显提前（$P < 0.01$ 或 < 0.05）。振幅则在治疗前后无明显变化。

表3　治疗前后 F－ERG 各波峰值时的变化　（ms, x±S）

组别	Ta		Tb	
	蓝光	白光	蓝光	白光
疗前（20）	30.00±3.61	24.22±3.99	58.61±3.49	48.11±6.76**
疗后（20）	27.33±4.89**	22.89±3.50**	55.33±4.98*	44.06±6.35

注：括号内为例数；与治前比较，* $p < 0.05$，** $p < 0.01$；以下相同。

表4　治疗前后 F－ERG 各波振幅的变化　（μV, x+S）

组别	Ta		Tb	
	蓝光	白光	蓝光	白光
疗前（20）	26.67±20.08	105.44±55.13	194.78±94.89	311.0±127.33
疗后（20）	25.89±14.23	99.33±42.50	195.33±63.19	301.78±111.45

二、治疗前后血液流变学等指标的变化（表5）

表5 治疗前后血液流变学等指标的变化 （x＋S）

组别	全血比黏度	血浆比黏度	还原黏度	红细胞压积	血糖(mmol/L)	胆固醇(mmol/L)	甘油三酯(mmol/L)
治疗前(n＝12)	4.87±0.69	2.04±0.35	9.05±1.66	41.82±5.07	12.19±5.47	6.68±1.37	3.02±2.23
治疗后(n＝12)	4.37±0.50	1.81±0.20	8.84±1.12	40.67±4.45	9.87±4.14	5.63±1.51	2.66±1.27

表 5 显示，治疗后血浆比黏度和胆固醇明显下降（p＜0.01），全血比黏度、还原黏度及血糖也有所下降，P 值接近 0.05。红细胞压积和甘油三酯无明显变化。

三、疗效

治疗 3 个月后进行疗效统计，显效 35.56％（16/45），进步 28.89％（13/45），未变 31.11％（14/45），恶化 4.44％（2/45），总有效率为 64.44％（29/45）。大多数患者全身自觉症状有所好转。视力得到提高的病眼大多数视网膜病变为Ⅱ、Ⅲ、Ⅳ期者以及玻璃体积血在 3 周以内者；Ⅰ期糖网病患眼由于视力在治疗前较好，治疗后多能保持不变；反复多次出血的陈旧性玻璃体积血以及视网膜病变为Ⅴ期的患眼，视力及眼底病均较难以改变。

讨 论

糖网病的发病机理迄今尚不十分明确。目前研究认为，糖网病患者血液流变性异常是其发病的重要机理之一。而血液的高黏滞状态已被作为中医瘀血的客观指标之一。中医历代医家对糖尿病多以肾阴虚立论，目前研究认为，糖尿病的病理过程为阴虚逐渐发展到气阴两虚，最后阴损及阳，阴阳俱虚。糖网病作为糖尿病的并发症，仍不离肾阴亏虚之本。因此，本文采用以滋阴补肾治本为基础的整体辨证论治与以活血化瘀为主的眼局部辨证治疗相结合的治疗方法，具有标本兼治之作用。其结果显示，治疗后血浆比黏度和胆固醇明显降低，全血比黏度、还原黏度及血糖也有较明显降低，而红细胞压积无明显变化。因此，血浆比黏度的减低为全血比黏度降低的主要原因，而胆固醇的降低也有利于降低血液黏度。因为血脂的增高是红细胞表面电荷下降的原因之一，红细胞表面所带电荷下降则使红细胞的聚集性增强，血液黏度增高。根据泊肃叶定律，血液的流量与血液的黏度成反比。血液黏度的降低则有利于血液的流动，增加供给组织和器官的血流量，从而改善眼部血液循环，促进玻璃体和眼底出血的吸收。

F-ERG 是视网膜细胞的综合电位，是反映视功能的客观指标之一。目前有研究表明，F-ERG 的 a、b 波峰值时随糖网病的加重逐渐延长，其变化可先于振幅，被视为可作动态观察糖网病视功能状态的指标之一。本文结果显示，治疗后不同闪光强度的 ERG 的 a、b 波峰值时均明显提前，玻璃体积血及眼底出血较明显吸收多数患者视力得到提高。由于眼内出血本身并不影响 ERG 电流的传导，但血细胞的分解产物对视网膜有损害作用，而 F-ERG 峰值时的延长与视网膜的缺血密切相关。因此，笔者推测滋阴补肾活血为主的药物能提高糖网病的视机能，其作用机能可能是通过改善眼部血液循环，减轻视网膜缺血，加速出血吸收，减少血细胞分解产物对视网膜的损害，从而使 ERG 电流传导加速，ERG 峰值时明显提前。

此外，眼底正常的糖代谢紊乱者就可出现视网膜色素上皮功能紊乱，临床上也常可见到较后期的糖网病患者眼底色素紊乱而中医对眼底出现色素紊乱或堆积多认为属肾虚或瘀滞。因此，滋阴补肾活血为主的药物还可能通过改善色素上皮的功能，使视网膜细胞的代谢增强，改变了视网膜的电阻，从而使神经传导加快，但目前对此缺乏证据。由于本组病例数少，对多种因素的相互关系未能作更进一步的分析，关于中药治疗糖网病的作用机理，有待今后进一步研究。

（二）糖尿病视网膜病变闪光视网膜电图的分析

［谢学军（邓亚平教授指导的 85 级硕士研究生），邓亚平．眼底病，1991，7（2）］

内容提要　对 16 例 31 眼眼底无 DR 改变的糖尿病患者，及 46 例 92 眼（单纯型 44 眼、增殖型 18 眼）DR 进行闪光 ERG 检查，其结果在组间进行比较，了解 DR 的发生发展与 ERG 的关系。结果发现 ERG 的 a、b 波峰值时间和 b 波振幅与 DR 程度有较好的一致性，且较稳定，认为应将其作为临床上对 DR 进行 ERG 检查的重点观察指标。

关键词　糖尿病视网膜病变　视网膜电图

糖尿病视网膜病变（diabetic retinopathy，DR）是致盲的常见原因之一。目前已有不少学者从 ERG 角度对 DR 进行了研究，但多着重研究振幅的改变与 DR 的关系。本文则重点观察了峰值时间改变与 DR 病情的关系，以期从 ERG 角度加深对 DR 的认识。

对象和方法

一、对象

检查 62 例糖尿病患者 123 眼。其中 16 例 31 眼（1 眼角膜白斑除外）经眼底荧光血管造影未发现 DR 改变，年龄 45～66 岁，平均 54.6 岁，男 5 例，女 11 例，称眼底正常糖尿病组。46 例 92 眼经眼底荧光血管造影发现有 DR 改变，年龄 45～68 岁，平均 57.1 岁，男 15 例，女 31 例。92 眼中单纯型 44 眼、增殖型 48 眼，分别称为单纯型 DR 组，增殖型 DR 组，所有患者经内科确诊为糖尿病。

二、方法

ERG 用国产 SDY-Ⅰ型视电生理仪记录。作用电极是封闭式角膜电极。参考电极和地电极是银-氯化银盘状皮肤电极，分别置于眼外眦和前额正中，输入阻抗小于 5KΩ。

患者用 5% 新福林和托品酰胺充分散瞳，暗适应 30 分钟后记录。病人距刺激器闪光光源为 30cm，分别用Ⅱ档闪光强度的蓝光和Ⅴ档闪光强度的白光刺激，角膜平均闪光强度分别为 80 和 375Lux。每一强度均闪光 20 次，叠加获平均 ERG，每 5 秒闪光一次。通过对话式游标设置辉点，计算机自动测量振幅和峰值时间。a 波振幅从基线至 a 波波谷，b 波振幅从 a 波波谷至 b 波波峰；峰值时间测量从刺激触发开始分别到 a 波波谷和 b 波波峰。

结 果

蓝光和白光 ERG 的 a 波振幅改变（表6）在各组间

均无显著性差异，其变异系数大，不稳定。

表 6   ERG－a 波振幅（μv）与 DR 的关系

		眼底正常的糖尿病组	单纯型 DR 组	增殖型 DR 组
蓝光	M±s(n)	32.6±13.57(31)	31.77±20.74(43)	34.35±16.38(40)
	CV	41.61%	65.31%	47.90%
白光	M±s(n)	110.06±32.81(31)	103.7±51.93(44)	101.91±49.54(43)
	CV	29.81%	50.71%	48.61%

蓝光和白光 ERG 的 b 波振幅随 DR 的发生发展呈逐渐下降的趋势（表 7），其变异系数比 a 波小。增殖型 DR 组较其他两组明显降低（P＜0.01）。

表 7   ERG－b 波振幅（μv）与 DR 的关系

		眼底正常的糖尿病组	单纯型 DR 组	增殖型 DR 组
蓝光	M±sD(n)	266.19±61.07(31)	244.23±87.13(44)	177.27±76.18(44)**△
	CV	22.91%	35.67%	42.98%
白光	M±sD(n)	348.06±75.55(31)	323.72±104.68(44)	263.37±95.30(44)**△
	CV	21.70%	32.34%	36.19%

注：单纯型 DR 组、增值型 DR 与眼底正常的糖尿病组比较：*P＜0.05，**P＜0.01；单纯型 DR 组比较：△P＜0.01

蓝光和白光 ERG 的 a、b 波峰值时间均随 DR 的发生发展而逐渐后延，且均比振幅稳定（表 8、9）。蓝光 ERG 的 a 波峰值时间在各组间均有极显著性差异（P＜0.01）；白光 ERG 的 a 波峰值时间则在增殖型 DR 组与其他两组之间有极显著性差异（P＜0.01）。蓝、白光 ERG 的 b 波峰值时间在单纯型 DR 组和增殖型 DR 组均比眼底正常的糖尿病组明显后延（P＜0.05，P＜0.01）。

增殖型有 4 眼呈全熄灭，故列表计算 44 眼。表中单纯型 DR 组和增殖型 DR 组均应为 44 眼，所减少的数目即为未引出该项的眼数。

表8　ERG－a 波峰值时间（ms）与 DR 的关系

		眼底正常的糖尿病组*	单纯型 DR 组	增殖型 DR 组
蓝光	M±sD(n) CV	23.32±4.50(31) 19.28%	25.73±3.62(43) **14.06%	30.66±6.93(40)**△ 22.62%
白光	M±sD(n) CV	20.68±3.06(31) 14.79%	21.64±2.71(44) 14.22	24.07±2.81(43)**△ 11.69%

注：同表2

表9　ERG－b 波峰值时间（ms）与 DR 的关系

		眼底正常的糖尿病组	单纯型 DR 组	增殖型 DR 组
蓝光	M±sD(n) CV	52.97±5.80(31) 10.95%	56.57±8.04(44)* 14.22%	59.25±9.51(44)** 16.05%
白光	M±sD(n) CV	42.81±4.59(31) 10.73%	44.95±5.44(44)* 12.10%	46.16±6.45(44)** 13.98%

注：同表2

讨　论

本组病人检查结果可见闪光 ERG 的 a、b 波峰值时间的改变较其振幅稳定，b 波振幅在各组间无差异；而 a、b 波峰值时间和 b 波振幅均随 DR 的发生发展逐渐后延或降低。

关于 DR 病人 ERG 的研究多着重于观察振幅的改变，而近来有学者对 DR 病人 ERG 的峰值时间进行了较深入

邓亚平

的研究，发现 DR 的 ERG 峰值时间明显后延，峰值时间的改变可先于振幅的改变，提出峰值时间的后延可作为 DR 的早期指标。从本文结果来看，ERG 的 a、b 波峰值时间改变与 DR 程度相平行，DR 病人 ERG 峰值时间后延的原因，推测可能与全身或局部代谢紊乱致感觉神经传导功能障碍，以及视网膜缺血有关。因为葡萄糖是中枢神经系统的一种神经传导抑制剂高糖状态可能使神经冲动在视网膜内的传导延迟。还有研究发现 DR 患者 VEP、对比敏感度等均有明显异常改变，甚至未发现视网膜血管异常改变的糖尿病患者，就可出现对比敏感度降低，认为引起糖尿病患者视功能障碍的原因，不仅在于视网膜血管的病理改变，还可能与视网膜内或视路其他部位的感觉神经功能障碍有关。Brunett 还发现实验性视网膜急性缺血使 ERG 峰值后延。因此，我们认为应将闪光 ERG 的峰值时间作为 DR 的一项电生理监测指标。

目前研究还表明，ERG 的 b 波维持需要脉络膜和视网膜循环的完整，阻断其中之一，皆可致 b 波下降，然后熄灭。可见，b 波振幅亦可在一定程度上反映视网膜缺血状况。本文的结果也显示，b 波振幅改变与 DR 有较好的一致性。综上所述，我们认为：神经传导功能的异常可能是引起 DR 患者视功能障碍的原因之一；闪光 ERG 的 a、b 波峰值时间和 b 波振幅可作为了解 DR 的病变程度、观察病情变化及评价其疗效的一项电生理监测指标；对 DR 患者 ERG 峰值时间后延机理的进一步研究可能有助于揭示糖尿病患者视功能障碍的机理。

（三）糖尿病视网膜病变

[邓亚平．四川医学，1999，20（6）]

糖尿病视网膜病变（DR）是中年人常见的致盲眼病，该病的发生与糖尿病（DM）的病程密切相关。Wisconsin糖尿病视网膜病流行病学研究（WESDR）表明，患 DM5 年以内者28.8％发生 DR，患 DM15 年以上者77.8％发生 DR。Klein 和 Moss 等对近 3000 例 DM 患者统计分析，发现在 30 岁以前诊断为 DM 的青年发病组，1.4％为中等视力损害，3.6％因 DR 失明；30 岁以后诊断为 DM 的成年发病组，3.0％为中等视力损害，1.6％因 DR 而失明。故需早期筛查出 DM，发现 DR，及时采取治疗措施减少失明人数。

1 眼底表现

1961 年荧光眼底血管造影问世后，对 DM 的眼底病变的研究日益深入。现根据 Pyke 的《糖尿病与眼科病》专题对 DR 的描述介绍如下。

1.1 微血管瘤

在检眼镜下可见大小不等的边界清楚的红或暗红的斑点，一般长期不消退，也可逐渐变成粉红色或边缘发白，最后形成小圆白点。

1.2 出血斑

一般多为圆形，位于深层，边界不清。少数病情重时，可有浅层条状或火焰状出血斑。出血斑可于几周内吸收。

1.3 "硬性"渗出斑

为黄白色边界清楚的小白斑点，可数个或成堆出现。

在黄斑处可呈放射状排列。重者可互相融合成较大的脂样斑块，病情好转后经过长时间可逐渐吸收。

1.4　棉毛斑

一般为 1/4～1/3 视盘直径（PD），偶有大于 1/2PD 者，颜色灰白，边缘可见出血斑、微血管瘤。偶见迂曲扩张的毛细血管，个别绕有硬性渗出环。

1.5　视网膜水肿

是血管通透性改变的主要后果。眼底荧光摄影（FFA）可见，微血管瘤、有病变的毛细血管或小血管均可有渗漏。故视网膜呈现局限或广泛水肿。

1.6　视网膜动脉改变

①动脉硬化：多为中年以上的 DM 患者，有动静脉交叉压迹征，动脉管壁反光增强如铜丝状。②小动脉闭塞：大多数晚期及个别早期患者的视网膜动脉小分支细窄，有的只在分支开始一段呈白线，重者较大的分支动脉也呈白线状或白鞘。

1.7　视网膜的改变

早期静脉充盈曲张，常呈暗红色。晚期可出现梭形、串珠样或球形扩张，甚至扭曲圆绊状或局限性狭窄，伴有白鞘。

1.8　新生血管

最初表现为细的新生血管，有很少的纤维组织，以后新生血管与纤维组织均增加，最后新生血管退行性变，剩留纤维组织与较少血管的结缔组织膜片。

1.9　视网膜前出血或玻璃体出血

当新生血管破裂，或来自视网膜静脉的较大量的出血，位于内界膜下、视网膜前或玻璃体膜之后，常靠近后极，遮蔽该处视网膜结构，可为一片或几片大小不等的出血。根据出血多少，眼底可十分模糊，或发暗而不能看到眼底红光。

1.10 视乳头水肿

青年起病的Ⅰ型糖尿病患者可出现视乳头水肿。并不都并发视力丧失或 DM 的全身并发症，相应的视网膜病变、水肿在短期内可能吸收。

1.11 黄斑病变

临床各个阶段均可出现黄斑病变。表现为相互关联而又有特点的四型：①病灶型黄斑病变，又名渗出性黄斑病变。主要特点为黄斑轻度网膜水肿伴有"硬性"渗出。②囊样黄斑病变：黄斑区可有微血管瘤和血斑，极少有"硬性"渗出，主要特征是弥漫性黄斑水肿。③缺血型黄斑病变：患者多为中心视力减退，但无明显的眼底改变，或检眼镜下只有黄斑附近有轻微病变，如棉样白斑、微血管瘤、出血斑，也许有极少"硬性"渗出点、白线状小分支动脉等。④混合性黄斑病变：具有以上 3 种类型的特征者。

1.12 视网膜脂血症

又叫脂质性视网膜炎，为少见的 DM 并发症，多发生于 DM 合并酸中毒的青年患者，是血内类脂质过高所引起。检眼镜下可见视网膜血管被乳化的脂质充盈呈橙色、黄色，甚至乳白色，乳头颜色变淡，脉络膜血管颜色也变淡，一般无视力障碍，经过降脂治疗，视网膜脂血症可迅速消失。

2 分类

DR 病变不是静止而是进行性的，其发展速度常有变异。我国 1985 年第三届全国眼科学术会议通过的糖尿病视网膜病变分期标准将 DR 简单地分成两型 6 期，即单纯型（轻中重）、增殖型（轻中重）。

2.1 单纯型 DR

也称背景型视网膜病变或非增殖型视网膜病变（NP-DR）。此型多见，进展缓慢。主要表现为微动脉瘤或并有小出血点，黄白色"硬性渗出物"或并有出血斑，白色"软性渗出"或并有出血斑。

2.2 增殖型（PDR）

此型以微动脉瘤、出血、毛细血管闭塞、新生血管及增殖性病变为特征。病变较单纯型更显著。当新生血管穿过内界膜长入玻璃体，可先发生变性和收缩，造成由退缩而再使新生血管破裂的恶性循环，在视网膜前或玻璃体内出现大片出血，当出血机化，形成机化组织可发生牵引性视网膜脱离而失明。1991 年美国早期治疗糖尿病性视网膜病变的研究小组（ETDRS）确定了新的分期。主要为三期，一期临床眼底正常，二期为非增殖性DR，三期为增殖性视网膜病变，其中二、三期又以微动脉瘤及新生血管的多少来分为轻、中、重与极重度。在DR 各期均可出现黄斑水肿。其中符合以下三项中任何一项即可诊断 DR，且需作局部光凝治疗：①中心凹处视网膜增厚$\leqslant 500 \mu m$；②中心凹处硬性渗出致视网膜增厚$\leqslant 500 \mu m$，③黄斑水肿范围$\geqslant$一个视盘范围。此种分类方法对于 DR 的转归、发展、治疗选择具有较准确的指导意义。

3 发病机制

DR 发病的确切机制目前尚不十分清楚，大多数人认为是长期慢性的高血糖所引起的后果。有以下几种假说：①由于高糖情况下，多元醇通路被激活，由醛糖还原酶介导的多元醇聚积以及肌醇磷脂代谢紊乱导致 DR 早期出现的选择性毛细血管周边细胞丧失、内皮细胞增生、毛细血管基底膜增厚等病理改变，而引起管腔缩窄和微血栓形成，促进 DR 后期发生视网膜缺血和新生血管形成。②蛋白质的非酶糖基化产生的糖化终末产物沉着在血管壁，引起血管内皮细胞增殖，发生血管缩窄。③自由基活性增强和抗氧化物减少，能引起蛋白质氧化和脂质超氧化，促进 DR 恶化。④蛋白激酶 C 活性增强，能影响内皮细胞生长速度，DNA 合成，改变激素受体的转换和功能。⑤血流动力学改变，DM 患者的视网膜血流量增加，导致毛细血管高压，促进 DR 恶化，在缺血缺氧情况下，致血管生长因子活跃，此因子渗入视网膜形成增殖性 DR，其至进入前房形成新生血管青光眼。目前实验研究发现有较多新生血管因子，诸如肝素结合生长因子、肿瘤坏死因子、血小板生长因子、转化生长因子等在视网膜增殖病变中起重要作用。

4　预后

　　DR 是 DM 三个主要微血管并发症之一，能预示全身的血管、神经及肾脏病变的程度，估计全身疾病的预后。Bolodinzos 报道，单纯性 DR 视力良好的患者，5 年以后只有 3% 有失明的危险；而增殖性 DR 则为 50%，后者中 10%～14% 病变最后可能自发退行，而保留一些视力。Caird 等认为，发生增殖性病变而未失明的患者 65% 可存活 5 年以上，失明患者存活 5 年以上的不到 50%。田村正等对 73 只后极部网膜水肿的病眼进行观察，发现这些病例得到早期治疗者,可保持一定视力,否则视力预后极差。谷道元观察了387例DM患者,着重观察DM病情与视网膜病变的发生与发展的关系,结论是DM控制良好与否可影响视网膜病变的减轻或加重。但DCCT认为控制良好能显著降低DR的发生率(1993)。因此,严格控制糖尿病可预防、减轻或推迟视网膜病变。这不仅对视力预后,而且对生命预后也是极其重要的。

5 糖尿病视网膜病变的治疗

5.1 全身治疗

除了针对糖尿病高血糖的治疗外,对于高血压、高血脂、心肾功能都需采取有效治疗措施;密切与内科医师合作进行治疗。

5.2 DR的药物治疗

导升明的应用为DR的药物治疗开辟了新前景。导升明的作用:①减轻视网膜血管的渗漏,减少血管活性物质的合成和抑制其活性。预防内皮细胞收缩和间隙形成,减少过量的胶原蛋白,从而防止毛细血管基底膜增厚,并使人红细胞内山梨醇的形成减少,有助于减轻红细胞或内皮细胞渗透性肿胀和功能障碍。②降低DR患者纤维蛋白原和球纤维蛋白水平,调节白蛋白和球蛋白比值,提高红细胞的变形性,降低红细胞的高聚性,增强纤维蛋白酶活性,从而降低血黏度。③减少血小板聚集因子合成和释放,对多种聚集因子引起的聚集反应有明显抑制作用,北京协和医院1993年采用随机双盲对照研究,用导升明与安慰剂治疗DR的结果表明:视力提高两组无显著性差异,而视力下降以安慰组显著。视野改善治疗组多于对照组。视野恶化两组无显著差异。FFA检查显示,改善眼病比例以导升明组为多，而 FFA 恶化眼比例以安慰组多。弥可保是一种甲基维生素 B_{12}，在神经组织中迅速达到和维持较高浓度，通过增加神经细胞 DNA、蛋白质及卵磷脂的合成，改善轴浆运输，从而促进轴突的再生，修复损伤的神经纤维，可明显改善视网膜电图 a、b 波振幅。用法：500 微克/支，1 支肌注，3 次/周，连续 4 周，以后改用 500 微克/次口服，一日 3 次，维持 2 月左右。中药活血化瘀药物如葛根、丹参、川芎（川芎嗪）对促进出血吸收及改善视网膜功能有好处。

5.3 激光治疗

原理：全网膜光凝破坏较大面积的视网膜，使耗氧高的视网膜杆体和锥体被耗氧低的斑痕组织所代替，光凝后视网膜变薄，有利于来自脉络膜血循环和氧供应至视网膜内层，从而改善视网膜缺氧状态，维持正常的氧张力。局部光凝可封闭新生血管和渗漏点。早期糖尿病视网膜病变治疗研究小组研究报告：随机抽出 1940 只黄斑水肿延迟激光治疗眼，同时随机抽取 754 只眼立即行局部光凝治疗进行对比观察。结果：临床明显黄斑水肿患者，2 年后未治疗眼视力成倍下降而治疗眼只有 8%。ETDRS 的结果显示，对轻度或中度 NPD 无需播散性光凝。当 DR 病变较重时考虑应用，已达高危增殖期者不应拖延施治。激光光凝对预防进一步视力丧失有益，但无助于逆转已降低的视力。

5.4 玻璃体切割

适用于不吸收的玻璃体出血（3 个月至半年内），由于新生血管玻璃体牵拉致反复眼内出血，玻璃体密集星状小体妨碍视力必需的光凝治疗，以及纤维血管组织所致对

邓 亚 平

视网膜前后、向心性或直线形牵拉。手术对于有选择的PDR病变患者，早做手术有可能恢复视力。

（四）糖尿病患者的视网膜电图分析

［刘文舟（邓亚平教授协助指导的硕士研究生），邓亚平．眼视光学杂志，2001，3（3）］

摘要 目的：分析糖尿病（DR）患者视网膜电图（F-ERG）的振幅、峰潜时、振荡电位（OPS）总和振幅及其与病程的相关性。方法：将53例102眼糖尿病患者分为三组（NDR、BDR、PDR），并采用美国UATA-2000型视觉电生理仪对53DR例进行F-ERG检查，主要分析其a、b波峰潜时、振幅、OPS总和振幅。结果：随着DR病情的加重，ERG及OPS无波的情况所占比例增大。a波峰潜时BDR组和正常组比较差异有极显著性（$P<0.01$），BDR组和DM无DR组比较差异有显著性（$P<0.05$）；a波振幅正常对照组与其他各组比较差异均有极显著性（$P<0.01$）。b波振幅正常对照组与BDR、PDR间以及DM无DR组与BDR、PDR组间均有极显著性差异（$P<0.01$）。OPS总和振幅除了BDR与PDR间外，其他各组比较差异均有极显著性（$P<0.01$）。结论：OPS、ERG之a、b波振幅，尤其是b波振幅，可以作为早期诊断DR患者以及估计预后的敏感指标；良好的血糖控制，可以延缓DM的病情发展。

关键词 糖尿病 糖尿病性视网膜病变 视网膜电图

The analysis of electroretinography in diabetes mellitus

Abstract: Objective: In order to have a better under-standing of diabetic retinopathy (DR), we analyzed and e-valuated the amplitude and latency of F-ERG a-wave and b-wave as well as the total amplitudes of oscillatory poten-tials (OPS). Methods: We examined the 105 eyes (55 ca-ses) by ophthalmoscope and fluorescing in angiogra-phy. The patients were divided into 3 groups: 22 eyes with DM but no DR (NDR), 56 eyes with background DR (BDR) and 27 eyes with proliferative DR (PDR). In addi-tion, 30 eyes that were considered normal were the con-trol group (NCG). We used the VATA-2000 electrophys-iological instrument and the international standard for clin-ical ERG to automatically measure and record by computer. Results: ①The number of eyes in which the a-wave, b-wave of F-ERG and Ops were invisible increased proportionately with the development of DR. ②There were significant differences ($P < 0.01$) between NCG and BDR in the latency of the a-wave, and there were statistically significance differences ($P < 0.05$) between BDR and NDR. There were significant differences ($P < 0.01$) in the amplitude of the b-wave between NCG and BDR, NCG and PDR, NDR and BDR, and NDR and PDR. ③The to-tal amplitudes of Ops were progressively lower with the progression of DR. There were significant differences ($P <$

邓亚平

0. 01) in the total amplitudes of Ops between NCG and NDR，NCG and BDR，and NDR and BDR. There was a statistically significance difference（P＜0.05）between NDR and PDR. Conclusion：The amplitude of the a-wave and b-wave as well as the total amplitudes are the targets for early diagnosis of DR. The combined analyses of the three indices of the ERG can determine the severity，the rate of cure，and the prognosis of the disease.

Key words：diabetic mellitus（DM）；diabetic retinopathy（DR）；electroretinogram（ERG）

糖尿病性视网膜病变（diabetic retinopathy，DR）是糖尿病（diabetes mellitus，DM）最常见的并发症之一。近年来，视网膜电图（ERG）对其检测意义已有多篇报道，结果有所差异。我们对 55 例糖尿病患者的 ERG 振幅、峰潜时、OPS 总和振幅及其与糖尿病病程的关系作一总结分析，以加深对 DR 的认识。

1　对象和方法

1.1　对象　糖尿病患者 53 例（102 眼），其中男 25 例，女 28 例，年龄 27～68 岁，平均（45.3±4.8）岁，病程 1～24 年不等。所有患者 102 眼均行眼科散瞳检查及眼底血管荧光造影检查，其中未发现 DR 改变者共 22 眼，单纯性 DR53 眼，增殖性 DR27 眼，分别称为 DM 无 DR 组、BDR 组和 PDR 组，患者 102 眼中有 32 眼有不同程度的晶状体混浊。正常对照组（NCG）共 15 例 30 眼，年龄 28～60 岁，平均（42.6±5.4）岁，其中女 7 例，男 8 例，视力均≥1.0，无特殊眼病史。

1.2 方法

1.2.1 检测方法：采用美国 UATA-2000 型视觉电生理仪。F-ERG 检查时，患者充分散瞳，暗适应 15 分钟，常规安放记录电极、参考电极和地电极，以上操作均在暗室中进行，采用全视野刺激，各刺激参数均按国际标准设置，计算机自动测量并记录各项目峰潜时（ms）、振幅（μv）。

1.2.2 分析项目：a 波峰潜时（L-A）、a 波振幅（A-A）、b 波峰潜时（L-B）、b 波振幅（A-B）及 OPS 总和振幅（OZ）。

1.2.3 统计方法：使用 SPSS 软件进行方差分析后两两比较。

2 结果

2.1 各组 ERG a、b 波及 OPS 波形无法测量者的情况见表 10。

2.2 各组 L-A、A-A、L-B、A-B 的比较见表 11。

2.3 各组 OPS 总和振幅比较见表 12。

表 10 各组 ERG a、b 波及 OPS 波形无法测量者的情况
Tab. 1 No. of eyes of invisible wave

groups	eyes	No of invisible wave of ERG		No of invisible wave of OPs	
		eyes	percent（%）	eyes	percent（%）
NDR	22	3	13.6	1	4.5
BDR	53	7	13.3	18	33.9
PDR	27	15	55.6	24	88.9

表 11　各组 L－A、A－A、L－B、A－B 的比较（x±s）

group	n	L－A	A－A	L－B	A－B
NCG	30	23.03±1.88★★	192.17±103.13	45.98±4.19	381.36±118.3
NDR	19	23.34±3.14★	127.37±67.39▲▲	47.21±6.53	352.84±133.91
BDR	46	25.57±3.39	95.27±53.17▲▲	50.3±7.58	262.49±112.81■■▲▲
PDR	12	24.71±3.55▲	61.58±32.34▲▲	47.38±11.05	183.17±118.95■■▲▲
F		5.31	14.91	2.56	10.66

Compared with group NCG：▲P＜0.05，▲▲P＜0.01；compared with group BDR：★P＜0.05，★★P＜0.01；compared with group NDR：■P＜0.05，■■P＜0.01

表 12　各组 OPS 总和振幅比较（x±s）

group	N	x±s
NCG	30	171.23±68.69
NDR	21	113.05±38.98
BDR	38	71.28±36.50
PDR	3	34.00±12.12
F		25.23

Except between group BDR and group PDR, there is significant difference among the groups（P＜0.05 or P＜0.01）

　　由以上结果可以看出，L－A、A－A、A－B 及 OPS 之 OZ 的临床意义较大。

　　3　讨论

　　ERG 已被证明是评估视网膜和视觉功能的一种有用的工具，F－ERG 主要反映了神经节细胞以前的视网膜功能状态。a 波主要反映了视网膜光感受器的电位变化。b 波的起源目前尚未定论，但这并不影响其在临床上的应用，b 波基本上可以代表内核层的电活动，它取决于 a 波和视网膜内信号传递的完整性。a 波受脉络膜血循环的影响较大，而 b 波受视网膜血循环影响较大。本组检查结果显示，DR 患者 F－ERG 之 a、b 波振幅的改变较其峰潜时敏感，尤其 b 波振幅，在 DR 的早期，眼底尚未发现改变时，就已显示出异常。而 a、b 波峰潜时则表现不敏感，尤其是 b 波潜时，这与某些作者的结果有所差异，但在 b 波振幅的敏感方面有较一致的看法。目前有研究表明，ERG b 波的维持需要脉络膜和视网膜循环的完整，阻断其中之一，皆可致 b 波下降。从血流供应的关系来看，b 波异常可以由视网膜循环障碍引起，也可能是脉络膜循环异常引起 a 波异常，从而导致信息向内传导受影响而引起，所以认为 b 波，尤其是 b 波振幅可以作为反映视网膜循环的敏感指标。

　　OPS 与视网膜循环之间的关系已有较多的研究。动物实验证明，视网膜循环中断则 OPS 振幅减小或消失。有大量报道证实，早期或轻度 DR 患者，当 ERG 尚正常时，OPS 振幅即下降。本组检测结果与之一致，说明 OPS 与视网膜关系密切，直接反映视网膜的低氧程度。

　　综上，OPS、ERG 之 a、b 波振幅，尤其是 b 波振幅，可以作为早期诊断 DR 患者以及估计预后的敏感指标，良好的血糖控制，可以延缓 DM 的病情发展。

邓亚平

论视网膜静脉周围炎证治

视网膜静脉周围炎是指发生于视网膜静脉周围间隙或其血管外膜的眼病，以双眼反复发生视网膜出血、玻璃体积血为主要临床特征的眼底病。本病又称特发性视网膜血管炎或 Eales 病，是导致青壮年人双眼失明的常见原因之一。积极探索其有效防治措施，是医务工作者面临的一项紧急课题。

在古代医籍中无视网膜周围炎的记载，根据病程及主症的不同多归于"云雾移睛""暴盲"范畴。"十五"全国高等中医药院校规划教材——《中医眼科学》将其命名为"络损暴盲"。由于该病的主要眼底改变为不同程度的眼内出血，故可归属于中医学的"血证"范畴。血证的研究是中医临床的研究热点之一，大量的临床研究已显示，中医学对血证的治疗是最具特色的。眼科血证的研究又是中医眼科领域中最具特色的。在前期"十五"国家科技攻关计划——"名老中医临床诊疗经验及传承方法研究"课题总结邓亚平名老中医临床经验的基础上，对邓亚平教授在临床治疗视网膜静脉周围炎的思辨特点进行总结如下。

一、诊病要点

邓亚平教授在诊治视网膜静脉周围炎时，最常用的诊察方法是问诊和望诊，采用眼局部辨证与全身辨证相结合、辨证与辨病相结合进行辨证论治；最常询问的关键症状是眼前出现黑影飘动及视力下降有多久，有无结核感染等病史，全身有何不适，饮食二便情况如何；最常诊察的部位是眼底，在病人自身条件许可的情况下，均要求病人行荧光素眼底血管造影。

二、辨证思路

邓亚平教授认为中医古籍虽无视网膜静脉周围炎的病名记载，但在本病的早期，出血量少、眼前仅有黑影飘动者，属于中医眼科学"云雾移睛"的范畴；当出血量多、视力骤降者，属于中医眼科学"暴盲"范畴；出血进入玻璃体，则称为"血灌瞳神后部"。由于历史条件的限制，古人未能窥见眼底，因此对本病的认识有限。

视网膜静脉周围炎又称 Eales 病、青年性复发性视网膜玻璃体出血等，因其是原因不明的血管炎，故现又称特发性视网膜血管炎。多发于青年男性，16～35 岁为发病高峰，常为双眼先后发病。因其病因不明，且反复发作，故治疗棘手。Eales 病的病因，有的学者认为与结核感染有关，特别是最近采用聚合酶链反应（PCR）技术对 Eales 病患者视网膜前膜的分析发现结核杆菌 DNA 阳性增多，使这一观点再次引起重视，但另一方面大量临床研究证实只有 1.39％活动性结核感染合并有眼部病变，因此，认为本病的起病至少与活动性结核无关。邓亚平教授认为，虽然中医学对视网膜静脉周围炎的病因无明确记载，但本病属于中医眼科学的瞳神疾病，瞳神属肾，肝肾同源，又因本病反复发作，病程长，久病多虚，故本病与肝肾不足有关；从眼底局部辨证的角度来看，由于本病的眼底改变多有出血、机化物，或新生血管等瘀血内停的征象，故对于反复发作、病程长者，多属于肝肾不足、瘀血内停之证。但是，临证时需要注意的是，若为初发者，视网膜仅见新鲜出血，则应辨证为热郁营血，迫血妄行，致血不循经，溢于脉外所致。

三、治则治法

邓亚平教授治疗视网膜静脉周围炎时，十分注重病程的长短、眼底的改变。对于反复发作、病程长者，眼底为陈旧性出血，又有机化等改变者，因其多属于肝肾不足、瘀血内停之证，治以补益肝肾、活血化瘀之法。但是，对于初发者，视网膜仅见新鲜出血，则应治以凉血止血活血之法。

在临证时，邓亚平教授对于视网膜静脉周围炎的治疗常中西医结合治疗。即在内服中药的同时，配合药物、激光治疗，必要时配合手术治疗。①药物：强的松 30～60mg/d、早上顿服，疗程 1～2 月；异烟肼 0.3g/d，疗程 3 个月。②激光治疗：病变早期，光凝视网膜毛细血管无灌注区，防止视网膜新生血管出现。③手术治疗：玻璃体出血日久不吸收，主张在 3 个月内行玻璃体切割术，防止玻璃体增生，避免牵引性视网膜脱离。

四、处方用药

邓亚平教授治疗视网膜静脉周围炎常方选驻景丸加减方，主要加活血化瘀、健脾利湿之品。最常选用的药物有楮实子、菟丝子、茺蔚子、枸杞子、丹参、郁金、怀牛膝、红花、大腹皮、茯苓、猪苓、冬瓜皮等。在视网膜静脉周围炎的后期，若出血基本吸收，则常用驻景丸或六味地黄丸加减，主要加活血化瘀利水之品，以体现攻补兼施的特点。

五、独特疗法

临床上，邓亚平教授运用中医中药治疗视网膜静脉周围炎的同时，常常配合使用神经营养剂。

六、病案举例

刘某，男，39岁。2006年3月23日初诊。

主诉：右眼视力下降，伴眼前有黑影遮挡五月余；左眼眼前出现闪烁感，伴眼前有黑影遮挡5个月。

现病史：五个多月前，患者自觉右眼视力下降，伴眼前有黑影遮挡；左眼无明显诱因眼前出现闪烁感，伴眼前有黑影遮挡，曾到当地医院就诊，诊断为"左眼中浆"，给予维生素C、维生素B_1、葛根素、胞二磷胆碱、地塞米松等治疗，坚持治疗一个月，症状有所缓解，近感症状加重，今来我院就诊。

既往史：1999年患肺结核，已治愈；2000年8月诊断为"右眼玻璃体混浊"。

眼科检查：右眼视力：0.25（矫无助），左眼视力：1.0。双眼前节未见明显异常，裂隙灯下右眼玻璃体可见红细胞浮游，左眼玻璃体透明。检眼镜下见右眼玻璃体混浊，右眼底稍模糊，隐约可见周边部视网膜小血管旁有白鞘、散在出血；左眼底视盘色淡红，边界清楚，血管正常，黄斑中心凹光反射消失，黄斑区水肿。在我院行荧光素眼底血管造影结果为：左眼视网膜颞上周边部可见较多小血管闭塞，小血管吻合支，大片状毛细血管无灌注区；右眼颞上中周及周边部小血管扭曲、闭塞，并见血管吻合支，散在微动脉瘤，片状毛细血管无灌注区。荧光素眼底血管造影诊断意见为：双眼视网膜静脉周围炎。

饮食正常，纳眠可，二便调。舌质淡，苔薄白，脉濡。

辨证思路：根据眼科检查，该病人西医应诊断为："双眼视网膜静脉周围炎"；"右眼玻璃体混浊"。中医应诊断为："双眼云雾移睛"。从患者病史及眼部体征来辨，久病多虚，应属肝肾不足；结合眼部体征和全身情况，应辨证为肝肾不足，瘀血停滞；以补益肝肾、活血化瘀治之，立驻景丸加减，主要加活血化瘀之品，由于黄斑中心凹光反射消失，黄斑区水肿，根据"黄斑属脾"的理论，加健脾除湿之品以利黄斑区的水肿。处方：

楮实子25g，茺蔚子20g，菟丝子20g，枸杞子15g，丹参30g，郁金15g，牛膝15g，红花15g，大腹皮15g，茯苓15g，猪苓15g，冬瓜皮15g。6剂，水煎服，每日一剂。

2006年3月30二诊。

服药6剂后视力无明显提高。右眼视力：0.25（矫无助），左眼视力：1.0。双眼前节正常，眼底改变同前。

辨证思路：服药6剂后患者虽然症状无明显缓解，但是该病的病程长，并非几剂药物即能见效，继续守方治疗。在上方基础上加桂枝、南沙参、车前子以增强温阳利水之力。处方：

楮实子25g，茺蔚子20g，菟丝子20g，枸杞子15g，丹参30g，郁金15g，牛膝15g，红花15g，南沙参25g，桂枝10g，茯苓15g，猪苓15g，泽泻15g，车前子15g，大腹皮15g。

2006年4月6三诊。

服药后患者自诉双眼前仍有黑影遮挡，但是颜色开始变淡。右眼视力：0.3（矫无助），左眼视力：1.0。双眼眼前节正常，右眼玻璃体少许混浊，左眼玻璃体透明，右眼底清楚可见，黄斑光反射存在，未见明显的新鲜出血，左眼底黄斑区水肿模糊。眠差，全身无其他不适。双眼前仍有黑影遮挡，颜色变淡，以守方治疗。在上方基础上加夜交藤15g，黄芪25g，黄精25g。处方：

楮实子25g，菟丝子20g，枸杞子20g，丹参30g，郁金15g，牛膝15g，红花15g，南沙参20g，桂枝10g，茯苓15g，猪苓15g，泽泻15g，车前子15g，大腹皮15g，夜交藤15g，黄芪25g，黄精25g。

以后电话随访病情稳定。

按语：驻景丸加减方具有补益肝肾的作用，常用于肝肾不足引起的多种眼病。方中楮实子、菟丝子、枸杞子既补肾阴，也补肾阳，阴阳双补，益精明目而养肝；茺蔚子补肝肾，通血脉，养阴明目。由于眼底有新鲜出血，故在此基础上加凉血止血之旱莲草、荆芥炭；但眼底出血应注意止血而不留瘀，故更加丹参、郁金、牛膝、红花以活血化瘀、引血下行；再加薏苡仁、山药以健脾利湿。复诊时，右眼底出血较前有所吸收，出血颜色变淡，仍有渗出及水肿，故以守方治疗为主，去止血之品，加强健脾利水之力。因此，在初诊用方的基础上去止血之旱莲草，荆芥炭，加用四苓散，该方具有健脾利水渗湿的作用，方中猪苓、泽泻渗湿利水；茯苓、白术健脾利湿，使水湿外出，以去目中水肿。综上，本案治疗体现了治疗视网膜静脉周围炎时要认真辨清眼底出血、水肿等情况，注意辨证与辨

邓亚平

病的结合，选方用药注意攻补兼施，水血同治，肝、肾、脾同治的临证思辨特点。

论年龄相关性黄斑变性证治

年龄相关性黄斑变性是一种随年龄增加而发病率上升，并导致中心视力下降的眼病。本病又称老年性黄斑变性。随着人均寿命的延长，该病的发生率逐年增高，目前已是全球范围内的最主要致盲原因之一。积极探索其有效防治措施，是医务工作者面临的一项紧急课题。

临床上根据年龄相关性黄斑变性的眼底病变分为湿性与干性两大类。该病多发生于 50 岁以上的中老年人，常双眼患病。

由于历史条件的限制，在古代医籍中无年龄相关性黄斑变性的明确记载，可归于"视瞻昏渺"范畴。"视瞻昏渺"之名首见于《证治准绳·杂病·七窍门》，该书明确指出："若人年五十以外而昏者，虽治不复光明，其时犹月之过望，天真日衰，自然目光渐谢。"在前期"十五"国家科技攻关计划——"名老中医临床诊疗经验及传承方法研究"课题总结邓亚平名老中医临床经验的基础上，对邓亚平教授在临床治疗年龄相关性黄斑变性的思辨特点进行总结如下。

一、诊病要点

邓亚平教授在诊治年龄相关性黄斑变性时，最常用的诊察方法是问诊和望诊，采用眼局部辨证与全身辨证相结合、辨证与辨病相结合进行辨证论治；最常询问的关键症状是视力下降有多久，有无高血压、高血脂等病史，全身有何不适，饮食二便情况如何；最常诊察的部位是眼底，在病人自身条件许可的情况下，均要求病人行荧光素眼底血管造影。

二、辨证思路

邓亚平教授认为中医古籍虽无年龄相关性黄斑变性的病名记载，根据本病的最主要的临床表现——视力下降的程度，可属于中医眼科的"视瞻昏渺"或"暴盲"范畴，但由于历史条件的限制，古人未能窥见眼底，因此对本病的认识有限。

随着人类寿命的延长，年龄相关性黄斑变性的发病率逐渐增高，因该病的病位主要在黄斑部，故患者中心视力受损明显，目前已成为全球致盲的第一病因。本病的病因尚不确切，可能与黄斑长期慢性的光损伤、遗传、代谢、营养等因素有关，但是其发生与年龄有明显的相关性。因此，本病称为年龄相关性黄斑变性。邓亚平教授认为，虽然中医学对年龄相关性黄斑变性的病因无明确记载，但早在《黄帝内经》中就有"五八肾气衰……六八阳气衰竭于上……七八肝气衰……"的记载。根据眼与肝肾关系密切，因为"肾主藏精，精能生髓，诸髓属脑，脑为髓海。肾精虚则髓海不能满，髓海不足则脑转耳鸣，目无所见"，而肝肾同源。又因"黄斑属脾"，本病的主要病位在黄斑。因此，邓亚平教授认为，本病的发生与发展多为肝肾亏虚、精血不足，不能上荣于目，目失濡养，视物不清；或精血不足，脉络不足，血行不畅，滞而为瘀所致；或因脾

邓亚平

气虚弱，脾失健运，水湿内停，上犯于目致视物不清，或脾气虚弱，脾不统血，血溢脉外，滞而为瘀所致。

三、治则治法

邓亚平教授认为本病的病机特点为肝肾不足、瘀血内停，病证特点是本虚标实、虚实夹杂；又因"黄斑属脾"，故治疗中尚需兼顾脾胃。因此，邓亚平教授治疗年龄相关性黄斑变性最常用的治法是补益肝肾、活血化瘀，兼以健脾利湿。

在临床上，邓亚平教授对于年龄相关性黄斑变性多采用中药治疗。对于年龄相关性黄斑变性的激光治疗，邓老认为激光光凝治疗后持续性脉络膜新生血管发生及复发率高，并且激光光凝容易破坏脉络膜新生血管膜上的色素上皮细胞和视网膜神经上皮，因此要遗留永久性的视野暗点，故一般不主张进行视网膜激光光凝治疗。

四、处方用药

邓亚平教授治疗年龄相关性黄斑变性常选驻景丸加减，主要加活血化瘀、健脾利湿之品。最常选用的药物有楮实子 25g，菟丝子 25g，茺蔚子 15g，枸杞子 15g，丹参 30g，郁金 15g，怀牛膝 15g，红花 15g，山药 20g，薏苡仁 20g，山楂 15g，泽泻 15g，浙贝母 15g，琥珀 15g，花蕊石 15g。

五、独特疗法

在临床上邓亚平教授认为运用中医中药治疗年龄相关性黄斑变性的同时，常常配合使用神经营养剂。

六、病案举例

李某，男，90 岁，2005 年 7 月 19 日初诊。

主诉：左眼视物模糊 2 年，加重 1 个月。

现病史：患者 2 年前无明显诱因感左眼视物模糊，在四川省人民医院就诊诊断为"黄斑变性"，给予药物治疗（具体不详），感视力稍有好转，近来又感症状加重，于今日来我院就诊。

既往史：患双眼开角型青光眼 10 年，眼压控制良好，眼压稳定。双眼年龄相关性白内障 8 年。

眼科检查：右眼视力：0.25/0.5（戴镜），左眼视力：数指/30cm 矫正无助。双眼晶体混浊，眼前节其余未见异常。双眼视乳头色淡，生理性凹陷扩大，血管向鼻侧移位，以左眼为甚，右眼黄斑区色素紊乱，黄斑区可见玻璃膜疣，中心凹光反射减弱；左眼黄斑区可见灰白色萎缩灶、未见明显出血，黄斑中心凹光反射消失。

纳眠可，二便调，舌淡，苔薄白，脉平。

辨证思路：根据病史以及既往的眼科检查资料，该病人双眼开角型青光眼 10 年，眼压控制良好，眼压稳定；双眼年龄相关性白内障 8 年；双眼年龄相关性黄斑变性。该患者双眼虽然患有 3 种眼病，但双眼开角型青光眼已用药物控制眼压、而双眼老年性白内障是可复明的眼病。因此，目前应该主要治疗年龄相关性黄斑变性。由于"五八肾气衰……六八阳气衰竭于上……七八肝气衰……"，本案患者已 90 岁高龄，全身虽无明显不适症状，还是应责之于肝肾不足；患者青光眼病史有 10 年，久病多瘀，故辨证为肝肾不足、瘀血内停。以补益肝肾、活血化瘀之法治之，方选驻景丸加减方加减，主要加活血化瘀之品。处方：

楮实子25g，菟丝子25g，茺蔚子15g，枸杞子15g，丹参30g，郁金15g，怀牛膝15g，红花15g，山药20g，薏苡仁20g，山楂15g。11剂，水煎服，每日一剂。

辅助疗法：阿法根眼液，双眼，一日2次；石斛夜光丸一包，一日2次，口服；甲钴胺每次0.5mg，一日3次，口服。

2005年8月11日二诊。

患者自诉服药11剂后视力平稳，眼科检查同前。故以守方治疗。治疗同前。处方：

楮实子25g，菟丝子25g，茺蔚子15g，枸杞子15g，丹参30g，郁金15g，怀牛膝15g，红花15g，山药20g，薏苡仁20g，山楂15g。11剂，水煎服，每日一剂。

辅助疗法：同上。

2005年9月13日三诊。

患者自诉服药11剂后右眼视物较前清楚。专科检查右眼视力：0.6（戴镜），左眼视力：数指/30cm矫正无助，其余检查结果同前。患者右眼视力较前提高，故以守方治疗。处方：

楮实子25g，菟丝子25g，茺蔚子15g，枸杞子15g，丹参30g，郁金15g，怀牛膝15g，红花15g，山药20g，薏苡仁20g，山楂15g。11剂，水煎服，每日一剂。

辅助疗法：同上。

2005年10月13日四诊。

患者自诉服药11剂后右眼视物较前清楚。专科检查右眼视力：0.7（戴镜）左眼：数指/30cm，右眼眼压：

18mmHg，左眼眼压：17mmHg。其余检查结果同前。患者右眼视力较前进一步提高，所患眼病均为慢性眼病，故以守方治疗。处方：

楮实子25g，菟丝子25g，茺蔚子15g，枸杞子15g，丹参30g，郁金15g，牛膝15g，红花15g，山药20g，薏苡仁20g，山楂15g。11剂，水煎服，每日一剂。

辅助疗法：同上。

按语：驻景丸加减方具有补益肝肾的作用，常用于肝肾不足引起的多种眼病。方中楮实子、菟丝子、枸杞子既补肾阴，也补肾阳，阴阳双补，益精明目而养肝；茺蔚子补肝肾，通血脉，养阴明目。由于病灶在黄斑，"黄斑属脾"，故在此基础上加山药、苡仁、山楂健脾之品；又因久病多瘀，故加丹参、郁金、牛膝、红花以活血化瘀消滞。二诊、三诊时，视力有所提高，因本病为进行性发展的慢性眼病，故以守方治疗为主。四诊时，患者的右眼视力已提高到0.7，左眼：数指/30cm。综上，本案体现了治疗年龄相关性黄斑变性应注意攻补兼施，肝、肾、脾同治的临证思辨特点。

七、相关研究的结果

（一）驻景丸加减治疗老年性黄斑变性的临床初步观察

—— 附：30例51眼疗效观察

[邓亚平，谢学军（邓亚平教授指导的85级硕士研究生）．成都中医学院学报，1989，12（2）]

摘要 报道了用驻景丸加减对老年性黄斑变性40例

67 只眼（其中 30 例 51 只眼坚持服药并接受随访）进行分型治疗。结果：干性 9 只眼，有效 6 只眼；湿性 42 只眼，显效及有效 23 只眼。总有效率为 56.9%。提示在目前本病治疗尚无理想的有效方法的情况下，探索用中药治疗本病是很有价值的。

关键词 中医眼科学 驻景丸 老年性黄斑变性

老年性黄斑变性（本文简称 SMD）是引起老年性视机能障碍的重要原因之一。目前治疗上尚无理想的有效方法。本文将我院 1986 年 1 月至 1988 年 5 月确诊并采用中药治疗的 40 例 67 眼临床资料进行分析，并对本病的中医辨证治疗原则讨论如下。

1 临床资料

1.1 病例来源

眼底病门诊确诊为本病，再经眼底荧光造影证实（除两例有冠心病未作），定期在门诊复诊。

1.2 一般资料

本组共 40 例 67 眼，单眼发病 13 例，双眼发病 27 例，其中男性 25 例，女性 15 例。年龄为 45～73 岁（表 13）。所有患者均未发现足以解释中心视力减退的原发性眼病。全身检查除两例有冠心病，1 例高血压，其余均无特殊发现。化验检查除 1 例血脂偏高，其余正常。

表 13 性别与年龄分布表

年龄	45～49 岁	50～54 岁	55～59 岁	60～64 岁	65～69 岁	70 岁以上
男	2	7	6	6	2	2
女	1	2	6	1	1	4

1.3 病变类型

按 1986 年 8 月中华医学会眼底病学组第二届全国眼底病学术会议制定的老年性黄斑变性临床诊断标准分类。本组干性 7 例 12 眼，其中早期 5 眼，晚期 7 眼（囊样退变 3 眼，层间孔 1 眼）；湿性 33 例 55 眼，早期 10 眼，中期 30 眼（浆液性色素上皮和/或神经上皮脱离 15 眼，出血性色素上皮和/或神经上皮脱离 15 眼），晚期 10 眼。

2 治疗方法

单用中药治疗，以驻景丸为基础方，按证型加减用药。据初诊时的全身证候、眼底及荧光造影表现，舌诊及脉象等大体分为 4 型，作为中医辨证论治的依据。治疗过程中，用药随主证的变化加减。患者每日一剂中药，早、中、晚分服。每周复诊一次，服药时间最短一月，最长12 月，平均 3.8 月。

2.1 肝肾不足兼气血瘀滞（10 例）

患者自觉视物昏朦，不耐久视，眼干涩不适，全身可兼见头晕耳鸣，腰膝酸软，舌质淡或紫暗，少苔或苔正常，脉细涩或细弦。眼底可见黄斑区色素紊乱，玻璃膜疣，中心凹光反射消失，呈金箔样外观，荧光造影正常或仅透见荧光斑，或黄斑区呈囊样变性，或形成层间孔，或呈地图状色素上皮萎缩。此型相当于干性的早晚期和湿性的早期。治以滋补肝肾、调理气血，方用驻景丸，再加丹参、郁金、赤芍、怀牛膝、黄芪、红花等调理气血之品。

2.2 肝肾不足兼水湿上泛（9 例）

患者自觉视物模糊，视物变小、弯曲，眼前有暗影，眼部干涩不适，全身可兼见头晕耳鸣、腰膝酸软，舌质淡或边有齿痕，苔腻或正常，脉细弱等。眼底可见黄斑区有黄白色或黑红色隆起病灶，荧光造影为浆液性色素上皮和/或神经上皮脱离。此型相当于湿性中期。治宜补益肝肾、健脾利水渗湿，方选驻景丸，常加苡仁、茯苓、山药、泽泻、党参、山楂、木通等健脾利水渗湿之品。

2.3 肝肾不足、兼瘀血内结（12例）

患者自觉视物不清，眼前有暗影遮挡，甚至失明，眼干涩不适，全身可见头晕耳鸣，腰膝酸软，舌质青紫或红绛，苔薄白或少苔，脉细涩。眼底可见黄斑区有较大范围的出血性色素上皮和/或神经上皮脱离，并有较多黄白色硬性渗出物，出血严重者可致玻璃体积血。荧光造影可见有脉络膜新生血管形成，出血性色素上皮和/或神经上皮脱离。此型相当于湿性中期。治以补益肝肾、活血化瘀，佐以软坚散结，方选驻景丸，常加丹参、怀牛膝、郁金、红花、三七、山楂、鸡内金、炒二芽等。

2.4 肝肾不足、兼痰瘀互结（9例）

患者自觉视物不明，眼前暗影较浓，甚至失明，眼干涩不适；全身可见头晕耳鸣，腰膝酸软，舌质青紫或红绛、苔厚腻或正常，脉细滑或涩等。眼底可见黄斑区有隆起的瘢痕，瘢痕上及其周围常有出血和渗出物。荧光造影早期瘢痕呈弱荧光；晚期瘢痕着染，或有新生血管膜渗漏荧光素。此型相当于湿性晚期。治以补益肝肾、化痰软坚、化瘀散结。方选驻景丸，常加丹参、郁金、怀牛膝、红花、三七、山楂、昆布、海藻、浙贝、鸡内金等。

3 疗效观察

3.1 疗效评定

显效：视力提高4行以上，或由数指→0.1，或眼底浆液性脱离平复，出血显著吸收，荧光造影显示黄斑区荧光素渗漏减轻或消失。有效：视力提高 2～3 行，或由数指→0.02，或由 0.02→0.1，或眼底浆液性脱离减轻，出血有所吸收，荧光造影显示荧光素渗漏减轻。无效：视力无变化，或眼底浆液性脱离，出血范围、瘢痕隆起均无明显改善。恶化：视力下降 2 行以上，黄斑浆液性脱离加重，出血增多，瘢痕范围增大。

3.2 治疗结果

本组共有 30 例 52 眼坚持服药并随访，治疗后大多数患者的视力和眼部体征均有不同程度的改善，显效及有效共 29 眼占 56.9%（表 14）。治疗后，多数病例视力均有一定提高，疗前视力在 0.1 以下者 9 眼，疗后减少到 8 眼；疗前视力在 0.1～0.5 者 26 眼，疗后减少至 19 眼，疗前视力在 0.6～1.5 者 16 眼，疗后增加到 24 眼（表 15）。

表 14　治疗结果

病变类型\疗效	干性		湿性			
	早期	晚期	早期（盘变前期）	中期（盘变进展期）		晚期（修复期）瘢痕形成
				浆液性脱离	出血性脱离	
显效			3	2		
有效	4	2	5	7	3	2
无效		3	5	4	1	7
恶化					2	
各期有效率	4/4 (100%)	2/5 (40%)	8/13(61.5%)	9/13(69.2%)	4/7(57.1%)	2/9(22.2%)
各型有效率	6/9 (66.7%)		23/42 (54.8%)			

邓亚平

表 15　治疗前后视力变化情况

视力	疗前眼数	合计	占总眼数的百分比	疗后眼数	合计	占总眼数的百分比
光感-数指/1尺	6			3		
0.02-0.08	3	9	9/51 (17.6%)	5	8	8/51 (15.6%)
0.1	7			4		
0.2	6			2		
0.3	3			5		
0.4	6			6		
0.5	4	26	26/51 (51.0%)	2	19	19/51 (37.3%)
0.6	2			2		
0.7	4			4		
0.8	1			4		
0.9	2					
1.0	5			8		
1.2	2			5		
1.5		16	16/51 (31.4%)	1	24	24/51 (47.1%)

4　讨论

SMD 系指老年人由于脉络膜毛细血管硬化或闭塞所引起的黄斑区组织变性及一系列渗出和增殖性病变,其发病率随人群寿命延长而增高。其病因尚不十分清楚。但多数学者认为与机体老化关系密切。Duke－Elder 认为 SMD 的发病与眼球后极部睫状后短动脉硬化关系密切。Mark 则提出光毒学说。而中医学在两千多年前对衰老就有认识,并积累了丰富的抗衰老经验。我们根据中医有关肝肾与衰老以及肝肾与眼的关系,认为肝肾不足是本病最基本的病机。同时，由于老年人肝肾不足。脏腑功能衰退，故易致气血津液运行不畅，而产生痰湿瘀血。所以，本病为本虚标实之证。病人眼底改变早期常仅见黄斑区有黄白色针尖大的渗出物，中心凹光反射消失等，继之黄斑区出现浆液性盘脱，我们认为，这是水湿上泛的征象，再者黄斑区呈出血性盘脱，甚至玻璃体积血，我们认为，这是瘀血内结的表现，最终黄斑区形成瘢痕，在瘢痕的周围或其上常有大量的渗出物和出血，我们认为，这是痰瘀互结的表现。由此，我们结合全身与眼局部改变，将本病分为肝肾不足兼气血瘀滞，肝肾不足兼水湿上泛，肝肾不足兼瘀血内结，肝肾不足兼痰瘀互结这 4 种基本证型。这种分型方式，大体符合本病的发病机理和临床发展过程。

我院于 1986 年开始以中药对本病进行探索性治疗后，根据 SMD 为老年性退行性疾病这一基本特点，进行抗衰老治疗，取得一定疗效。临床总有效率为 29/51（56.9%），干性为 6/9（66.7%），湿性为 23/42（54.8%）。目前国外对浆液性色素上皮脱离的本病病例，主张用激光治疗，但疗效仍不甚满意。如 BraunsteinRA 用激光治疗本病 20 例 21 眼，治疗后视力提高有 8 眼（38.1%），视力降低 6 眼，7 眼无变化。可见，对中药治疗本病的探索是有价值的。

通过对本组病例用中药治疗的临床观察，我们认为：①干性和湿性早期、大多数浆液性盘脱，由于脉络膜新生血管尚未形成，黄斑中央无血管区营养障碍尚不十分严重，其组织结构基本完整，经中药治疗，改善其营养状况，从而阻止或减缓了病变的发展，视功能得到恢复，因此本病早期和浆液性盘脱时是治疗的良机。②由于浆液性盘脱的后期，约 30％的患者在视网膜下出现新生血管，给治疗带来困难，故应对年龄超过 45 岁者进行普查，以期及早诊治。③出血性盘脱及瘢痕形成者，由于其黄斑区组织结构损害较重，故疗效较差，但也应积极治疗。因为通过补益肝肾、活血化瘀、软坚散结的中药治疗，可能改善了黄斑中央无血管区的营养，减少反复出血的机会；还可促进出血的吸收，抑制纤维细胞的生成，减少瘢痕的形成，从而有利于保护视功能。本组瘢痕形成的 9 眼，经治疗 2 眼有效，7 眼视力虽无明显提高，但病情稳定，未再出血，瘢痕的边界变得清楚，其周围的出血也有所吸收。④干性晚期，因黄斑区组织结构已严重受损，仅剩下少许退变的锥体细胞，一般不会发生出血或渗出，故治疗价值不大。本文仅是对以驻景丸为基础方治疗 SMD 的初步临床观察，对中医药治疗本病的方法、机理等有待今后进一步研究。

（二）老年性黄斑变性——附 7 例临床分析

［邓亚平．眼科学报（香港版），1987，3（3）］

摘要 老年性黄斑变性是老年人中心视力丧失的重要原因之一，本文对 7 例 10 只眼作了分析，男 3 例，女 4 例，年龄 55～72 岁，平均 62 岁。7 例中湿性 6 例，干性 1 例。其中盘变前期 3 只眼，出血性脱离伴色素上皮撕裂 1 只眼，出血性脱离伴新生血管膜形成 2 只眼，色素上皮脱离 2 只眼，瘢痕期 2 只眼。6 例作了眼底荧光血管造影。通过造影不仅可以做到确诊，而且可以观察病变的演变过程。根据本病为老年性退化性疾病这一基本特点，我们对不同病期的患者采取了中医治疗原则：①盘变前期和

"干性"类型进行抗衰老治疗，根据情况给予"滋养肝肾""补肾明目"或"气血双补"等方药。②对浆液性脱离采用"健脾""渗湿"和"利水"等方药。③对出血性脱离采用"活血化瘀"方药。

【ABSTRACT】 Senile macular degeneration (SMD) is one of the important causes of loss of central vision in aged people. This paper presents 10 affected eyes of 7 patient (3 males, 4 females), their ages ranging from 55 to 72 years with an average of 62 years. Of the 7 patients involved 6 were classified as "wet type" and one as "dry type". 3 were at the predisciform stage, 1 had hemorrhagic detachment with accompanying tear of pigment epithelium, 2 had hemorrhagic detachment associated with subpigment epithelial neovascular membrane, 2 had serous detachment of pigment epithelium, and 2 were at organization form. Six cases were examined with fluorescein angiography, which is of value not only for diagnosis, but also for observation of progressive process of the lesion. Since the principal pathologic course of SMD is aging retrogression, we have used anti-decrepit Chinese herbs for patients with predisciform and "dry type" of SMD, applying the principles of "nourish liver and kidney", "Invigorate kidney and improve eyesight", and "invigorate vital energy and blood", etc. Principles of "strengthen spleen", "eliminate wetness", and "Promote dieresis", maybe used for patients with serous detachment, and "Promote blood circulation to remove blood stasis", for patients with hemorrhagic detachment.

老年性黄斑变性（SMD）系指老年人由于脉络膜毛细血管硬化或闭塞所引起的黄斑区组织变性病变。其发病率随着人群寿命的延长而增高。本文对我院 1986 年 1～7 月经眼底荧光血管造影确诊的 7 例作了分析。

临床资料

本组 7 例 10 只眼，男性 3 例，女性 4 例，年龄为 55～72 岁，平均 62 岁，就诊前视力障碍时间最短半月，最长 2 年，平均 7.4 月。各例均未发现足以解释中心视力减退的原发性眼病或屈光不正。7 例中 4 例为单眼发病；3 例双眼发病，但各眼病变程度不一致。全身检查无特殊发现。化验检查除 1 例血胆固醇和血脂增高，1 例有高血压冠心病外，余无异常（表 16）。

表 16　7 例老年性黄斑变性的临床表现

例序	性别	年龄	眼别	视力	主诉及病史	眼底改变	类型
1	女	55	左	0.1/0.7	视力模糊 1 年	中心凹光反射消失,色素点呈放射状排列	盘变前期
2	男	55	左	0.3/0.3	视物模糊变形 2 年	黄斑区有黄白色点状及块状沉着物	色素上皮脱离
3	男	59	右	0.2/0.2	视力减退三月余	黄斑区有 2×3PD 暗红色出血区	出血性脱离,新生血管膜
			左	1.2/0.7	无自觉症状	中心凹光反射消失,色素分布紊乱	盘变前期

续表

例序	性别	年龄	眼别	视力	主诉及病史	眼底改变	类型
4	男	72	左	0.03	视物模糊变形5月,视力锐减4天	黄斑区有3×4PD暗红色扁平脱离	出血性脱离,色素上皮撕裂
5	女	59	右	0.1/0.1	视力突然下降2月	黄斑区有4×5PD椭圆形出血区	出血性脱离,新生血管膜
6	女	66	右	0.1/0.1	视力下降七月余	中心凹颞侧有黄白色点状及块状沉着物	色素上皮脱离
			左	0.8/0.6	视力下降一年余	中心凹光反射消失,色素分布紊乱	盘变前期
7	女	69	右	0.02	视力下降一年余,锐减三月余	黄斑区有2×2PD稍高起的灰白色盘状瘢痕	瘢痕期
			左	0.08	视力下降一年余	黄斑区有1PD色素紊乱区,颞侧有灰白膜状瘢痕	瘢痕期

注:0.1/0.1是远/近视力。

眼底改变:3只眼黄斑中心凹光反射消失,色素分布紊乱,其中一只眼黄斑区色素呈辐射状分布似皱纹。2只眼黄斑中心凹周围有点状及块状黄白色沉着物,个别似玻璃膜疣。3只眼黄斑区有大小不同的深层出血斑,其中一只眼颞侧网膜有4×5PD大小的暗红色扁平神经上皮脱离。2只眼为稍隆起的不规则的灰白色瘢痕组织。

眼底荧光血管造影:本组7例进行荧光造影8次、其中2例在发展过程中为观察其变化作过两次。例1左眼荧光造影正常。

例 2 左眼色素上皮脱离，动脉早期相当于眼底黄白色沉着物部位有荧光斑点出现，随着造影过程逐渐增强，形态大小不变，荧光消退后仍不消退；右眼有老年性白内障。

例 3 为右眼色素上皮和神经上皮出血性脱离，左眼盘变前期。右眼动脉早期黄斑有 2×3PD 荧光遮蔽区，其范围与检眼镜下所见出血区一致。在动静脉期，其颞侧有荧光点出现，逐渐融合成绒球状外观，随即渗漏呈一环形荧光斑，持续到造影结束。左眼黄斑中心凹颞侧有少许透见荧光。

例 4 为左眼神经上皮出血性脱离。动脉早期黄斑区有 3×4PD 的弱荧光区，与检眼镜下所见的神经上皮脱离相符合。动静脉期其颞侧缘荧光增强，迅速渗漏呈一强荧光斑，未见新生血管膜，估计为色素上皮撕裂。右眼两次荧光造影正常。左眼第二次因出血突然进入玻璃体而未能摄片。

例 5 为右眼色素上皮及神经上皮出血性脱离。右眼动脉早期黄斑区出现 4×5PD 大小的荧光遮蔽区，动静脉期其鼻侧有荧光斑点出现，逐渐融合成绒球状外观，随即渗漏成一强荧光斑。左眼荧光显影正常。2 个月后作第二次造影，出血有所吸收，新生血管膜形状清楚。

例 6 右眼色素上皮脱离。动脉早期玻璃膜疣部出现细点状荧光，随造影时间推移荧光增强，后期荧光融合成团约 1/4PD 直径，背景荧光消退后仍持续存在。左眼荧光造影正常。

例 7 为双眼瘢痕期，因患者对荧光素过敏未作荧光

邓亚平

造影。

讨　论

老年性黄斑变性是老年人中心视力丧失的主要原因之一，该病在欧美国家发病率较高，65～68岁的老年人为25％，80岁以上者为30％～40％。我国尚未见该病流行病学的资料，本组7例平均发病年龄为62岁。由于病变形式不同，目前文献中将其分为以萎缩为特点的"干性"和以视网膜下或色素上皮下有浆液渗出物或出血的"湿性"两类。

Gass曾以眼底荧光血管造影与病理组织学检查作对照研究，把老年性黄斑变性分为盘变前期和发展期两个阶段。盘变前期的主要病变是：①Bruch膜不规则增厚和有时变薄；②Bruch膜钙化变性；③毛细血管间的间质增厚和透明变性，伴脉络膜毛细血管有效面积减少；④视网膜色素上皮下细颗粒状或嗜酸性物质沉着，伴色素上皮变性，包括色素丧失，变扁平，有时有细胞断裂。这些病理组织学改变就是检眼镜检查所见的玻璃膜疣、色素紊乱等的形态学基础，此阶段一般无明显视力障碍，可能持续多年，也可能突然恶化，急剧发展。

Gass将黄斑盘进展期分为①浆液脱离期：浆液性色素上皮脱离；浆液性渗出物扩展至视网膜下间隙。②出血性脱离期：出血性色素上皮脱离；血液扩展至视网膜下腔；血液扩展至视网膜；血液扩展至玻璃体。③修复期：血液和渗出物分解吸收；色素上皮和神经视网膜机化伴继发性变性。④继发性出血和渗出。各期有不同的发病机理和临床表现。

邓亚平

局限性浆液性色素上皮脱离常代表盘状损害的早期，检眼镜可见或大或小的边界清楚的圆屋顶状高起。由于脱离的色素上皮呈陡峭状高起，其周围有灰红色反光晕围绕。这种色素上皮脱离常伴有不同程度的神经上皮脱离。病损可很小，难以用检眼镜查见，但荧光造影有助于发现。有时病损可达5～6PD直径，以致可被误认为脉络膜肿瘤。荧光造影早期可见相当于色素上皮脱离的区域有弥漫性荧光，这种荧光开始见于动静脉期，5～10分钟时有进行性增强，背景荧光消退后仍不消退。有时荧光素可通过色素上皮缺损处，通常在色素上皮脱离边缘，使周围视网膜下液染色，勾画出神经上皮脱离的范围。对于较大的浆液性色素上皮脱离，通过荧光造影也可与脉络膜肿瘤鉴别，后者表现为荧光遮蔽，或呈不规则荧光斑。本组例2和例6荧光造影所见与上述特点一致。

一般认为出血性色素上皮脱离由脉络膜血管长入色素上皮和神经上皮下间隙引起。Hoskin等认为色素上皮脱离边缘常有撕裂，大多数病人在撕裂的同时发生出血，而在出血被吸收后，未发现色素上皮下有新生血管，这就表明出血性脱离不都是脉络膜血管长入所致。色素上皮撕裂常引起突然的视力下降，但如没有新生血管则血液被吸收后，视力仍可有一定程度的恢复。本文例4初诊时眼底表现为典型的浆液性脱离，视力为0.2，1个月后突然下降至0.02，黄斑区有大片出血，荧光造影早期黄斑区出现3×4PD大小的弱荧光区，中期其颞侧边缘和鼻下缘均有不规则的荧光增强，后期融合成强荧光斑，考虑有色素上皮脱离区边缘撕裂。

浆液性色素上皮脱离的后期，约30%患者视网膜下出现新生血管，Gass 认为只要有出血就一定有新生血管长入，但因出血量多遮蔽了新生血管的形态，故荧光造影看不见血管。这种情况常反复发生出血，并可扩展至视网膜和玻璃体，血液的分解和吸收过程常伴有脉络膜纤维母细胞的长入和机化以及色素上皮的纤维化和增生。最后在神经上皮下形成大小不等膜状或高起如盘状的块状瘢痕，如本文例 7 视力模糊二年余，初诊时眼底表现为瘢痕期，双眼视力下降到法定盲水平。

本病临床表现复杂，早期诊断困难。经验表明，对年过六旬的视力减退患者，如果眼前部及屈光间质无阳性发现，应考虑本病的可能性而作进一步检查。本组 7 例多数是在这种情况下确诊的。

老年性黄斑变性最早的眼底表现为黄斑区玻璃膜疣和色素紊乱，临床上易误认为陈旧性中心性视网膜脉络膜炎。但本病患者为 55 岁以上的老年无中网炎病史、玻璃膜疣的数量较多，而且随年龄而增加。为防止病情进一步发展和保持中心视力，对发现有黄斑玻璃膜疣患者，应嘱其定期复查远、近视力和中心视野，以便早期发现浆液性脱离。

老年性黄斑变性是老年人的退行性疾病，它受年龄、生活劳累、遗传因素和身体素质等多方面的影响，因此各种治疗都收效甚微，但临床上仍用维生素及血管扩张剂。对于浆液性脱离的病例近年来主张用激光封闭脱离边缘，使色素上皮下液吸收，从而达到色素上皮复位的目的。我们在实际工作中对盘变前期和"干性"类型患者主要进行抗衰老治疗，从"补益"着手，根据中医辨证分别给予"滋养肝肾""补肾明目"及"气血双补"等方药。如驻景丸、六味地黄丸、八珍汤等加减，主要药物为楮实子、菟丝子、茺蔚子、枸杞、女贞子、熟地、淫羊藿、补骨脂、鹿角胶、红参、党参、黄芪、沙参、麦冬、天冬、河车粉等，这些药物有增强网状内皮系统机能、促成免疫球蛋白生成、提高白细胞总数及对抗变态反应的作用。对黄斑区中心凹的浆液性脱离采用"健脾""渗湿""利水"的方药，常用方剂为三仁汤加减，或驻景丸加除湿利水药，如砂仁、杏仁、苡仁、滑石、木通、茯苓、车前子、萆薢、山药、山楂等。对于出血性脱离采用"活血化瘀"方药，常用方剂为血府逐瘀汤加减，或驻景丸加川芎、当归、生地、赤芍、丹参、红花、郁金、牛膝、生三七粉等，这些药物能改善血液循环、促进出血吸收，也有调节免疫功能和抗过敏作用。

（三）肾与眼关系的实验研究

[潘学会（邓亚平教授指导的 87 级硕士研究生），邓亚平，陈家发，等．西南国防医药，1995，5（1）]

关键词：中医学 肾阳虚 肾阴虚 超氧化物歧化酶 过氧化脂质

历代眼科从生理、病理、治疗上对肾与眼的关系作了详细的论述。认为瞳神内应于肾，其疾患多与肾有关，在临床上，许多内眼疾患亦从肾虚辨证，采取滋补肝肾法治疗。但多着重在理论文献上的探讨，从实验角度研究肾与眼的关系较为少见。本文采用大鼠"肾阳虚"病理模型，观察了动物的血，晶体超氧化物歧化酶（SOD）活性和过氧化脂质（LPD）的含量变化，以及驻景丸加减方的作用效果，其结果如下。

1 材料与方法

1.1 大鼠"肾阳虚"证模型

①实验动物：Wistar：大鼠 60 只，3 月龄，雄性，体重在 150～250g 范围内（简阳中国医学科学院医学实验动物中心提供），标准饲料喂养。②材料及药品：0.5％醋酸氢化可的松注射液、生理盐水、益视片（即驻景丸加减方，为已故中医眼科专家陈达夫教授的经验方，药物组成为楮实子、菟丝子、枸杞子、茺蔚子等，由成都中医学院附属医院药剂科加工成片剂，其工艺流程符合有关规定）。③分组及制模方法：将动物随机分为四组，即肾阳虚组、补肾组、对照组、正常用药组，每组动物数各 15 只。肾阳虚模型标准：以制模过程中动物生长停滞、精神委顿、反应降低、蜷缩少动、食少、便溏、爬行困难、呼吸表浅或深长类似中医的肾阳虚的一系列症状出现为标准。a. 肾阳虚组：0.5％醋酸可的松液，按 10mg·kg/d 的用量肌肉注射，1 次/天，连续用药 28 天。b. 补肾组：0.5％醋酸可的松肌肉注射，用量用法同 a 组，并同时将益视片溶于水中，让大鼠自由摄取，根据大白鼠每日平均饮水量来控制药物浓度，每日每只鼠饮用含原生药量约 5g，连续用药 28 天。c. 对照组：用等量体积的生理盐水 IM，用法和用的时间同 a 组。d. 正常用药组：用等体积生理盐水 IM。其用法和用药的时间同 a 组，同时饮用中药益视片水溶液。中药的用法、用量和同药的时间同 b 组。④动物的一般情况观察：在造模的第 1 天，第 6 天，第 12 天，第 28 天分别给动物称重，观察进食量、活动情况、神志反应、毛色等情况。⑤取材方法：模型制成后，分批将大鼠处死，股静脉采血，用肝素抗凝。取全血测 SOD

活性，分离血浆测 LPD 含量。迅速摘取双眼球，小心取出晶体（取出晶体要完整，破囊的晶体去掉不用）用 JN-A 型精密扭力天平称重。每只鼠用一只晶体作 SOD 活性测定，另一只晶体作 LPD 含量测定。

1.2　血、晶体 SOD 活性的测定方法

根据 Masayasumsnami 等方法测定。

1.3　血浆、晶体 LPD 含量的测定方法

按八木国夫法，采用日本岛津 RF-510 型荧光分光光度测定。

2　结果与分析

2.1　动物的一般状况

①肾阳虚组：在注射氢化可的松 10～12 天后，动物相继出现身体蜷缩，活动减少，反应降低，食量明显减少，竖毛，脱毛，消瘦，生长停滞等一系列的阳虚症状。

②补肾组：本组动物上述虚损症状出现较晚，一般晚于肾阳虚组 6～7 天左右，程度亦较轻。其余两组动物一般状况较好（表 17、18、19、20）。

表 17　Wistar 大鼠体重变化幅度比较 （g）

分组	动物数（只）	增长幅度（x±SD）	方差分析	
			F＝30.38	P＜0.01
肾阳虚组	15	16.8±25.2	q＝11.885	P＜0.01*
补肾组	15	2.4±12.9	q＝2.871	P＜0.01**
对照组	15	49.2±29.8		
正常用药组	15	29.8±16.9	q＝2.606	P＞0.05*

注：*与对照组比较，**与肾阳虚组比较

表 18　Wistar 大鼠血 SOD 活性

分组	动物数（只）	SOD（µg/ml） （x±SD）	方差分析	
			F＝5.418	P＜0.01
肾阳虚组	15	79.75±37.88	q＝3.543	P＜0.05*
补肾组	14	130.28±62.66	q＝2.858	P＜0.05**
对照组	13	143.62±69.67		
正常用药组	15	177.35±88.88	q＝2.662	P＞0.05*

注：*与对照组比较，**与肾阳虚组比较

表 17 说明肾阳虚组较其他各组体重明显下降，补肾组与对照组比较体重亦明显降低，其变化幅度有显著差异（p＜0.05），正常用药组与对照组比较体重增长无差异（p＞0.05）。

表 18 说明肾阳虚组与对照组比较血 SOD 活性明显下降（p＜0.05），补肾组与肾阳虚组比较 SOD 活性又显著升高（p＜0.05），正常用药组与对照用药组比较无明显差异（p＞0.05）。

表 19　Wistar 大鼠血浆 LPD 含量（g）

分组	动物数（只）	LPD(µmol/ml) （x±SD）	方差分析	
			F＝11.96	P＜0.01
肾阳虚组	14	4.90±1.45	q＝5.052	P＜0.01*
补肾组	13	3.91±0.83	q＝3.085	P＜0.05**
对照组	15	3.36±0.74		
正常用药组	15	5.81±1.43	q＝7.883	P＞0.01*

注：*与对照组比较，**与肾阳虚组比较

邓亚平

表19说明大鼠血浆 LPD 肾阳虚组显著升高（P＜0.01），补肾组明显下降（P＜0.05），正常用药组明显高于对照组（P＜0.01）。

表20 Wistar 大鼠晶体 SOD 活性（g）

分组	动物数（只）	SOD(ug/g 晶体湿重)(x±SD)	方差分析	
			F＝5.418	P＜0.01
肾阳虚组	13	52.98±39.82	q＝4.565	P＜0.05*
补肾组	10	10.89±15.06	q＝0.266	P＞0.05**

续表

分组	动物数（只）	SOD(ug/g 晶体湿重)(x±SD)	方差分析	
			F＝5.418	P＜0.01
对照组	10	191.29±141.42		
正常用药组	13	156.97±139.59	q＝1.133	P＞0.05*

注：* 与对照组比较，** 与肾阳虚组比较

表21 Wistar 大鼠晶体 LPD 含量（g）

分组	动物数（只）	LPD(μmol/g 晶体湿重)(x±SD)	方差分析	
			F＝1.362	P＞0.05
肾阳虚组	10	5.28±1.25		
补肾组	10	4.70±1.94		
对照组	10	4.37±1.20		
正常用药组	12	4.18±0.88		

3 讨论

中医学认为，眼能视物者唯五轮中之水轮——瞳神，

而瞳神乃肾之精华所聚。肾主水，受五脏六腑之精上注于目，故视物精明。若肾精亏虚则目恍恍无所见。而研究发现大鼠不论是肾阴虚还是肾阳虚，眼球组织的锌含量均明显下降，锌/铜比值降低。肾阳虚时眼球组织的锰含量亦有下降趋势。张氏等发现补肾方——牛车肾气丸对山梨醇的变化有一定的抑制作用，并能延迟实验性糖尿病性白内障的发生，指出该方具有醛糖还原酶抑制剂（ARI）的作用。实验结果发现肾阳虚大鼠血 SOD 活性下降，血浆LPD 含量升高。通过补肾方即驻景丸加减方治疗后，血SOD 活性又明显升高了，血浆 LPD 含量明显下降。说明肾脏一虚则会影响到血中的物质改变。血在脉中，环周不休，营养周身各组织器官，眼组织亦受血之濡养。本实验还发现肾阳虚鼠晶体 SOD 活性显著降低，LPD 含量亦有上升趋势，因此说明肾与眼之间是有密切关系的，它们之间的关系可能是通过血脉或通过铜、锌、锰等微量元素与本实验中的 SOD，以及其他一些物质联系起来的。肾阴肾阳是以肾精为物质基础的，今肾阳不足，肾精虚衰，则血中精微物质改变，精气则不能上达于目，目失濡养，故眼组织的一些酶、微量元素以及其他一些物质发生改变，严重则发生眼病。补肾方药能改善眼组织中的某些物质，从而使眼的物质和功能恢复正常。因此中医提出的肾与眼之间的关系是有内在的物质基础的。本文仅就生化方面做了初步研究，对于肾与眼的关系还有待于深入研究，以丰富中医肾与眼关系的内容。

邓亚平

（四）"益视片"对实验性"肾阳虚"大鼠红细胞免疫功能的影响

［李瑞荃，王明芳，潘学会，等．成都中医药大学学报，1997，20（1）］

提要　观察了实验性"肾阳虚"大鼠红细胞免疫功能及补肾复方"益视片"对其红细胞免疫功能的影响。结果显示：与正常对照组比较，病理对照组大鼠红细胞 C3b 受体花环率明显下降（P＜0.05），红细胞免疫复合物花环率则显著上升（P＜0.01），表明实验性"肾阳虚"大鼠红细胞免疫功能低下。与病理对照组比较，"益视片"治疗组大鼠红细胞 C3b 受体花环率明显升高（P＜0.05），红细胞免疫复合物花环率明显下降（P＜0.05），提示补肾复方"益视片"具有提高实验性"肾阳虚"大鼠红细胞免疫功能的作用。

关键词　益视片 肾阳虚 红细胞免疫

　　以往对于"肾虚"与免疫功能的关系的研究，多从白细胞免疫系统着手，自从 1981 年 Siege 提出红细胞不仅具有运送呼吸气体的功能，并具有免疫功能的论点以来，引起了医学界的普遍兴趣与关注。机体的免疫功能属中医学的"正气"范畴，是机体的防病抗病能力，气血是这种能力的物质基础，而气血盛衰与肾精的充盛与否密切相关。为此，我们观察了"肾阳虚"大鼠的红细胞免疫功能状态和补肾复方"益视片"对其红细胞免疫功能的影响，现报告如下。

1 材料与方法

1.1 材料

1.1.1 动物：Wistar 雄性大白鼠，体重 180～210g，共 30 只。

1.1.2 "益视片"由菟丝子、枸杞子、楮实子等为主组方，具有补肾益精，养血明目之功。由成都中医药大学附属医院药厂生产。

1.1.3 酵母制剂：豚鼠补体血清致敏酵母菌与未致敏酵母菌，均由成都中医药大学微生物教研室提供。

1.2 方法

1.2.1 分组、造模及给药方法根据实验设计，共分 3 组：病理对照组：10 只，每只大鼠按 0.4ml/d 剂量臀部肌注 0.5％醋酸氢化可的松注射液，连续注射 28 天。"益视片"治疗组：10 只，每只大鼠按上法造模，并同时按 2ml/d 剂量灌胃"益视片"混悬液（每毫升混悬液中含原生药量 2.5g）。正常对照组：10 只，每只大鼠按 0.4ml/d 剂量臀部肌注生理盐水，连续 28 天。连续给药 28 天后，病理对照组大鼠可见身体蜷缩，活动减少，反应降低，消瘦，脱毛，体重减轻，行动困难，叫声低微，大便清稀等，类似于中医学肾阳虚的症状和体征。

1.1.2 实验办法

①红细胞 C3b 受体花环试验：取大鼠尾静脉血 1 滴用生理盐水配成悬液（1.25×10^7/ml），加入 C3b 致敏酵母菌悬液（1×10^8/ml）混匀于 37℃ 水溶 30min，加 0.25％戊二醛固定，涂片瑞氏染色，湿片观察。

②红细胞免疫复合物（IC）花环试验：方法与上述①基本相同，不同在于将致敏酵母菌悬液改为未致敏酵母菌

悬液（1×10^8/ml）。

判断标准：在高倍镜下计数 200 个红细胞，凡结合 2 个以上酵母菌者，为阳性花环细胞，算出花环形成细胞百分率。

1.2.3　统计学处理：采用方差分析。

2　结果

实验性"肾阳虚"大鼠红细胞免疫功能及"益视片"对其红细胞免疫功能的影响（表 22）（x±s）。

表 22　红细胞免疫功能的测定

	n	C3b 受体花环率（%）	IC 花环率（%）
病理对照组（Ⅰ）	10	10 3.65±1.36	21.48±6.70
"益视片"治疗组（Ⅱ）	10	10 6.12±2.47	15.49±4.26
正常对照组（Ⅲ）	10	10 6.02±2.11	10.10±3.42

注：C3b 花环率：$F = 4.716$ $P < 0.05$；Ⅰ与Ⅱ比较 $q = 2.465$ $P < 0.05$；Ⅰ与Ⅱ比较 $q = 2.465$ $P < 0.05$；Ⅱ与Ⅲ比较 $q = 0.1$ $P < 0.05$。IC 花环率：$F = 13.021$ $P < 0.01$；Ⅰ与Ⅲ比较：$q = 11.382$ $P < 0.01$。Ⅰ与Ⅱ比较 $q = 5.987$ $P < 0.05$；Ⅱ与Ⅲ比较 $q = 5.395$ $P < 0.05$。

从上表可见，"肾阳虚"模型组大鼠红细胞 C3b 受体花环率显著下降（$P < 0.05$），红细胞 CR1 受体活性受到抑制，"益视片"对红细胞 CR1 受体活性的下降有一定的保护作用（$P < 0.05$）；"肾阳虚"大鼠红细胞膜上黏附的免疫复合物增多（$P < 0.05$），"益视片"具有抑制免疫复合物黏附增多或促进其解离免疫复合物黏附的作用（$P < 0.05$）。

—— 专病论治 ——

3 讨论

近年来对红细胞免疫功能的研究表明，红细胞具有识别和传递抗原、清除免疫复合物、增强 T 细胞反应、效应细胞样作用及抗感染等功能，是机体免疫系统的重要组成部分。同时红细胞还具有运载呼吸性气体，维持机体能量代谢和内环境稳定的作用，是人体血液的主要成分。因此红细胞属中医学之"气""血"范畴。中医学认为"气""血"是维持人体生命活动的基本物质，"气"在机体生理过程中具有推动、温煦、防御、固摄、气化等作用；"血"则负载精气在脉管中循环周流，内至五脏六腑，外达皮毛筋骨，对全身组织器官起着营养和滋润作用。中医学还认为肾藏精，主骨生髓，肾精可以化生气血。若肾精亏虚则无以濡骨生髓，化气生血，势必影响到气血的生成和其功能的正常发挥。故"肾虚"大鼠可出现红细胞质与量的改变，在红细胞免疫功能方面表现为红细胞 C3b 受体花环率降低，对免疫复合物的清除速度减慢，循环系统内较多的免疫复合物蓄积而致免疫复合物花环率升高。

本实验结果显示，病理对照组与正常对照组相比较，前者红细胞 C3b 受体花环率明显下降（$P < 0.05$），而其 IC 花环率则明显升高（$P < 0.01$），说明"肾阳虚"大鼠红细胞免疫功能低下；"益视片"治疗组与病理对照组比较，治疗组红细胞 C3b 受体花环率显著升高（$P < 0.05$），免疫复合物花环率则显著下降（$P < 0.05$）；治疗组与正常对照组相比较，红细胞 C3b 受体花环率与 IC 花环率均无显著性差异（$P < 0.05$），表明补肾方药"益视片"具有对抗醋酸氢化可的松所致实验性"肾阳虚"大鼠红细胞免疫功能低下，保护其红细胞免疫功能的作用。

论玻璃体积血证治

玻璃体积血是眼科临床上常见的一种病证，但是不属于一种独立的原发性疾病，多由视网膜血管性疾病、眼外伤等所致。

由于历史条件的限制，在古代医籍中无玻璃体积血的明确记载，少量的玻璃体积血多归属于中医学的"云雾移睛"范畴；大量的玻璃体积血则可归于"暴盲"范畴，相当于中医学"血灌瞳神后部"。不论玻璃体积血的多少，出血是其最突出的体征，因此，玻璃体积血也可归属于中医学的"血证"范畴。在前期"十五"国家科技攻关计划——"名老中医临床诊疗经验及传承方法研究"课题总结邓亚平名老中医临床经验的基础上，对邓亚平教授在临床治疗玻璃体积血思辨特点进行总结如下。

一、诊病要点

邓亚平教授在诊治玻璃体积血时，最常用的诊察方法是问诊和望诊，采用眼局部辨证与全身辨证相结合、辨证与辨病相结合进行辨证论治；最常询问的关键症状是视力下降有多久、视力下降是突然还是缓慢，有无眼部外伤，过去曾患何种眼病，全身有无高血压、糖尿病等；最常诊察的部位是玻璃体，当玻璃体积血吸收后，则一定要仔细检查眼底，并且行荧光素眼底血管造影。

邓
亚
平

二、辨证思路

邓亚平教授认为中医学虽无玻璃体积血的病名记载，根据本病的最主要的临床表现——视力急剧下降，常可归属于中医眼科的"暴盲"范畴，但由于历史条件的限制，古人对本病的认识有限。根据玻璃体积血的最突出体征——玻璃体积血，可见本病又可归属于眼科血证，与中医学中的"血证"极为相似。

邓亚平教授在诊治玻璃体积血常采用眼局部辨证与全身脏腑辨证相结合，辨证与辨病相结合的方法。由于玻璃体积血的病程较长，原发病有所不同，在病变的不同时期其中医的病因病机也有差异。一般而言，年龄较大的玻璃体积血患者，在排除糖尿病性视网膜病变后，多数为视网膜中央静脉阻塞所致。故对非糖尿病性视网膜病变所致玻璃体积血的治疗，邓老多根据眼科血证进行辨证，以分期论治为主，在该病的早期，最突出的改变是玻璃体内有大量的出血，但由于玻璃体积血与视网膜出血相比，其出血量大，多为热灼目中脉络而致血溢脉外所致，因此，即使患者全身无明显不适、舌脉也正常，即全身无证可辨的情况下，常常辨证为热灼目络，迫血妄行证；若患者的全身症状较为明显时，则眼局部辨证与全身症状相结合，随证加减。在该病的病变中期，最突出的改变是玻璃体内出血色泽较暗，根据《血证论》所言："离经之血，即为瘀血。"故该期多为瘀血内停。在该病的后期，若玻璃体积血基本吸收，多辨证为肝肾不足兼有瘀滞，其依据是在本病的治疗过程中，常常大量地使用了活血化瘀药物，久用活血化瘀之品易伤正；此时病程较长，久病多虚，多瘀；

眼与肝肾的关系密切，因此，要多从肝肾不足兼有瘀滞来
辨证。

三、治则治法

邓亚平治疗玻璃体积血最擅长使用的治则治法是分阶
段治疗。在玻璃体积血的早期，邓亚平教授常采用凉血止
血佐以活血化瘀之法，其依据在于邓老认为在治疗眼科血
证时必须注意止血而勿忘留瘀之弊，因瘀血不除，血行不
畅，脉络不通，又可引发出血；在玻璃体积血的中期，邓
亚平教授常采用行气活血、化瘀散结之法，其依据在于邓
老认为此期多为瘀血内停；在玻璃体积血的后期，邓亚平
教授常采用补益肝肾、活血化瘀之法，其依据在于久病多
虚多瘀，患者较长时间服用活血化瘀药物易伤正气，病证
多为肝肾不足兼有瘀滞，故常采用补益肝肾、兼以活血化
瘀之法。

四、处方用药

邓亚平教授治疗玻璃体积血常采用分期治疗的方法。
在玻璃体积血的早期，邓老常选用生蒲黄汤加减方为基础
进行加减，常加侧柏炭、大蓟、小蓟以增强凉血止血之
力，其特点在于使用大量止血药的同时，佐以少量的凉血
活血之品，因为眼内出血若只止血而不散瘀，则瘀血积于
眼内，为患极大；在玻璃体积血的中期，玻璃体积血得到
有效控制，邓老常用血府逐瘀汤进行加减，重在活血化瘀
散结；在玻璃体积血的后期，若出血基本吸收，则常用驻
景丸加减，主要加益气活血化瘀之品。邓亚平名中医对玻
璃体积血的处方用药特点是十分注意急则治其标，缓则治

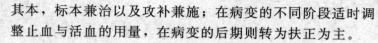

其本，标本兼治以及攻补兼施；在病变的不同阶段适时调整止血与活血的用量，在病变的后期则转为扶正为主。

五、独特疗法

邓亚平名中医在运用中医中药治疗玻璃体积血的同时，常常配合使用神经营养剂。

六、病案举例

钟某，女，67岁，2005年10月10日初诊。

主诉：右眼视力突然下降一周。

现病史：一周前患者右眼视力无明显诱因突然下降，今来我院就诊。

既往史：6年前（即1999年）在我院诊断为"右眼视网膜分支静脉阻塞"；患高血压病9年。

眼科检查：右眼视力：数指/10cm眼前，左眼视力：0.8。右眼前节未见异常，晶状体周边可见少许混浊，玻璃体下方呈网状混浊，在视网膜前形成膜样混浊，眼底模糊；左眼未见异常。

全身无明显不适症状，舌淡红，苔薄白，脉弦。

辨证思路：根据病史及眼科检查，该病人临床西医应诊断为：右眼玻璃体积血（原因待查）；中医诊断为：右眼血灌瞳神后部。由于该患者右眼玻璃体出血仅7天，为新鲜出血，全身无其他不良情况，故应考虑为热灼脉络，重在凉血止血佐以活血，方选生蒲黄汤加减。处方：

生蒲黄（包煎）25g，旱莲草25g，荆芥炭15g，侧柏炭15g，大蓟15g，小蓟15g，生地15g，丹参30g，丹皮15g，山茱萸15g。6剂。水煎服，一日一剂。

2005 年 10 月 17 日二诊。

自诉服药 6 剂，右眼视力明显提高。右眼视力：0.4，左眼视力：0.8，其余检查结果同前。

辨证思路：右眼视力明显提高，说明治疗有效，继续守方治疗，在上方基础上加龙骨 15g，牡蛎 15g，琥珀 15g，乳香 15g，没药 15g 以软坚散结。处方：

生蒲黄（另包）25g，旱莲草 25g，荆芥炭 15g，侧柏炭 15g，大蓟 15g，小蓟 15g，生地 15g，丹参 30g，丹皮 15g，枣皮 15 g，龙骨 15g，牡蛎 15，琥珀 15g，乳香 15g，没药 15g。6 剂。水煎服，一日一剂。

2005 年 11 月 10 日三诊。

自诉服药 6 剂，视物较前清楚。右眼有分泌物。右眼视力：0.5＋3，左眼视力：1.0。右眼睑结膜轻度充血，角膜未见异常，玻璃体下方呈网状混浊，在视网膜前形成膜样混浊，眼底模糊可见；左眼未见异常。

全身症见患者口干不适。舌质淡红，舌苔薄白，脉弦。

辨证思路：右眼视力进一步提高，视物较前清楚。此次就诊已经距离初诊一个月，出血得到有效控制，故改用血府逐瘀汤加减，重在活血化瘀散结，佐以止血。右眼有分泌物给予氧氟沙星眼液滴眼。处方：

当归 25g，赤芍 15g，生地 15g，川芎 15g，桃仁 15g，红花 15g，丹参 30g，丹皮 15g，龙骨 25g，牡蛎 25g，麦冬 15g。6 剂。水煎服，一日一剂。

辅助疗法：氧氟沙星眼液，1 支/右眼，一日 3 次。

2006 年 1 月 16 日四诊。

自诉服药 6 剂，视物又较前清楚。右眼视力：0.6，左眼视力：1.0。右眼视网膜模糊可见血管走行。

全身症见疲乏无力，梦多，纳差，舌质暗红，有瘀点，舌苔薄白，脉弦。

辨证思路：右眼视力进一步提高，右眼底模糊可见视网膜血管，说明眼内出血有明显吸收，患者出现疲乏无力、梦多、纳差等全身症状，考虑为病久致虚，久用活血化瘀之品损伤正气，故辨证为肝肾不足兼有气虚，此时距发病已有3个月，故予补益肝肾、益气活血治之，方选驻景丸加减方加减，主要加益气活血之品，患者梦多加夜交藤安神。全身服用神经营养剂。同时考虑在患者右眼底进一步清楚后行荧光素眼底血管造影检查。处方：

楮实子25g，茺蔚子15g，菟丝子25g，枸杞子15g，丹参30g，郁金15g，红花15g，牛膝15g，南沙参30g，黄芪25g，黄精15g，夜交藤15g。6剂。水煎服，日一剂。

辅助疗法：甲钴胺片 0.5mg，一日3次，口服；维生素 B_1 20mg，一日3次，口服。

按语：生蒲黄汤是已故著名眼科专家陈达夫教授的经验方，具有止血活血、凉血散瘀之功效，方中生蒲黄、旱莲草、荆芥炭、生地凉血止血；眼内出血若只止血而不散瘀，则瘀血积于眼内，为患极大，故配以丹参、丹皮凉血活血散瘀。因本案病人右眼出血仅一周，并且出血量大，故在此基础上，加侧柏炭、大蓟、小蓟以增强凉血止血之力；因睡眠差，故加山茱萸以安神。二诊时，右眼视力明显提高，说明治疗有效，继续守方治疗，因睡眠差，故在上方基础上加龙骨、牡蛎以增强安神之功，加琥珀、乳香、没药以软坚散结。三诊时，右眼视力进一步提高，此次就诊已经距离初诊一个月，出血得到有效控制，故改用血府逐瘀汤加减，重在活血化瘀散结，佐以止血。四诊时，右眼视力进一步提高，眼内出血有明显吸收，患者出现疲乏无力，梦多，纳差等全身症状，考虑为病久致虚，久用活血化瘀之品损伤正气，故辨证为肝肾不足兼有气虚，此时距发病已有 3 个月，因此给予补益肝肾、益气活血治之，方选驻景丸加减，主要加益气活血之品。本病案的辨证治疗过程体现了急则治其标，缓则治其本，标本兼治以及攻补兼施；在病变的不同阶段适时调整止血与活血的用量，在病变的后期则转为扶正为主的临证思辨特点。

论中心性渗出性脉络膜视网膜病变证治

中心性渗出性脉络膜视网膜病变是一种发生于黄斑区孤立的渗出性脉络膜视网膜病变，伴有脉络膜新生血管以及视网膜下出血，简称中渗，又称特发性黄斑脉络膜新生血管。好发于 20～40 岁的青壮年。常造成患者永久性的视力损害。积极探索其有效的防治措施对防盲治盲具有重要意义。

由于历史条件的限制，在古代医籍中无中心性渗出性脉络膜视网膜的明确记载，根据本病的最主要的临床表现——视力下降、视物变形，可归属于中医眼科的"视瞻昏渺""视物易形"等病证范畴。在前期"十五"国家科技攻关计划——"名老中医临床诊疗经验及传承方法研究"课题总结邓亚平名老中医临床经验的基础上，对邓亚平教授在临床治疗中心性渗出性脉络膜视网膜病变的思辨特点进行总结如下。

一、诊病要点

邓亚平教授在诊治中心性渗出性脉络膜视网膜病变时，最常用的诊察方法是问诊和望诊，采用眼局部辨证与全身辨证相结合、辨证与辨病相结合进行辨证论治；最常询问的关键症状是视力下降有多久，视物是否变形，有无与猫、狗密切接触史，有无结核感染病史，全身有何不适以及全身病史；最常诊察的部位是眼底，在病人自身条件许可的情况下，均要求病人行荧光素眼底血管造影。

二、辨证思路

邓亚平教授认为中医学虽无中心性渗出性脉络膜视网膜病变的病名记载，古人对眼底病的认识有限，根据本病的最主要的临床表现——视力下降、视物变形，常属于中医眼科的"视瞻昏渺""视物易形"等病证范畴。但是，根据中心性渗出性脉络膜视网膜病变的最突出体征是视网膜黄斑区出血、水肿和渗出，可见本病与中医学中的"血瘀病证"极为相似。

邓亚平教授在临证时，特别强调询问患者视物是否变形，其目的在于了解黄斑的水肿情况，询问有无与猫、狗密切接触史，以及有无结核感染病史，其目的在于寻求本病的病因。

邓亚平教授在诊治中心性渗出性脉络膜视网膜病变时，常采用眼局部辨证与全身脏腑辨证相结合、辨证与辨病相结合的方法。由于中心性渗出性脉络膜视网膜病变是一种发生于青年人的、以黄斑出血为主要改变的眼病，其病程长，在病变的不同时期其眼底改变有所不同、其中的病因病机也有差异，故一定要重视眼底改变；同时，该病的病人常常处于升学、就业等时期，终日熬夜，劳瞻竭视，常存在暗耗阴精，目失所养，故见视物昏朦；病久多瘀，黄斑出血或黄斑区有机化斑均为兼有瘀滞之征；故本病多为肝肾不足兼有瘀滞的虚实夹杂之证。但是，临证时需要注意黄斑区的出血情况。

三、治则治法

邓亚平教授治疗中心性渗出性脉络膜视网膜病变最擅长使用的治则治法是攻补兼施。在本病的早期，由于黄斑区见新鲜出血，邓亚平教授常采用补益肝肾，佐以凉血止血健脾之法，其依据在于邓亚平教授认为本病之本虽多为肝肾不足，但黄斑区见新鲜出血，为其标，而陈达夫教授认为"黄斑属脾"，故立补益肝肾，佐以凉血止血健脾之法。在本病的中后期，邓老常采用补益肝肾，健脾利湿，佐以活血化瘀之法，其依据在于邓亚平教授认为此期病人的黄斑区出血不明显或已吸收，但见黄斑区水肿、黄白色渗出，从辨病角度来看，多为瘀血与水湿停滞，故立补益肝肾、健脾利湿，佐以活血化瘀之法，以标本同治、攻补兼施；若黄斑区见机化物，则应采用补益肝肾、健脾利湿、化瘀散结之法，因为眼底机化物即为瘀滞、死血之候。

四、处方用药

邓亚平教授治疗中心性渗出性脉络膜视网膜病变常采用分期治疗的方法。在本病的早期，邓亚平教授常选用驻景丸加减方为基础进行加减，因黄斑区有新鲜出血，故常加旱莲草、荆芥炭等凉血止血之品，丹参、郁金、怀牛膝、红花等活血化瘀之品，薏苡仁、怀山药等健脾利湿之品；其特点是补益肝肾的同时，佐以少量的凉血止血与活血化瘀之品，以及健脾利湿之药，因为本病之本虽多为肝肾不足，但视网膜黄斑区见新鲜出血，此时若只止血而不散瘀，则瘀血积于眼内，为患极大，又因病位在视网膜的黄斑区，"黄斑属脾"，故加少量的健脾利湿之品。在本病的中后期，邓亚平常选用驻景丸加减方与四苓散合方进行加减，常加丹参、郁金、牛膝、红花等活血化瘀之品；其特点是在补益肝肾的同时，佐以少量的活血化瘀与健脾利湿之品，因为此期黄斑出血有所吸收，出血颜色变淡，但仍有渗出及水肿，从辨病角度来看，多为瘀血与水湿停滞，故加四苓散与活血化瘀之品，使瘀血除，水湿去，以标本同治、攻补兼施。

五、病案举例

刘某，女，17岁。

2005年11月10日初诊。

主诉：右眼视力下降三月余。

现病史：患者无明显诱因感右眼视力下降3个月，不伴眼红、眼痛。在当地医院就诊，作荧光素眼底血管造影检查后诊断为"右眼中心性渗出性脉络膜视网膜病变"，给予药物治疗（具体不详），效果不显，今来我院就诊。

既往史：9岁时患肺结核，治疗后痊愈。

眼科检查：眼科检查：右眼视力：0.3（矫无助），左眼视力：0.8/1.0（针孔），检查双眼前节未见异常，右眼底黄斑区有片状黄白色渗出物及出血，其余未见异常改变；左眼眼底未见异常改变。荧光素眼底血管造影检查：右眼黄斑区可见脉络膜新生血管所致的强荧光。

素来纳差。舌淡白，苔白腻，脉细。

辨证思路：根据眼底检查并结合病史，该病人西医应诊断为："右眼中心性渗出性脉络膜视网膜病变"；中医应诊断为："右眼视瞻昏渺"。本案患者自幼体弱，且曾患肺结核，必耗伤阴液；素来纳差为脾虚之征，脾虚则生化无源，而又值升学之际，终日劳瞻竭视，必耗伤气血，久之使目失所养，故可见视物昏朦；病久多瘀，故兼有瘀滞；舌苔白腻、脉细，为虚实夹杂之象。故辨证为肝肾不足兼有瘀滞；治以补益肝肾，健脾活血，佐以凉血止血。方选驻景丸加减方加减。处方：

楮实子 25g，茺蔚子 20g，菟丝子 25g，枸杞子 15g，丹参 30g，郁金 15g，牛膝 15g，红花 15g，苡仁 15g 山药 20g，旱莲草 15g，荆芥炭 15g。水煎服，每日一剂。

2005 年 11 月 17 日二诊。

自诉服药 6 剂，右眼视物稍清楚。右眼视力：0.6，左眼视力：1.0（矫正）。眼底镜检查：右眼底黄斑区的出血较前有所吸收，颜色变淡，仍有渗出及水肿，其余未见异常。

舌淡，苔白厚，脉细。

辨证思路：鉴于患者右眼视力由 0.3 提高到 0.6，右眼底黄斑区的出血较前有所吸收，出血颜色变淡，仍有渗出及水肿，说明有效，故以守方治疗为主，继续予以补益肝肾、活血化瘀、去止血之品，加强健脾利水之功，在原方的基础上去旱莲草，荆芥炭，加茯苓 20g，猪苓 15g，泽泻 15g，白术 15g。处方：

邓正平

楮实子25g，茺蔚子20g，菟丝子25g，枸杞子15g，丹参30g，郁金15g，怀牛膝15g，红花15g，薏苡仁15g，山药20g，茯苓20g，猪苓15g，泽泻15g，白术15g。水煎服，每日一剂。

按语：驻景丸加减方具有补益肝肾的作用，常用于肝肾不足引起的多种眼病。方中楮实子、菟丝子、枸杞子既补肾阴，也补肾阳，阴阳双补，益精明目而养肝；茺蔚子补肝肾，通血脉，养阴明目。由于眼底有新鲜出血，故在此基础上加凉血止血之旱莲草、荆芥炭；但眼底出血应注意止血而不留瘀，故更加丹参、郁金、牛膝、红花以活血化瘀，引血下行；再加苡仁、山药以健脾利湿。复诊时，右眼底黄斑区的出血较前有所吸收，出血颜色变淡，仍有渗出及水肿，故以守方治疗为主，去止血之品，加强健脾利水之力。因此，在初诊用方的基础上去止血之旱莲草，荆芥炭，加用四苓散，该方具有健脾利水渗湿的作用，方中猪苓、泽泻渗湿利水；茯苓、白术健脾利湿，使水湿外出，以去目中水肿。综上，本案治疗体现了治疗中心性渗出性脉络膜视网膜病变应注意分阶段，认真辨清眼底出血、水肿等情况，注意辨证与辨病的结合，选方用药注意攻补兼施，水血同治，肝、肾、脾同治的临证思辨特点。

论中心性浆液性脉络膜视网膜病变证治

中心性浆液性脉络膜视网膜病变是一种以黄斑区出现浆液性色素上皮和/或神经上皮脱离为主要临床特征的眼病，多见于健康状况良好的青壮年男性，原因不明。常见的诱因有紧张、劳累、睡眠不足、情绪波动等。有自愈趋势，但容易复发，多次复发则可造成中心视力损害。目前西医对本病无理想的治疗方法积极探索其有效防治措施对防盲治盲具有重要意义。

由于历史条件的限制，在古代医籍中无中心性浆液性脉络膜视网膜的明确记载，根据本病的最主要的临床表现——视野中心部有圆形灰色或淡黄色的固定暗影，遮挡视线，视物变暗；同时出现视物变形、变小、变远，可归属于中医眼科的"视瞻有色""视物易形"等病证范畴。在前期"十五"国家科技攻关计划——"名老中医临床诊疗经验及传承方法研究"课题总结邓亚平名老中医临床经验的基础上，对邓亚平教授在临床治疗中心性浆液性脉络膜视网膜病变的思辨特点进行总结如下。

一、诊病要点

邓亚平教授在诊治中心性浆液性脉络膜视网膜病变时，最常用的诊察方法是问诊、望诊，采用眼局部辨证与全身辨证相结合、辨证与辨病相结合进行辨证论治；最常询问的关键症状是视力下降有多久，视物是否变形，全身有何不适，特别是饮食二便情况；最常诊察的部位是眼底，在病人自身条件许可的情况下，一般要求病人行荧光素眼底血管造影。

二、辨证思路

邓亚平教授在诊治中心性浆液性脉络膜视网膜病变时，常采用眼局部辨证与全身脏腑辨证相结合、辨证与辨病相结合的方法。中心性浆液性脉络膜视网膜病变是一种多发生于青年人男性的，以黄斑区出现浆液性色素上皮和/或神经上皮脱离，或兼见黄白色渗出为主要改变的眼病。由于本病的发生多与劳累熬夜以及精神紧张、思虑过度、愤怒悲哀等七情内伤有关；加之其病变部位主要在视网膜黄斑部，并且主要表现为水肿、渗出，而"黄斑属脾"，脾主运化。因此，根据眼局部辨证与全身辨证相结合，本病多辨证为肝肾不足、脾虚湿邪上泛所致；同时，邓老认为"万病皆因瘀"，故临证时多以肝肾不足、脾虚湿泛兼有瘀滞来论治。

邓亚平教授对中心性浆液性脉络膜视网膜病变的治疗，采用的是眼局部辨证与全身辨证相结合、辨证与辨病相结合进行辨证论治。首先要明确本病黄斑水肿等情况，再结合患者的体质因素、临床症状、舌象等，综合分析，予以加减用药，使其治疗更有针对性，更加个体化。在临证中，邓亚平教授认为根据眼与肝肾的关系，以及全国著名中医眼科专家陈达夫教授关于视网膜与肝肾的关系最为密切的理论，且本病的病程较长，久病多瘀、多虚，因此，常将该病辨证为肝肾不足兼有瘀滞；又由于本病的病位主要在视网膜的黄斑部，"黄斑属脾"，黄斑区见水肿，故在治疗时，常常在补益肝肾、活血化瘀的基础上，加健脾利水之苡仁、山药，以体现水血同治，攻补兼施的临证思辨特点。此外，由于黄斑区是视觉最敏锐的部位，主要由神经细胞构成，故对中心性浆液性脉络膜视网膜病变的治疗，配合神经营养药物有助于视力提高。

三、治则治法

邓亚平教授治疗中心性浆液性脉络膜视网膜病变最擅

长使用的治则治法是补益肝肾、健脾利湿佐以活血化瘀之法。邓亚平教授对本病临证时多以肝肾不足、脾虚湿泛兼有瘀滞来论治，故立补益肝肾、健脾利湿佐以活血化瘀之法。

四、处方用药

邓亚平教授治疗中心性浆液性脉络膜视网膜病变最常选用的方是驻景丸加减方合五苓散加减，主要加丹参、郁金、怀牛膝、红花活血化瘀消滞之品；或以驻景丸加减方为基础，加泽泻、大腹皮、冬瓜皮、茯苓等利水渗湿之品和丹参、郁金、怀牛膝、红花等活血化瘀消滞之药。邓亚平教授治疗本病的选方用药较突出地体现了水血同治，肝、肾、脾同治，攻补兼施的处方用药特点。

五、病案举例

万某，男，38岁。

2005年10月10日初诊。

主诉：左眼视物模糊，眼前黑影遮挡，视物变小五月余。

现病史：5个月前无明显诱因左眼视力下降、视物变小、视物变形，曾在四川省人民医院就诊、诊断为"左眼中心性浆液性脉络膜视网膜病变"，经治疗（用药不详）效果不理想，于今日到我院就诊。

既往史：无特殊。

眼科检查：右眼视力：1.0，左眼视力：1.0，双外眼及眼前节未见异常改变。右眼底未见异常改变；左眼眼底黄斑区水肿、点状渗出，其余未见异常改变。

全身症见眠差，纳可，二便调，舌淡红，苔薄白，脉细。

辨证思路：根据眼底检查并结合病史，该病人西医应诊断为：左眼中心性浆液性脉络膜视网膜病变；中医应诊断为：左眼视瞻有色。本案患者全身虽然只见眠差、脉细，但眼底见黄斑区水肿、点状渗出，病程有 5 个月，视力 1.0，故多责之于肝肾不足；立补益肝肾之法，方选驻景丸加减方加减，意补益肝肾而明目。同时，配合复方血栓通胶囊以增强活血化瘀之力，配合钾钴胺和维生素 B_1 以营养神经。

处方：楮实子 25g，菟丝子 25g，茺蔚子 15g，枸杞子 15g，怀牛膝 15g，丹参 30g，郁金 15g，红花 15g，薏苡仁 30g，怀山药 30g。6 剂。水煎服，每日一剂。

辅助治疗：钾钴胺每次 0.5mg，一日 3 次，口服；维生素 B_1，每次 10mg，一日 3 次，口服。

2005 年 10 月 17 日二诊。

自诉服药 6 剂后患者无不适感，视力提高，视物变形和眼前黑影遮挡减轻，左眼黄斑区水肿减轻，右眼视力：1.5，左眼视力：1.5，其余未见异常改变。

全身未见明显不适，舌淡红，苔薄白，脉细。

辨证思路：鉴于患者双眼视力均提高，视物变形和眼前黑影遮挡减轻，左眼黄斑区水肿减轻，说明治疗有效，继续守方治疗。

按语：驻景丸加减方是成都中医药大学附属医院眼科陈达夫教授的经验方，现已在全国中医眼科界广泛应用，该方具有补益肝肾而明目之功效。方中楮实子、菟丝子、枸杞子既补肾阴，也补肾阳，阴阳双补，益精明目而养

邓亚平

肝；茺蔚子补肝肾，通血脉，养阴明目。本案病人病史已有 5 个月，久病多瘀，故在应用此方的基础上加丹参、郁金、牛膝、红花等活血化瘀之品；由于"黄斑属脾"，黄斑区见水肿，故应加健脾利水之苡仁、山药，以体现水血同治、攻补兼施的临证思辨特点；由于患者全身症状不明显，而眼底局部改变突出，故采用眼底局部辨证与全身辨证相结合；此外，由于黄斑区是视觉最敏锐的部位，主要由神经细胞构成，故对中心性浆液性脉络膜视网膜病变的治疗，配合神经营养药物有助于视力提高。

论原发性视网膜色素变性证治

原发性视网膜色素变性是一组遗传眼病，属于感光细胞及色素上皮细胞营养不良退行性病变，以夜盲、进行性视野缩小、色素性视网膜病变和光感受器功能不良为主要临床特征。该病是眼科最常见的一种遗传性视网膜病变，一般在青少年时期发病，至青春期加重，到中年或老年时因黄斑受累，视力严重障碍而失明。目前全球对该病均无理想的治疗方法，积极探索其有效治疗措施对防盲治盲具有重要的意义。

原发性视网膜色素变性属中医眼科学的"高风内障"范畴，又称"高风雀目""阴风障"。在前期"十五"国家科技攻关计划——"名老中医临床诊疗经验及传承方法研究"课题总结邓亚平名老中医临床经验的基础上，对邓亚平教授在临床治疗原发性视网膜色素变性的思辨特点进行总结如下。

一、诊病要点

邓亚平教授在诊治原发性视网膜色素变性时，最常用的诊察方法是问诊、望诊，采用眼局部辨证与全身辨证相结合、辨证与辨病相结合进行辨证论治；最常询问的关键症状是何时出现的夜盲，视力下降有多久，视物是否变形，全身有何不适，特别是饮食二便情况；最常诊察的部位是眼底，在病人自身条件许可的情况下，一般要求病人行视网膜电图、荧光素眼底血管造影检查。

二、辨证思路

邓亚平教授认为原发性视网膜色素变性是一种夜盲、进行性视野缩小、色素性视网膜病变和光感受器功能不良为主要临床改变的眼病，属于退行性病变。由于本病属于遗传性眼病，加之其病变属于慢性进行性加重，病变部位主要在视网膜，并且眼底主要表现为视网膜色素沉着、视网膜血管变细、视盘呈蜡黄色等。因此，根据眼局部辨证与全身辨证相结合，本病多辨证为先天禀赋不足、肝肾亏虚、脉道瘀滞。

邓亚平教授对原发性视网膜色素变性的治疗，采用的是眼局部辨证与全身辨证相结合、辨证与辨病相结合进行的辨证论治。首先要明确本病病程有多久、眼底改变等情况，再结合患者的体质因素、临床症状、舌象等，综合分析，予以加减用药，使其治疗更有针对性，更加个体化。在临证中，邓亚平教授常常采用补益肝肾、活血化瘀之法，以体现攻补兼施的临证思辨特点。此外，由于视网膜主要由神经细胞构成，本病又属于退行性病变，故对原发性视网膜色素变性的治疗，配合神经营养药物有助于视力提高。

三、治则治法

邓亚平教授治疗原发性视网膜色素变性最擅长使用的治则治法是补益肝肾、益精明目、活血化瘀之法。邓亚平教授对本病临证时多以肝肾不足、脉道瘀滞来论治，故立补益肝肾、益精明目、活血化瘀之法。

四、处方用药

邓亚平教授治疗原发性视网膜色素变性最常选用的方是驻景丸加减方加减，主要加丹参、郁金、怀牛膝、红花、石菖蒲等活血化瘀、通络开窍之品。邓亚平教授治疗本病的选方用药较突出地体现了攻补兼施的处方用药特点。

五、病案举例

张某，男，26岁。

2006年1月10日初诊。

主诉：双眼视力缓慢下降五年余。

现病史：5年前无明显诱因自觉双眼视力逐渐下降，曾在四川省人民医院就诊，诊断为双眼原发性视网膜色素变性。给予维生素 B_1，复方血栓通胶囊等治疗，效果不明显，今来我院就诊。

既往史：无特殊。

眼科检查：右眼视力：0.05，左眼视力：0.07，双眼眼底可见视盘正常，视网膜呈毯状色素萎缩灶，并有黄白色结晶，视网膜上方可见到骨细胞样色素沉着，黄斑区色素萎缩较重，可见部分脉络膜血管。荧光素眼底血管造影诊断为：双眼原发性视网膜色素变性。

全身无明显不适症状，舌淡红、有瘀点，苔薄白，脉沉细。

辨证思路：根据眼科检查，该病人西医应诊断为：双眼视网膜色素变性，中医应诊断为：双眼高风内障。因本案患者病史已长达五年余，久病多瘀，久病致虚；根据陈达夫教授的理论，视网膜属肝，眼内一切色素属肾，肝肾同源，故应责之于肝肾亏虚；结合病人的舌象和病史（久病多瘀），因此辨证为肝肾亏虚兼有瘀滞，以补益肝肾、益精明目、活血化瘀之法治疗，方选驻景丸加减方加减，主要加活血化瘀之品。处方：

楮实子 15g，菟丝子 15g，茺蔚子 15g，枸杞子 15g，车前子 15g，五味子 15g，丹参 20g，郁金 15g，红花 10g，夜交藤 15g，夜明砂 20g，三七粉（冲服）3g。6 剂。水煎服，每日一剂。

2006 年 1 月 10 日二诊。

自诉服药 6 剂后，双眼视物较前稍感清楚。右眼视力：0.08，左眼视力：0.12，双眼眼底可见视盘正常，视网膜呈毯状色素萎缩灶，并有黄白色结晶，视网膜上方可见到骨细胞样色素沉着，黄斑区色素萎缩较重，可见部分脉络膜血管。

舌淡红、有瘀点，苔薄白，脉沉细。

辨证思路：本病属于遗传性疾病，病变呈进行性发展，治疗的目的主要在于控制病变的发展，延长病人失明的时间，患者在综合治疗后感视力稍有提高，已属不易，说明治疗有效，以守方治疗为主，在上方的基础上加石菖蒲以开窍。考虑病人到成都路途遥远，嘱病人在未有感冒、腹泻等其他病发生时，可以长期坚持服药，每2日1剂。处方：

楮实子 15g，菟丝子 15g，茺蔚子 15g，枸杞子 15g，车前子 15g，五味子 15g，丹参 20g，郁金 15g，红花 10g，夜交藤 15g，夜明砂 20g，三七粉（冲服）3g，石菖蒲 5g。

按语：驻景丸加减方具有补益肝肾的作用，常用于肝肾不足引起的多种眼病。方中楮实子、菟丝子、枸杞子既补肾阴，也补肾阳，阴阳双补，益精明目而养肝；茺蔚子补肝肾，通血脉，养阴明目；三七粉活血而通利血脉；五味子益气生津、补虚明目；用车前子利水清热除湿，使该方补而不滞。由于本病病史已有五年余，久病多瘀，故加丹参、郁金、红花以活血化瘀；加夜交藤养心安神，通络祛风；夜明砂为入厥阴血分药，为眼科治疗高风雀目的常选药。由于本病属于遗传性疾病，病变呈进行性发展，治疗的目的主要在于控制病变的发展，延缓病人失明的时间，服药后，患者视力稍有提高，已属不易，故以守方治疗为主，在上方的基础上再加石菖蒲以芳香开窍。综上，本案临证思辨的特点在于注重辨证与辨病相结合，以眼局部辨证为主；用药注重攻补兼施，在加减用药时注意开窍药的运用。

邓亚平

论葡萄膜炎证治

葡萄膜炎是虹膜、睫状体、脉络膜组织炎症的总称。多发生于青壮年人，常反复发作，迁延难愈，可产生一些严重的并发症与后遗症，是一种常见的致盲性眼病，也是眼科的常见病、多发病。因此，积极探索其有效防治措施，尤其是阻止或减少本病复发，是医务工作者面临的一项任务。

葡萄膜炎的分类有多种，目前临床上常采用国际葡萄膜炎研究组制定的，并得到国际眼科学会认可的按解剖部位分类的方法，即分为前葡萄膜炎、中间葡萄膜炎、后葡萄膜炎和全葡萄膜炎。其中，病程小于 3 个月者为急性；病程大于 3 个月者为慢性。西医学认为葡萄膜炎的发病机制主要为自身免疫反应。

在古代医籍中对葡萄膜炎无统一的病名记载，中医眼科主要根据不同类型葡萄膜炎的特点进行命名。急性前葡萄膜炎由于具有瞳孔持续缩小的重要体征，故归于"瞳神紧小"范畴，中医眼科将"瞳神紧小"定义为"黄仁受邪"，以瞳神持续缩小，展缩不灵，伴有目赤疼痛、畏光流泪、黑睛内壁沉着物、神水混浊、视力下降为主要临床症状的眼病；慢性前葡萄膜炎或全葡萄膜炎合并瞳孔后粘连者，因瞳孔失去正圆，黄仁干枯不荣，故归于"瞳神干缺"范畴，中医眼科将"瞳神干缺"定义为"瞳神紧小"失治、误治，或因病情迁延，可致黄仁与其后晶珠黏着，瞳神边缘参差不齐，失去正圆，黄仁干枯不荣的眼病；中

邓正平

间葡萄膜炎及后葡萄膜炎，由于患者以自觉眼前有黑影飘动、视物昏朦为主要特点，故可归于"云雾移睛""视瞻昏渺"等范畴。在前期"十五"国家科技攻关计划——"名老中医临床诊疗经验及传承方法研究"课题总结邓亚平名老中医临床经验的基础上，对邓亚平教授在临床治疗葡萄膜炎的思辨特点进行总结如下。

一、诊病要点

邓亚平教授在诊治葡萄膜炎时，最常用的诊察方法是问诊和望诊，采用眼局部辨证与全身辨证相结合、辨证与辨病相结合进行辨证论治；最常询问的关键症状是发病的缓急，起病时有无感冒、劳累等诱因，病程有多久，治疗经过等；全身有何不适以及全身病史；同时，一定要重视眼局部检查和病史的长短；又由于本病多在感冒、劳累后复发，因此，要注意正气不足的情况。最常诊察的部位是眼前段及眼后段，有条件的病人行荧光素眼底血管造影检查、血沉、类风湿因子、HLA-B27 抗原、胸部 X 线检查及纤维结肠镜、梅毒血清学以及免疫球蛋白（IgA、IgG、IgM）等检查。

二、辨证思路

由于葡萄膜炎易反复发作、临床表现多样、在病变的不同时期其眼局部改变有所不同、病位也有不同，其中医的病因病机也有差异。因此，邓亚平教授在诊治葡萄膜炎时，十分重视眼局部检查和病史的长短；同时，本病多在感冒、劳累后复发，因此，要注意正气不足的情况。

三、治则治法

邓亚平教授治疗葡萄膜炎的治则治法常常分阶段治疗。一般而言，在病变的急性期，多为肝经风热或肝胆火邪上攻于目所致，故治以疏风清热、清肝明目之法；若素体阳盛，又见肢节酸楚疼痛，多为风湿热邪上犯于目，故治以祛风清热除湿；若病程较长，已反复多次者，则多应辨证为久病及肾，瞳神属肾，久病多瘀，故治以补益肝肾、活血化瘀。

四、处方用药

邓亚平教授常采用具有疏风清热、清肝明目之功效的石决明散进行加减，常加银花、连翘、菊花以增强清热之力；若病位主要在眼后段，玻璃体混浊以及视网膜水肿明显，则常选用三仁汤合四物汤加减，以体现清热利湿、活血化瘀；病至后期或病程长，眼部的炎症表现不明显时，则常选用驻景丸加减方进行加减用药。其中，南沙参、黄精、黄芪是邓亚平教授常选用的扶正之品。邓亚平教授治疗葡萄膜炎的处方用药较明显地体现了扶正驱邪、攻补兼施的特点。

五、病案举例

苍某，女，29 岁。

2006 年 2 月 20 日初诊。

主诉：右眼视物不清，黑影飘动两月余。

现病史：两个多月前患者无明显诱因自觉视物不清，黑影飘动，未予治疗，现来我院就诊。2 年前曾患右眼葡萄膜炎。

既往史：无特殊。

眼科检查：右眼视力：0.15/1.0（戴镜），左眼视力：0.25/1.0（戴镜）。右眼结膜无充血，角膜透明，虹膜与晶状体在 4 点钟位处轻度粘连，瞳孔欠圆，玻璃体轻度混浊，眼底后极部视网膜水肿；左眼未见明显异常改变。荧光素眼底血管造影诊断为：右眼全葡萄膜炎。

饮食正常，纳眠可，二便调。舌淡，苔薄黄，脉细。

辨证思路：根据病史以及眼科检查，该病人西医应诊断为："右眼全葡萄膜炎"；中医应诊断为："右眼瞳神干缺"。患者眼部检查见虹膜与晶状体轻度粘连，瞳孔欠圆，当属瞳神干缺；眼后部见玻璃体轻度混浊，眼底后极部视网膜水肿，则为瘀滞之表现；发病有两月余，右眼结膜无充血，角膜透明，说明已无实邪，故辨证为肝肾不足兼有瘀滞；治法为补益肝肾、活血化瘀；方拟驻景丸加减方加减。处方：

楮实子 25g，茺蔚子 20g，菟丝子 20g，枸杞子 15g，丹参 15g，郁金 15g，红花 15g，南沙参 25g，黄芪 25g，黄精 25g，夏枯草 25g，海藻 25g。7 剂，水煎服，每日一剂。

辅助治疗：普拉洛芬片 7.5mg，口服，每日 1 次。

2006 年 2 月 27 日初诊。

自诉服药 7 剂后，右眼仍有黑影飘动，视力稍有提高。右眼视力：0.25/1.0（戴镜），左眼视力：0.25/1.0（戴镜），右眼眼前段同前，玻璃体混浊减轻，视网膜后极部仍水肿。

全身感疼痛不适，无力，以肩腰部明显，舌淡，苔薄白，脉濡。

辨证思路：患者服药后眼部自觉症状无明显改善，全身疼痛不适，无力，以肩腰部明显，眼底检查见视网膜后极部仍水肿，故应辨证为脾虚失运，水湿上犯，治以益气健脾，利水渗湿，方选三仁汤加减。处方：

豆蔻仁 25g，杏仁 15g，薏苡仁 25g，法半夏 15g，山药 25g，山楂 15g，茯苓 15g，竹叶 15g，胆南星 15g，琥珀 15g，丹参 30g，红花 15g，南沙参 25g，黄芪 25g，黄精 25g，麦冬 15g，夏枯草 25g。6 剂，水煎服，每日一剂。

辅助治疗：普拉洛芬片 7.5mg，口服，每日一次。

2006 年 3 月 5 日三诊。

自诉服药 6 剂后，肩腰部疼痛有所缓解。自觉口服普拉洛芬片后胃部疼痛。眼科检查：右眼视力：0.25/1.0（戴镜），左眼视力：0.4/1.0（戴镜），其余如二诊所见。

全身疼痛不适、无力有所缓解，舌淡，苔薄白，脉濡。

辨证思路：患者服药后肩腰部疼痛有所缓解，服普拉洛芬片后胃部疼痛，故停用普拉洛芬片，改为利水渗湿、健脾止痛之法，方选二陈汤加味，以助玻璃体混浊的吸收。处方：

茯苓 15g，法半夏 15g，豆蔻仁 25g，陈皮 15g，薏苡仁 25g，山楂 25g，山药 25g，木香 15g，延胡 15g，南沙参 25g，黄芪 25g，黄精 25g。6 剂，水煎服，每日一剂。

2006 年 3 月 12 日四诊。

自诉服药 6 剂后，右眼视力有所提高。胃部仍感不适。右眼视力：0.3/1.0（戴镜），左眼视力：0.5/1.0

（戴镜），右眼角膜后可见1～2个针尖大小的KP，房水闪光（一）；右眼底后极部视网膜水肿减轻。

胃部仍感不适，肩腰部疼痛有所缓解，舌淡，苔薄白，脉濡。

辨证思路：患者在治疗后右眼视力有所提高，胃部仍感不适，右眼底后极部视网膜水肿减轻，说明尚有瘀滞，故在治疗上选用四物汤合二陈汤加减，以增强活血化瘀消滞之力。处方：

当归25g，赤芍药15g，川芎15g，生地15g，法半夏15g，茯苓15g，木香15g，延胡15g，豆蔻仁25g，山药25g，薏苡仁15g，胆南星15g，丹参30g，红花15g，夏枯草25g，海藻25g，昆布25g。6剂，水煎服，每日一剂。

按语：驻景丸加减方为全国著名眼科专家陈达夫教授的经验方，常用于肝肾不足引起的多种眼病。方中楮实子、菟丝子、枸杞子既补肾阴，也补肾阳，阴阳双补，益精明目而养肝；茺蔚子补肝肾，通血脉，养阴明目。由于久病多瘀多虚，故加活血化瘀之丹参、郁金、红花，加夏枯草、海藻以软坚散结消滞，加南沙参、黄芪、黄精以扶正驱邪。服药后，二诊时见视力稍有提高，全身疼痛不适，无力，以肩腰部明显，视网膜仍然水肿，此为脾虚失运、水湿上犯之证候，而此时用补益药则不宜，故治法改为益气健脾、利水渗湿，方拟三仁汤加减。以方中杏仁宣利肺气以化湿，白蔻仁、法半夏芳化理气化湿，苡仁淡渗利湿，再加山药、山楂、茯苓健脾利湿，竹叶利水渗湿，胆南星助法半夏化痰利湿，加丹参、琥珀、红花以活血化瘀，加夏枯草以清热散结，再加南沙参、黄芪、麦冬以扶正驱邪。三诊时，患者症状减轻缓解，但服西药普拉洛芬片后胃部疼痛，故停用。治法改为利水渗湿，健脾止痛，方选二陈汤加味。二陈汤为燥湿醒脾除痰之代表方，以方中茯苓、法半夏、陈皮芳化理气化湿醒脾，加白蔻仁以增强理气化湿醒脾之力，再加薏苡仁、山楂、山药、木香、延胡以增强健脾利湿、行气止痛之力，加南沙参、黄芪、黄精以扶正驱邪。四诊时，患者的症状和体征均明显改变，但毕竟存在瘀滞，故方拟四物汤合二陈汤加减，以增强活血化瘀消滞之力，故在三诊用药的基础上，去南沙参、黄芪、黄精，加用四物汤和丹参、红花以养血活血化瘀，加夏枯草、海藻、昆布以化痰软坚散结。以后随访，患者病情稳定。综上，本案临证思辨过程体现了眼部辨证与全身辨证相结合；治疗过程中随时注意脾胃情况；葡萄膜炎的患者均存在不同程度的免疫功能紊乱，故在治疗时应该注意扶正驱邪、攻补兼施。

六、相关研究的结果

中西医结合治疗色素膜炎 102 例临床分析

［邓亚平．成都中医学院学报，1982，（2）］

色素膜炎为多原因性眼病，常因反复发作而导致瞳孔闭锁、并发性白内障、继发性青光眼，甚至眼球萎缩，是致盲的重要疾病之一，然迄今尚无满意疗法。据报道，部分病例应用激素和免疫抑制剂能获得较好效果，但部分病例却不能阻止其病情发展。我院 1963~1952 年 8 月共收治各种色素膜炎 102 例，（其中多数属于病势重，病程长的患者），采用中药结合皮质激素治疗，取得较好效果，现作如下分析，供同道参考。

邓亚平

临床资料

（一）性别：本组所收治的 102 例各种色素膜炎中，男性 56 例，占 54.90％；女性 46 例，占 45.09％；男女发病率相近。

（二）年龄：年龄最大者为 50 岁，最小者 5 岁，青、中年（25～64 岁）最多，共 81 例，占 79.41％（表 23）。

表 23　年龄和性别

年龄	男	女
0～14	3	2
15～24	6	5
25～44	33	19
45～64	13	16
65 以上	1	4
合计	56	46

（三）职业：各种职业均有发病，本组病例以工人和干部为多，可能与这批人享受公费医疗就医方便有关，且不少病例是从全国各地转来（表 24）。

表 24　职业

职业	工	农	干部	军人	学生	儿童	居民
例数	35	11	39	3	4	2	8
％	34.31	10.78	38.24	2.94	3.92	1.96	7.84

（四）眼别：单眼发病计 45 例（其中右眼 26 例，左眼 19 例）占 44.12%；双眼发病 57 例，占 55.88%。

（五）病程：本组病例入院主诉中病程最短 5 天，最长反复发作达 20 年，病程超过半年者 62 例，占 60.39%（表 25）。

表 25　病程

病程	5 天～1 月	2～3 月	4～6 月	7 月～1 年	2～3 年	4～5 年	5 年以上
例数	15	10	15	20	20	12	10
%	14.71	9.8	14.71	19.61	19.61	11.76	9.8

（六）住院时间：最短为两周，最长为 300 天，平均为 70.48 天，平均服中药 70 剂，部分病例出院后仍坚持服中药。

（七）主要临床体征及分类：根据起病情况、临床表现及有关实验室检查等进行诊断分类，计有白塞病 15 例，葡萄膜大脑炎 7 例，交感性眼炎 8 例，结核性色素膜炎 5 例，风湿性色素膜炎 22 例，外伤性色素膜炎 5 例，钩端螺旋体色素膜炎 3 例，原因不明色素膜炎 37 例（表 26）。

表 26　主要眼部及全身损害体征

眼部损害体征▲	
眼前部有活动性炎症（包括房水闪光、角膜后沉着、睫状充血）	132 只眼
虹膜后粘连	82 只眼
瞳孔闭锁	6 只眼

续表

眼部损害体征▲	
晶体后囊混浊	14 只眼
晶体全混	6 只眼
继发性青光眼	8 只眼
玻璃体混浊	3 只眼
玻璃体浓厚混浊窥不见眼底	26 只眼
乳头边界模糊、色红，网膜后极部水肿，黄斑区有少许渗出物	88 只眼
继发性视神经萎缩	8 只眼
视网膜脱离	6 只眼
眼球萎缩	5 只眼
同时伴发的全身病变	
关节炎、关节疼痛	29 例
骶髂关节炎（X－RAY 摄片确定）	1 例
浸润型肺结核	1 例
O.T. 皮试阳性	1 例
带状疱疹	3 例

▲眼部呈现一种体征统计一次。

（八）中医辨证分型：根据入院时的舌征、脉象结合全身证候表现，本组病例大体分为五型，作为中医辨证施治的依据，在治疗过程中，主证发生变化时，随证加减用药（表27）。

表 27　各种色素膜炎的中医辨证分型

中医辨证 分型 西医诊断	肝胆实火型	湿热型	阴虚夹湿型	肝肾阴虚型	合计	%
白塞病	3	5	6	1	15	14.71
葡萄膜大脑炎	0	2	1	4	7	6.86
交感性眼炎	4	0	0	4	8	7.84
结核性色素膜炎	3	1	0	1	5	4.9
风湿性色素膜炎	2	14	0	6	22	21.57
外伤性色素膜炎	2	0	1	2	5	4.9
钩端螺旋体色素膜炎	0	3	0	0	3	2.94
原因不明之急慢性色素膜炎	15	7	5	10	37	36.28
合计	32	30	13	27	102	
%	31.37	29.41	12.75	26.47		100

1. 肝胆实火型（共 32 例）　　自觉眼珠及头额疼痛，视力减退，羞明流泪，症见眼睑红肿灼热，胞轮红赤特甚，黑睛内壁有细尘状物附着，黄仁模糊，瞳神缩小，神水混浊，全身可伴有发热身痛，口苦咽干，小便短赤，大便秘结，苔黄糙，脉弦数。此型多因风火毒邪外侵，肝胆实火内炽，治宜清泻肝胆实火，常用龙胆泻肝汤为主方加减。火盛者加黄连、黄柏、石膏；大便秘结者加大黄、芦荟等；黄液上冲，可酌加犀角、蒲公英、败酱草、紫花地丁。

2. 湿热型（30例） 主症同上，全身兼见头痛如裹，胸腹痞满，或有肢体麻木，关节疼痛，或有身热起伏，大便溏泄不爽，小便短赤不利，舌苔黄腻，脉濡数，多因湿热郁遏，上蒸于目，治宜清热利湿，常用三仁汤为主方加减。

3. 阴虚挟湿型（13例） 眼珠疼痛，畏光流泪，胞轮红赤较上两型为轻，但因反复发作，视力昏朦，黑睛内壁有白色点状物附着，黄仁与睛珠粘连，瞳神不圆或缩小如针，或有睛珠混浊，全身常兼有口干心烦，或口舌生疮，舌尖红，苔薄白或少苔，多因患者素体阴虚，复受湿热，或湿热郁久伤阴，致病程缠绵难愈，治宜养阴、清热、利湿，常用甘露饮为主方加减。对湿重者选加薏苡仁、滑石、茯苓等。热重者选加银花、连翘、石膏、知母。视力昏朦者选加丹参、红花、赤芍、川芎等活血化瘀之品。

4. 肝肾不足型（27例） 视力昏朦，眼目干涩不适，黑睛内面有白色点状物或细尘状物附着，瞳神干缺或缩小，或有云雾移睛或视瞻昏渺，全身可兼见面色无华，形体消瘦，腰膝酸软，眩晕耳鸣，咽干舌燥，舌淡红，脉细，多因久病耗伤肝血肾阴，治宜滋养肝肾，用驻景丸为主方加减。若有五心烦热，盗汗颧红，遗精等阴虚火旺证候，可酌加滋阴降火药，如知母、黄柏、砂仁；若玻璃体混浊较重宜加活血化瘀之品，如丹参、郁金、牛膝、桃仁、红花、当归、生地、赤芍、川芎、生三七粉等；若眼底有水肿及渗出物，宜加健脾燥湿之品，如苡仁、山药、鸡内金、山楂等；如因久服激素全身肥胖，肢软无力，月经停闭等，可酌加人参、鹿角胶、淫羊藿、补骨脂、河车粉等品。

治疗方法

　　本组病例均采用中西医结合治疗。为避免虹膜后粘连，治疗过程中始终坚持滴用 1% 阿托品眼液以扩大瞳孔，并滴 0.5% 醋酸考地松眼液以减轻炎性反应。所有病例均采用激素口服，开始剂量一般为强的松 10mg，每 8 小时一次，或地塞米松 0.75mg，每 8 小时一次。若已在其他医院安排激素口服，则维持其目前使用剂量，以后酌情逐渐减少到最低维持量。病势严重者配合氢化考地松 100mg 静脉滴注 3～5 天，或加用氟美松 2～5mg 结膜下或球后注射。对初次发病或慢性炎症急性发作者均给予抗生素治疗，以消除可能存在的病灶。本组有 6 例顽固性患者加用了环磷酸胺或靛永红口服。

　　所有病例入院后均安排中药治疗，每周复诊一次，根据证候辨证施治。患者起初多为肝胆实火型或湿热型，病久不愈者多转变为阴虚夹湿型或肝肾不足型，此时按所表现的证型选方用药。

　　此外，有 8 只眼因伴发继发性青光眼，6 只眼施行了滤过手术，1 只眼作激光虹膜打孔术。

治疗结果

（一）疗效评定

表 28　各种色膜炎的疗效

诊断	痊愈	好转	无变化	恶化	总计	
白塞病	3	6	2	4	15	
葡萄膜大脑炎	5	1	1	0	7	

续表

诊断	痊愈	好转	无变化	恶化	总计
交感性眼炎	6	0	2	0	8
结核性色素膜炎	2	3	0	0	5
风湿性色素膜炎	11	10	1	0	22
外伤性色素膜炎	2	3	0	0	5
钩端螺旋体色素膜炎	3	0	0	0	3
原因不明之急慢性色素膜炎	4	15	14	4	37
合计	36	38	20	8	102
%	35.29	37.25	19.61	7.84	99.99

邓亚平

　　1. 痊愈：视力（包括矫正视力）在 1.0 以上，眼部体征消失。

　　2. 好转：视力增加 3 排以上，眼部体征基本消失（房水光弱阳性，角膜后沉着减少，睫状充血消失，玻璃体混浊减轻）。

　　3. 无变化：视力未增加，眼部体征同前。

　　4. 恶化：视力下降到光感或无光感，眼部体征加重，伴有眼球萎缩、瞳孔闭锁、继发性青光眼或白内障。

　　根据上述标准，本组病例痊愈者 36 例，占 35.29%；好转者 38 例，占 37.25%，治愈好转率合计 72.54%（表28）。无变化及恶化 28 例，占 27.45%。本组中交感性眼炎 8 例，6 例痊愈，占 75%；葡萄膜大脑炎 7 例，5 例痊愈，占 71.43%；钩端螺旋体病 3 例，全部痊愈；这些患者多为病程短，病因较明确，就医及时，故疗效较好。而原因不明的 37 例急、慢性色素膜炎仅 4 例痊愈，占 10.8％，这些多为病势重，病程长，反复发作，对各种治疗反应不良者。

（二）治疗前后视力变化：通过中西药结合治疗，多数病例均有不同程度的视力提高（表 29）。治疗前视力在 0.1～0.5 者共 69 只眼，占 43.4％；治疗后减少为 47 只眼，占 29.56％；治疗前 0.6～1.5 者共 23 只眼，占 14.47％；治疗后上升为 72 只眼，占 45.28％；其中 1.0 以上者共 36 只眼属于痊愈。治疗前无光感到 0.08 者共 62 只眼，占 38.99％，治疗后仅减少了 27 只眼，其中 22.01％仍接近于半失明状态，这些病例多为经过各地辗转治疗无效而来我院就医者。

表 29　治疗前后视力变化

	治疗前眼数	合计	％	治疗后眼数	合计	％
无光感	2	62	38.99	4	35	22.01
光感	9			3		
手动	10			11		
指数	23			3		
0.0－0.08	18			14		
0.1	25	69	43.4	11	47	29.56
0.2	15			8		
0.3	15			8		
0.4	14			12		
0.5	4			8		
0.6	4	23	14.46	13	72	45.28
0.7	2			13		
0.8	2			6		
0.9	2			4		

邓亚平

	治疗前眼数	合计	%	治疗后眼数	合计	%
1	8			13		
1.2	5			12		
1.5				11		
未查	5			5		
合计	159			159		

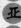

邓亚平

　　（三）治疗前后眼部体征的变化：通过治疗，眼部炎症大多能迅速消失（表30）。治疗前不同程度的睫状充血共99只眼（62.26%），治疗后除14只眼无变化外，其余85只眼（53.45%）充血完全消失。治疗前不同程度的角膜后沉着共132只眼（83.02%），呈羊脂状或为粉尘状，治疗后普遍减少，其中62只眼（38.99%）全部消失。治疗前房水闪光阳性者106只眼（66.67%），治疗后大部分减轻，完全转阴者79只眼（49.69%）。治疗前表现为不同程度的玻璃体混浊者113只眼（71.07%），其中影响窥视眼底者计26只眼（16.35%），治疗后大多减轻，完全吸收者共32只眼（20.13%）。除因眼前部炎症严重、瞳孔闭锁、并发性白内障、重度玻璃体混浊等情况而不能窥视眼底者外，治疗前具有乳头边界模糊、后极部网膜水肿、黄斑区水肿、渗出者共88只眼（53.35%），治疗后视乳头、视网膜、黄斑区等水肿均减轻或消失。33只眼（20.75%）治疗后还有轻度网膜水肿、黄斑遗留少许渗出物，26只眼（16.35%）眼底完全正常。

表30 治疗前后眼部体征变化

		治疗前眼数	％	合计	治疗后眼数	％	合计
睫状充血	＋＋＋	19	11.94	99 (62.26％)	4	2.51	14 (8.81％)
	＋＋	35	22.01		3	1.88	
	＋	45	28.30		7	4.44	
	－				85	53.45	
角膜后沉着物	＋＋＋	36	22.54	132 (83.02％)	6	3.77	72 (45.28％)
	＋＋	30	18.85		6	3.77	
	＋	66	41.54		58	36.48	
	－				62	38.99	
房水闪光	＋＋＋	18	11.32	106 (66.67％)	3	1.88	27 (16.98％)
	＋＋	32	20.13		4	2.54	
	＋	56	35.22		20	12.58	
	－				79	49.69	
玻璃体混浊	＋＋＋	36	22.54	113 (71.07％)	10	6.29	81 (50.94％)
	＋＋	37	23.27		32	20.31	
	＋	40	25.16		39	24.53	
	－				32	20.13	

续表

		治疗前眼数	%	合计	治疗后眼数	%	合计
视乳头边界模糊、网膜水肿、黄斑有渗出	++	33	20.75	88 (55.35%)	13	8.18	62 (38.99%)
	+						
	++	35	22.01		16	10.06	
	+	20	12.58		33	20.75	
	—				26	16.35	

讨 论

1. 关于色素膜炎的病因

色素膜炎的原因较复杂，多数病例属于全身性疾病在眼部的表现，所以 James 明确提出色素膜炎是一种系统性疾病。事实表明除了创伤引起的感染性色素膜炎以外，其他各类型的发病过程都与免疫机能异常有关。一般认为内源性感染性色素膜炎是对身体其他部位病灶感染的一种超敏反应，如 Gamble 等指出抗原首次进入色素膜后使眼处于致敏状态，然后产生免疫介导的发炎反应，局部的创伤或其他发炎可促进超敏反应。Rilvestein 认为致敏淋巴细胞在色素膜的长期存在，可能成为易受抗原全身性刺激而引起复发性色素膜炎的基础。Hammer 在交感性眼炎和葡萄膜大脑炎患者的血液中发现有抗色素膜抗体和由色素膜致敏的淋巴细胞，而色素膜色素可抑制白细胞游走，可促使淋巴细胞转化，表明其发病与自身免疫反应有关。

作为色素膜炎的一种类型的白塞病目前已证明属于免疫复合物病。关于色素膜炎合并于风湿病和类风湿性关节炎的情况近年来也颇受人注意。据 Kanski 报告，伴有类风湿性关节炎的色素膜炎患者血液中 HLA-B27 的阳性率高达94％。MaPston 等报道，急性前色素膜炎伴发类风湿疾病，如强直性脊柱炎、骶髂关节炎、Reiters 病以及牛皮癣的患者，血液中 HL-B27 的阳性率占 55.70％，而对照组只有 8.2％，因此可以认为色素膜炎大多是全身性病变在眼部的表现。基于上述情况，对色素膜炎的治疗，治宜从全身情况着眼，针对病原和病因进行治疗。

2. 关于色素膜炎的现代治疗

色素膜是视器官的重要组成部分，因其具有丰富的微循环构造，一旦发生炎症，其病变常较严重，因此采取积极有效措施尽早控制炎症，是保护视力的关键。目前对多数患者来说，在炎症的急性阶段用散瞳药、抗生素和激素等治疗，能够收到较好的效果。

为了避免虹膜粘连，阿托品为不可缺少的散瞳药物，应常规滴用，必要时也可施行结膜下注射。由于本病的某些病例与全身性或病灶性感染有直接关系，对有证据的或可疑的感染性患者，应积极采用抗感染治疗，如结核病、钩端螺旋体病、扁桃体炎、鼻副窦炎、前列腺炎等。本组对与感染有关的病例进行了抗感染治疗后，眼部病变大多数收到了良好效果。

皮质激素的使用在目前为治疗本病的主要方法，因其能够减轻炎症反应，减少炎性渗出物，抑制血管新生和组织增生，从而可防止组织结构的严重破坏而有利于视力的恢复。另一方面皮质激素能够抑制免疫反应，减少免疫复合物的生成。因此对那些有感染性免疫反应或自身免疫反应参与的病理过程，使用皮质激素是不可缺少的疗法。然

邓亚平

而，激素治疗使用不当常可产生某些副作用，因此在具体使用时宜根据不同情况采取适当的方式。

近年来国内外都有采用抗代谢药物或细胞毒性药物治疗色素膜炎的报道，并取得了一定疗效，常用者如环磷酰胺、氯胺布西、巯唑嘌呤、6-硫基嘌呤。Andrasch等采用长期联合使用小剂量强的松和细胞毒性抑制剂治疗重症进行性慢性色素膜炎，大部分病人（18/25）炎症静止，其余病例显示炎症减轻，很少有副作用发生。这种疗法尤其适合于那些对激素治疗效果不好或无反应的患者，并有防止眼部组织不可逆性损伤和减少复发的作用。当然，细胞毒性药物有比激素更严重的副作用，故目前仍属慎用范围。本组有6例曾加用小剂量环磷酰胺和锭永红，未发现明显的副作用。

3. 色素膜炎的中西医结合治疗

对于长期不愈或反复发作的患者目前主要依靠皮质激素治疗。但因其有副作用，多数人不能坚持使用，且长期使用未必有效，因此探讨中西医结合对本病的治疗具有实际的意义。

据报道，中药如补气、补阳、补阴药物及某些具有些滋养作用的中药，对机体免疫系统有刺激作用，可增强机体免疫能力。王恩慧等以免疫学实验观察对色素膜炎的疗效，发现所有患者临床表现均有好转，治疗前其体液免疫和细胞免疫状态有异常，治疗后多有不同程度的改善。

本组常用的中药方剂可归纳为如下几类：①清热解毒药，如银花、连翘、蒲公英、胆草、栀子、黄芩等。②除湿药，如砂仁、杏仁、苡仁、滑石、茯苓、车前子、萆薢、木通等。此二类药物多有抗感染作用。③补益药，如楮实子、菟丝子、茺蔚子、枸杞、女贞子、熟地、淫羊藿、补骨脂、鹿角胶、红参、党参、黄芪、沙参、麦冬、天冬、河车粉等品增强网状内皮系统的机能，促成免疫球蛋白生成，提高白细胞总数及对抗变态反应的作用。④活血化瘀之品，如川芎、当归、生地、赤芍、丹参、红花、郁金、牛膝、生三七粉等能改善血液循环，促进炎性渗出物吸收，也有调节免疫功能和抗过敏作用。

上述情况表明，中西医结合治疗，不仅能够同时发挥中西药各自的作用，中药还可通过调整免疫功能起到克服激素和免疫抑制剂副作用的功效。本组病例治愈好转率仅72.54%，虽然疗效仍不理想，但大部分病例在配合中药后复发减少，在激素逐渐递减或停止后较少发生反跳现象，由激素副作用引起的肥胖、面部痤疮、精神兴奋、失眠等也逐渐消失。由于经验不足，有关问题尚须进一步探讨。

论 Behcet 病（白塞或毕夏综合征）证治

　　Behcet 病（白塞或毕夏综合征）是一种以反复发作的葡萄膜炎、口腔溃疡、多形性皮肤病变、生殖器溃疡、关节炎、神经系统损害等为特征的综合病证，属于特殊类型的葡萄膜炎。又称眼-口-生殖器综合征、葡萄膜炎-口疮综合征等。本病多发生于青壮年，多为双眼发病，常反复发作、迁延难愈，可产生一些严重的并发症与后遗症。因此，积极探索其有效防治措施，尤其是阻止或减少本病复发，是医务工作者面临的一项重要任务。

　　Behcet 病的确切发病机制尚不清楚，但是目前的研究资料显示：本病的发生可能与细菌、疱疹病毒感染有关，主要通过诱发自身免疫应答导致 IL-23/IL-17、IL-12/IFN-γ 激活而发病。

中医学虽无 Behcet 病的病名记载，但是 Behcet 病的临床表现与我国古代医籍《金匮要略》中所载"狐惑"极为相似，《金匮要略》言："狐惑之为病，状如伤寒，默默欲眠，目不得闭，起卧不安，蚀于喉为惑，蚀于阴为狐。"又谓："初得三四日，目赤如鸠眼。"并且提出了清热除湿为本病治疗的主要治法。根据 Behcet 病的眼部表现，若出现胞轮红赤或白睛混赤、瞳神紧小等症，则可归属于中医眼科学的"瞳神紧小"范畴；若病变反复发作，出现瞳神干缺不圆，则可归属于中医眼科学的"瞳神干缺"范畴；若眼前节无明显异常改变，而是以眼前出现黑影飘动、玻璃体混浊为主要表现者，则可归属于中医眼科学的"云雾移睛"范畴。在前期"十五"国家科技攻关计划——"名老中医临床诊疗经验及传承方法研究"课题总结邓亚平名老中医临床经验的基础上，对邓亚平教授在临床治疗 Behcet 病的思辨特点进行总结如下。

一、诊病要点

邓亚平教授在诊治 Behcet 病时，最常用的诊察方法是问诊和望诊，采用眼局部辨证与全身辨证相结合、辨证与辨病相结合进行辨证论治；最常询问的关键症状视力下降有多久，视力下降是突然还是缓慢，眼部有无发红、疼痛等症状；全身有无口腔溃疡、生殖器溃疡以及关节疼痛等全身不适症状，以及采取了什么治疗措施；最常诊察的部位是角膜后有无沉着物，房水、玻璃体情况和视网膜血管，以及皮肤是否有结节性红斑、脓丘疹，有无口腔溃疡等改变。在病人自身条件许可的情况下，均要求病人行荧光素眼底血管造影，以确定病人是否存在视网膜血管病变等情况。

二、辨证思路

邓亚平教授认为中医学虽无本病病名之记载，但在古籍《金匮要略》中记载有其相似的临床表现，Behcet 病类似中医学的"狐惑"。

邓亚平教授在诊治 Behcet 病时，常采用辨证与辨病相结合的方法。Behcet 病是一种与自身免疫有密切关系的全身多系统受累的综合征，多发于青壮年人。古代医家张仲景在其所著的《金匮要略》中提出了清热除湿为狐惑的主要治法。在临床中，邓亚平教授也注意到该病的早期病人常常表现为湿热上犯于目之证候；但是湿热易伤阴，久病多瘀，因此随着病程的延长，病人常出现湿热伤阴夹瘀之候。

三、治则治法

邓亚平教授对 Behcet 病的治疗，采用的是眼局部辨证与全身辨证相结合、辨证与辨病相结合进行辨证论治。首先要明确 Behcet 病的眼病诊断，决定其治疗大法，再结合患者的体质因素、临床症状、舌象等，综合分析，予以加减用药，使其治疗更有针对性，更加个体化。邓亚平教授一般将本病分阶段治疗。在病变早期，若眼部睫状充血或混合充血明显，畏光流泪，瞳孔缩小，角膜后沉着物多，房水混浊，玻璃体混浊，视网膜上见渗出、出血等改变，全身症见急躁易怒、二阴溃疡、小便短赤，舌质红，苔黄，脉弦滑数，辨证为肝胆湿热，治以泻肝清热、行气利湿之法。若眼症同上，但是全身症见口舌生疮，皮肤时发红斑结节，大便秘结，舌质红，苔黄腻，脉滑数，则辨证为脾胃积热，治以清脾利湿之法。若病程日久，视物昏朦、腰膝酸软等症，则辨证为阴虚夹湿，治以滋阴清热除湿之法。

四、处方用药

在 Behcet 病的早期，邓亚平教授常选用龙胆泻肝汤进行加减，常加土茯苓、金银花等清热解毒药；在疾病的后期，邓亚平教授则常用甘露饮加减，主要加丹参、郁金、牛膝、红花活血化瘀之品，以体现攻补兼施的特点。

五、病案举例

陈某，男，40 岁。

2005 年 11 月 25 日初诊。

主诉：右眼视力反复下降 7 年，加重一年。

现病史：患者 7 年前无明显原因右眼红痛，在华西医院就诊，诊断为"右眼葡萄膜炎"。一年后开始发口腔溃疡，以后反复发作，同时皮肤起屑，曾在多家医院就诊，效果不显，视力逐渐下降，今来我院就诊。

既往史：右眼葡萄膜炎 7 年，复发性口腔溃疡 6 年。

家族史：其母亲发生口腔溃疡十余年。

眼科检查：右眼视力：0.2，左眼视力：1.2。右眼眼部无明显充血，角膜后可见羊脂状 KP（＋），瞳孔不圆，在 2～6 钟位见虹膜后粘连，晶体后囊混浊呈锅巴样改变，房水（+），玻璃体未见混浊，眼底模糊。左眼角膜后可见少许色素性KP，晶体前囊可见少许色素沉着。

全身症见：夜间双脚心发热，脚心掉皮屑，近年头发变白较明显，眠差，夜间易醒。舌淡，苔厚腻，微黄，脉弦细。

辨证思路：根据眼科检查，该病人西医应诊断为：双眼葡萄膜炎（Behcet病，右眼复发），右眼并发性白内障；中医诊断为：右眼瞳神干缺，右眼金花内障。从患者眼部表现和夜间双脚心发热、脚心掉皮屑、近年头发变白较明显、眠差、夜间易醒等症状来看，即为阴虚夹湿之证。张仲景在《金匮要略》中就提出清热除湿为治疗狐惑病之大法。本案患者眼部病变已发生7年之久，湿热最易伤阴，患者全身阴虚症状也较为突出。因此，辨证为阴虚夹湿，治以滋阴清热除湿之法，方选甘露饮加减，主要加活血化瘀、退虚热之品。处方：

生地15g，熟地15g，天冬15g，麦冬15g，茵陈15g，石斛15g，枇杷叶15g，丹参30g，郁金15g，川牛膝15g，红花15g，银柴胡15g，白薇15g，地骨皮15g。6剂，水煎服，每日一剂。

辅助疗法：强的松30mg，口服，一日一次；普拉洛芬7.5mg，口服，一日一次；露奇眼液一支，右眼，一日3次。

2005年12月2日二诊。

自诉服药6剂，视力稍好转，夜间发热稍减轻。右眼视力：0.4，左眼视力：1.2。右眼角膜后KP较前减少，房水光（+），虹膜2～6点位见后粘连，晶体后囊见锅巴样混浊，玻璃体少许混浊，眼底模糊，左眼可见少许

KP，晶体前囊可见少许色素沉着。

辨证思路：患者视力有所提高，眼部症状体征和全身症状均有好转，说明治疗有效，故以守方治疗为主。强的松减量至20mg，口服，一日一次。

按语：张仲景在《金匮要略》中提出狐惑病多为湿热为患，清热除湿为治疗狐惑病之大法。本案患者眼部病变已发生7年之久，湿热最易伤阴，患者全身阴虚症状也较为突出。因此，应全身辨证与眼局部相结合，辨证为阴虚夹湿，治以滋阴清热除湿之法。甘露饮具有滋阴清热除湿之功效，故方选甘露饮加减。方中生地、熟地、天冬、麦冬、石斛养阴清热；茵陈、枇杷叶清热利湿；因患者夜间双脚心发热，故在此基础上加银柴胡、白薇、地骨皮退虚热之品；由于病程长，久病多瘀，故酌加丹参、郁金、牛膝、红花活血化瘀之品，诸药合用，以达到清热除湿而不伤阴，瘀血祛，虚热除，体现了全身辨证与局部辨证相结合、标本兼治的临证思辨特点。复诊时，患者视力有所提高，眼部症状体征和全身症状均有好转，说明治疗有效，而湿热所致疾病缠绵，故以守方治疗为主。该患者眼部有葡萄膜急性炎症表现，故全身配合用强的松、普拉洛芬，眼局部用露奇眼液以减轻炎症反应。

七、相关研究的结果

Behcet 病 14 例临床分析

［邓亚平. 中华眼科杂志，1982，18］

Behcet 病为一种慢性反复发作的全身性疾病，其主要表现为口腔黏膜溃疡；生殖器或外阴部溃疡；虹膜睫状体炎或伴发前房积脓，故又称眼、口、生殖器综合征。1964～1980 年我院共治疗和系统观察 14 例，除眼部病变外，患者在不同时期的复发中，广泛累及多数器官和组织，临床表现复杂多样。特作如下分析，并结合文献复习予以讨论。

临床资料

一、一般资料：本组 14 例中，男 10 例，女 4 例。发病年龄最小 17 岁，最大 64 岁。病程最短 2 年，最长 15 年。以口腔黏膜溃疡为首发病变者 8 例；葡萄膜炎 5 例；女阴溃疡一例。从初发病变到就诊于眼科，间隔时间最短 6 个月，长者十年余。

二、临床表现

表31　14 例患者临床资料

例序	性别	年龄（岁）	病程（年）											随访
			主要诊断标准			皮肤	关节	神经系统	胃肠道	肺	肾	下肢		
			口	眼	生殖器									
1	男	38	2	+	+	+	+	+	+			+	+	双目失明，两年后死亡
2	男	35	2	+	+	+		+						反复发作角膜溃疡及阴囊溃疡，双眼视力 0.7

例序	性别	年龄（岁）	病程（年）										随访
			主要诊断标准			皮肤	关节	神经系统	胃肠道	肺	肾	下肢	
			口	眼	生殖器								
3	女	31	10	+	+			+	+			+	+	双眼失明，喜怒无常，强迫观念，头痛
4	男	35	5	+	+	+								双眼继发性视神经萎缩，视力：右眼手动，左眼0.01
5	男	33	10	+	+									反复出现前房积脓及口腔溃疡，双眼视力1.5
6	男	34	5	+	+				+					癫痫发作（1~2个月一次），后部葡萄膜炎，双眼视力0.5~0.6
7	男	32	5	+	+			+						右眼反复前房积脓，及后部视网膜脉络膜炎，右眼视力0.05，左眼1.5

邓亚平

续表

例序	性别	年龄（岁）	病程（年）	主要诊断标准			皮肤	关节	神经系统	胃肠道	肺	肾	下肢	随访
				口	眼	生殖器								
8	男	43	5	+	+	+	+					+		双眼交替复发前房积脓性虹膜炎，左眼失明，右眼0.07
9	男	29	2	+	+	+	+	+	+	+	+	+		住院期间因胃肠道出血，失血而死亡，双目失明
10	女	31	15	+	+			+	+					反复前房积脓，关节疼痛，视力：右眼0.1，左眼0.7
11	男	48	5	+	+	+	+	+						反复口腔溃疡，虹睫炎，视力：右眼0.5，左眼0.4
12	女	17	8	+		+			+			+		会阴溃疡基本愈合，双眼视力1.2

邓亚平

| 例序 | 性别 | 年龄（岁） | 病程（年） | | | | | | | | | | 随访 |
| | | | 主要诊断标准 | | | 皮肤 | 关节 | 神经系统 | 胃肠道 | 肺 | 肾 | 下肢 | |
			口	眼	生殖器								
13	男	64	3		+		+	+	+					双眼失明，反应迟钝，葡萄膜炎未愈
14	女	36	4	+	+		+	+	+					反复发作口腔溃疡及后部葡萄膜炎，双眼视力0.3～0.4

1、口腔病变：本组 13 例有口腔黏膜散在性孤立性溃疡，以舌、颊、下唇多见。溃疡自针尖至黄豆大小，底部灰白，周边有红晕，并有灼痛，但愈合较快。口腔黏膜溃疡复发时眼部病变大多也随之出现。

2、眼部病变：本组除例 12 外，均有眼部损害。属于眼前段者 13 例，除例 2 仅有浅层角膜溃疡，例 5 为前房积脓性虹膜炎并轻度视力下降外，另 11 例既有眼前段虹膜睫状体炎，又伴有不同程度的眼后段损害。其中脉络膜炎 9 例；视网膜动脉炎及静脉周围炎 5 例；视神经炎及视神经萎缩 7 例；玻璃体混浊及出血 7 例；因多次复发引起继发性病变者 7 例（包括白内障 3 例，青光眼一例，失明 5 例）。

3、生殖器病变：计 7 例。一例为女阴溃疡，双侧小阴唇下半部溃烂，会阴前部皮下有空洞形成。6 例为阴囊溃疡，多呈铜钱大小浅溃疡，愈合后遗留色素斑，反复发作成花斑状。

4、皮肤病变：计8例，包括丘疹、注射点脓疱、疖、痈、结节性红斑等，有些患者同时出现多种皮损，或不同时期出现不同的皮损。如例1开始为全身性丘疹及注射点脓疱，后在臀部发生一脓肿，最后在双下肢和躯干又出现结节性红斑。

5、关节痛：计8例。主要累及肘、膝、肩、踝等大关节，时轻时重，常持续多年，并呈游走性；但无一例有红、肿、热和积液等急性炎症表现，亦无关节畸形和严重功能障碍。

6、中枢神经系统病变：计7例。例6、13、14初发葡萄膜炎时伴有头痛、恶心、呕吐等症状，其中例6随后有癫痫发作，且愈来愈频繁。例3、9、13有精神症状，分别表现为猜疑妄想、幻听、幻视、表情淡漠、反应迟钝。此外，例12有双手震颤、眩晕和共济失调，例1有听觉丧失。

7、胃肠道病变：例9入院前两年曾因上消化道出血住当地医院抢救，接着出现视力减退。入院后发现有口腔、阴囊溃疡反复发作史，确诊为Behcet病。第二次住院期间在大便时突然昏倒，并出现血压升高（240/180mmHg），中枢性呼吸抑制和弛张型高热（40℃）等脑干综合征表现，10天后发生消化道大出血死亡。

8、肺部病变：例9在病程后期一度出现咳嗽、低热，X线片示右肺下部间质性肺炎。

9、肾脏病变：5例尿常规检查发现蛋白尿和镜下血尿，其中例9死亡前尿蛋白（＋＋＋＋），并有少许细胞管型。

10、下肢水肿：2 例双下肢有凹陷性水肿，并有疼痛和麻胀感，考虑为深部血栓性静脉炎。

三、化验检查

各例均作白细胞计数及分类，仅有 3 例计数在 10000 以上，8 例血沉均在每小时 20mm 以下。3 例抗链 "O" 在正常范围。例 9 免疫球蛋白测定结果为 IgG550mg/ml，IgA100mg/ml，IgM92mg/ml。

讨　论

一、病因和发病机理

Behcet 病虽以黏膜-皮肤-眼部三联征为特点，然而事实表明该病可累计全身多数器官组织，其基本病变为非特异性血管炎，但病因至今不明。Sezer 曾报告在患者玻璃体及视网膜下液中分离出病毒，认为本病系病毒所致，然而晚近的作者分离病毒却未获成功。齐续哲根据本病的临床特点，认为是一种变态反应性疾病。有人发现患者血清球蛋白升高，并有抗口腔黏膜抗体对黏膜抗原的阳性细胞免疫反应，因而认为自身免疫机理对本病的发生有重要意义。

最近，Gamble 等采用组织学、免疫组织化学和电镜等技术，对有肾、肺受累患者的肾、肺活体组织做了研究，发现肾脏有局灶性节段坏死性肾小球肾炎，其特点为内皮下和球膜内有免疫球蛋白 G、补体（C3 和 C4）及纤维蛋白（原）组成的沉着物。肺脏有急性静脉炎和肺泡间隔毛细血管炎，其管壁中有相同成分的沉着物，而患者血清中则发现循环免疫复合物。上述发现表明，Behcet 病的不同部位的病变都可能是免疫复合物在血管壁沉着的结果。

免疫复合物病一般分为内源性和外源性两种，前者即自身免疫性疾病，后者为细菌、病毒、寄生虫、血清、药物等所致。Behcet 病的自身免疫机理已早有报道，翁心植曾报告 3 例与结核感染有关，并经抗结核治疗而治愈。所以，Behcet 病作为一种免疫复合物病，其病因似也有内源性和外源性两类。

二、关于眼部表现

眼为 Behcet 病的主要病损部位，但常不是第一症状，本组仅 35.7％的患者病变首发于眼，而大多数发生于口腔、生殖器病变之后。眼部病变可见于眼前部或眼后部，但大多二者兼有。眼前部病变多为角膜炎、虹膜炎或虹膜睫状体炎伴前房积脓等，并可向眼后部蔓延而波及视网膜和脉络膜，但若及时治疗，病变可局限于眼前部，并能迅速减轻或消失。眼后部炎症常较明显，呈视神经乳头炎、视网膜血管炎和渗出性脉络膜炎等，表明眼后部为本病的主要受累部位。众所周知，视网膜和脉络膜微循环丰富，免疫复合物易于沉着，一旦血管炎发生或有微血栓形成，就可引起循环障碍而导致水肿、出血和组织营养障碍。根据本组观察和文献报道，视网膜血管病变比较突出，眼部症状第一次出现时就可见血管变细、动脉周围白鞘形成、出血和渗出物等，说明血管病变发生较早且严重。

由于本病易损害葡萄膜（本组 84.6％呈全葡萄膜炎改变）、视网膜和视神经，反复发作可使瞳孔闭锁、膜闭、并发性白内障、增殖性视网膜脱离、视神经萎缩及眼球萎缩终致失明。本组患者 50％有不同程度的视神经萎缩，此乃视力障碍和失明的主要原因。据报道，在摘出的眼球中发现视乳头有明显炎症、神经纤维和胶质束坏死及广泛萎缩，证明 Behcet 病可引起视神经的严重器质性改变。

三、其他部位的表现

几乎全部病例都有口腔溃疡，且多为首发病变，本组占 92.8%。生殖器病变常见于男性的阴囊、包皮和女性的大、小阴唇，也可发生于会阴、肛周、阴道壁和子宫颈。据松本克彦报告，以女阴溃疡为主症者常缺少眼部症状。本组例 12 即属该类，病程虽长达八年，却始终未发生眼部病变。

皮肤病损形式多样。据 Carr 报告，患者常可因轻微创伤而发生皮肤蜂窝织炎和血栓性静脉炎，认为是组织对创伤敏感性增高所致。本组例 1 有类似现象。关节炎和关节痛在本病的发生率可达 76%，发作时可见红、肿和积液，但本组均表现为单纯性关节痛。

中枢神经的损害一般分为三类，即脑膜脑炎征候群、脑干征候群和器质性精神错乱。本组病例除有上述表现外，还有癫痫发作、听力丧失和共济失调等。McMenemey 曾报告 Behcet 病患者大脑皮层有广泛性或斑块状梗死，颞叶、枕叶、基底节、脑干等部位均可见血管炎、软化灶、脱髓鞘、胶质细胞增生等，脑膜可见炎症细胞浸润和基底部增厚。由此可知，中枢神经症状有其明显的形态学基础。

Behcet 病引起胃肠道一般性运动和分泌功能紊乱的情况较多，器质性病变少见，合并溃疡性结肠炎者已屡见报道，但小肠溃疡少见。本组例 9 曾两次发生上消化道大出血并因此致命，较为罕见。根据 Rosenthal 报告约 51%

患者出现蛋白尿和镜下血尿，认为是一种良性肾脏病变。但本组例 9 在患病晚期尿中蛋白达（＋＋＋＋），并有肾功能障碍，表明该病也可引起严重的肾脏损害。

肺脏病变多为一过性炎性浸润，或伴有胸膜炎，患者可出现咳血等，本组仅一例出现呼吸道症状，诊断为间质性肺炎。据报道，本病约 24% 患者发生复发性浅部或深部血栓性静脉炎，尤其在下肢，本组有 2 例，这可能是免疫复合物病所致血液高黏滞综合征的一种现象。此外，心肌、心包膜、大血管、肝脏、睾丸、附睾等也可发生不同形式的病变，应注意观察。

四、治疗

Behcet 病目前尚无特殊疗法，局部或全身使用皮质激素能缓解症状和促使黏膜或皮肤溃疡愈合，但对严重的活动性葡萄膜炎则不易控制。近年来主张使用免疫抑制剂，但该类药物副作用大，宜在其他疗法无效时选用。本组有 6 例曾用小剂量免疫抑制剂治疗，如环磷酰胺 50～100mg，每日 3 次口服，或靛玉红 50mg 口服，连续数月并无明显副作用，获得较好效果。这些药物显然能够抑制或减轻抗原-抗体反应，避免免疫复合物过多形成和在各部位小血管壁沉着。中药有一定疗效，根据辨证施治，可分别用龙胆泻肝汤、知柏地黄汤、甘露饮、驻景丸、三仁汤等加减。经验表明，中西医结合治疗比单独用西药治疗效果好。

论 Vogt-小柳-原田病证治

Vogt-小柳-原田病是一种累及眼、耳、皮肤和脑膜等全身多器官系统的临床综合病征，以双眼肉芽肿性全葡萄膜炎，常伴有脑膜刺激症状、听力障碍、白癜风、毛发变白或脱落为主要临床特征。属于特殊类型的葡萄膜炎，又称特发性葡萄膜炎、葡萄膜大脑炎等。本病好发于青壮年，多双眼发病，反复发作，迁延难愈，常可致盲。因此，积极探索其有效防治措施，尤其是阻止或减少本病复发，具有重要的临床意义。

Vogt-小柳-原田病的确切发病机制尚不清楚，但是目前一般认为该病是由自身免疫反应所致。

中医古典医籍中无 Vogt-小柳-原田病的病名记载。根据 Vogt-小柳-原田病的眼部表现，若出现胞轮红赤或白睛混赤，瞳神紧小等症，则可归属于中医眼科学的"瞳神紧小"范畴；若病变反复发作，出现瞳神干缺不圆，则可归属于中医眼科学的"瞳神干缺"范畴；若以视物昏朦或视力骤降为主要临床表现者，则可归属于中医眼科学的"视瞻昏渺"或"暴盲"范畴。在前期"十五"国家科技攻关计划——"名老中医临床诊疗经验及传承方法研究"课题总结邓亚平名老中医临床经验的基础上，对邓亚平教授在临床治疗 Vogt-小柳-原田病的思辨特点进行总结如下。

一、诊病要点

邓亚平教授在诊治 Vogt-小柳-原田病时，最常用的诊察方法是问诊和望诊，采用眼局部辨证与全身辨证相结合、辨证与辨病相结合进行辨证论治；最常询问的关键症状视力下降是突然还是缓慢，视力下降有多久，眼部有无发红、疼痛等症状；全身有无头痛、耳鸣、颈强直等全身不适症状，以及采取了什么治疗措施；最常诊察的部位是角膜后有无沉着物，房水、玻璃体情况和视网膜血管，以及皮肤有无白癜风、有无白发或脱发等改变。在病人自身条件许可的情况下，均要求病人行荧光素眼底血管造影，以确定病人眼底病变等情况。

二、辨证思路

邓亚平教授在诊治 Vogt-小柳-原田病时，常采用眼局部辨证与全身辨证相结合、辨证与辨病相结合进行辨证论治。由于 Vogt-小柳-原田病临床表现多样，在病变的不同时期其眼局部改变、病位也有所不同，其病因病机也有差异。因此，邓亚平在诊治 Vogt-小柳-原田病时，十分重视眼局部检查和病史的长短；同时，本病多在感冒、劳累后复发，因此，要注意正气不足的情况。

三、治则治法

邓亚平教授治疗 Vogt-小柳-原田病的治则治法常常采取分阶段治疗。一般而言，在病变的急性期，多为肝胆实火或肝胆湿热上攻于目所致，故治以清肝泻火、活血消滞之法；若病程较长，已反复多次，眼部炎症不明显，伴见五心烦热、舌红少津等症者，则多应辨证为久病及肾，瞳神属肾，久病多瘀，故治以补肾明目、养阴化瘀。

四、处方用药

在 Vogt-小柳-原田病的早期，邓亚平教授常选用龙胆泻肝汤进行加减，常加土茯苓、金银花等清热解毒药；在疾病的后期，邓亚平教授则常用知柏地黄丸加减，主要加丹参、郁金、牛膝、红花活血化瘀之品，以体现攻补兼施的特点。

五、病案举例

杨某，女，41 岁。

2005 年 8 月 9 日初诊。

主诉：双眼视物模糊三月余。

现病史：3 月前因感冒发烧引起双眼视物模糊，伴头痛、眼痛、眼红。在当地医院就诊，诊断为"双眼葡萄膜大脑炎"，给予激素冲击疗法，症状好转。今来我院就诊。

既往史：无特殊。

眼科检查：右眼视力：0.8，左眼视力：0.2，双眼角膜内皮色素样 KP（＋＋），前房轴深 3.5CT，晶体前囊虹膜色素沉着，双眼玻璃体尘状混浊，双眼眼底呈晚霞改变，视乳头边界欠清、色红，视网膜周边部大量黄白色点状渗出物，黄斑区色素紊乱，结构不清，中心凹光反射消失。

全身症见舌红少苔，脉细数。

辨证思路：根据病史及眼科检查，该病人西医应诊断为：双眼 Vogt-小柳-原田病；中医应诊断为：双眼视瞻昏渺。双眼从患者的眼底改变来看，应属于本病的中后期，患者自诉病程已长达三月余，故辨证为久病伤阴，累及肝肾，肝肾阴亏，虚火上炎；患者的舌象也是阴虚之征。治以补益肝肾、滋阴降火之法，方拟知柏地黄丸加减，主要加以活血、安神之品。处方：

知母10g，黄柏10g，熟地黄15g，怀山药25g，山茱萸15g，泽泻15g，丹皮10g，当归10g，川芎10g，白芍15g，远志5g，龙骨30g，牡蛎30g，夜交藤30g。6剂，水煎服，每日一剂。

辅助疗法：强的松30mg，口服，一日一次；甲钴胺0.5g，口服，一日3次。

2005年8月16日二诊。

患者自诉症状有所好转，视物较前清楚。右眼视力：1.0，左眼视力：0.4，角膜内皮少量羊脂状KP（＋），晶体前囊虹膜色素沉着，玻璃体尘状混浊（＋＋），其余同前。

舌红，苔薄黄，脉细数。

辨证思路：患者双眼视力均有提高，中药治疗以守方为主，适当加强补肾明目之力，在初诊的基础上，去远志、泽泻，加枸杞20g，桑葚30g，黄精20g。处方：

知母10g，黄柏10g，熟地15g，山药25g，山茱萸15g，丹皮10g，当归10g，川芎10g，白芍15g，龙骨30g，牡蛎30g，夜交藤30g，枸杞20g，桑葚30g，黄精20g。6剂，水煎服，每日一剂。

辅助疗法：强的松25mg，口服，一日1次；甲钴胺0.5g，口服，一日3次。

按语：知柏地黄丸为补益肝肾、滋阴降火之代表方。方中六味地黄丸滋水涵木、补益肝肾而明目，加知母、黄柏以泻相火。由于病程较久，应考虑兼有瘀滞，故在此基

邓亚平

础上加当归、川芎、白芍以养血活血；加远志、龙骨、牡蛎、夜交藤以安神。二诊时，患者的症状和体征均已减轻，故以守方为主，故在上方基础上，去远志、泽泻，加枸杞、桑葚、黄精以增强养精血、补肾明目之力。本案的临证思辨过程体现了全身辨证与眼局部辨证相结合，攻补兼施，注重活血化瘀的特点。

论青光眼睫状体炎综合征证治

青光眼睫状体炎综合征是以反复发作性眼压升高，房角开放，伴轻度睫状体炎为主要临床特征的一种继发性青光眼。本病又称睫状体炎青光眼综合征，简称青-睫综合征。该病好发于青壮年，大多为单眼发病，预后较原发性青光眼好，是眼科临床的常见病之一。

青光眼睫状体炎综合征的确切发病机制尚不清楚，目前研究认为本病的发生可能与前列腺素及睫状血管系统的反应性异常有关。

在古代医籍中无青光眼睫状体炎综合征的记载，根据本病的主症不同多归于中医眼科学的"目胀""视瞻昏渺"等范畴。在前期"十五"国家科技攻关计划——"名老中医临床诊疗经验及传承方法研究"课题总结邓亚平名老中医临床经验的基础上，对邓亚平教授在临床治疗青光眼睫状体炎综合征的思辨特点进行总结如下。

一、诊病要点

邓亚平教授在诊治青光眼睫状体炎综合征时，最常用的诊察方法是问诊和望诊，采用眼局部辨证与全身辨证相结合、辨证与辨病相结合进行辨证论治；最常询问的关键症状视力是否下降，眼胀有多久，眼部有无发红、疼痛等症状；在发病前有无疲劳、精神紧张、睡眠不足等诱因，全身有无心烦失眠等全身不适症状以及采取了什么治疗措施；最常诊察的部位是角膜后有无沉着物、房水中是否有浮游细胞、前房的深浅情况、玻璃体及前房角情况等改变；另外，还需密切监测眼压等情况。

二、辨证思路

邓亚平教授认为青光眼睫状体炎综合征可因其有无兼病以及体征的不同，则病因病机也有差异。因此，邓亚平教授在诊治青光眼睫状体炎综合征时，十分重视眼局部检查和病史的长短；同时，本病多在感冒、劳累后复发，因此，要注意正气不足的情况。

三、治则治法

邓亚平教授治疗青光眼睫状体炎综合征十分强调眼部症状与全身症状相结合进行论治。一般而言，在本病的发作期，多采用平肝潜阳、活血利水之法；在间歇期，为防止本病反复发作，多以滋养肝肾、活血利水治之。

四、处方用药

邓亚平教授在诊治青光眼睫状体炎综合征时最常选用的方剂是石决明散加减。在临证中，邓亚平教授十分强调眼部症状与全身症状相结合进行论治。在本病的发作期，多选用石决明散加减，常去羌活，加茺蔚子、泽兰、薏苡仁等，以体现平肝潜阳、活血利水之法；若角膜后沉着物较多者，则应佐以夏枯草、法半夏等化痰散结之品；若伴有阴虚内热体征者，则应佐以滋阴清热之品，如知母、黄柏、女贞子、旱莲草等。在本病的间隙期，则常选用驻景丸加减方化裁，以体现补益肝肾、活血利水之法。

五、独特疗法

在临床上邓亚平教授认为运用中医中药治疗青光眼睫状体炎综合征，常常配合使用降低眼压的药物。

六、病案举例

简某，女，36 岁。

2005 年 12 月 5 日初诊。

主诉：右眼视物模糊、发胀一年。

现病史：患者 1 年前右眼视物模糊，在华西医大眼科就诊，诊断为"右眼青-睫综合征"。经治疗后效果不显（具体治疗不详）。今来我院就诊。

既往史：双眼高度近视 20 年。慢性胆囊炎一年。

眼科检查：右眼视力：0.3，左眼视力：数指/30cm眼前。右眼结膜不充血，角膜后可见 2 个羊脂状 KP，房水（一），前房深浅正常；玻璃体可见细尘状混浊，眼底可见豹纹状改变，黄斑色素紊乱并可见萎缩病灶。左眼前节未见异常，玻璃体呈液化混浊，眼底见豹纹状改变，黄斑色素紊乱并可见明显的萎缩病灶。眼压检查，右眼：21mmHg，左眼：17mmHg。

舌淡红，苔薄白，脉平。

辨证思路：根据病人病史以及眼科检查，该病人西医应诊断为：右眼青光眼睫状体炎综合征；双眼高度近视视网膜脉络膜退变；左眼高度近视黄斑病变。中医应诊断为：右眼目胀；双眼近觑。本案患者右眼患青-睫综合征一年，双眼高度近视 20 年，结合眼部表现，应该辨证为肝肾不足兼有瘀滞，治以补益肝肾、佐以活血化瘀之法，方选驻景丸加减方加减，主要加活血化瘀之品，由于患者纳差，故加炒麦芽、炒谷芽、砂仁。处方：

楮实子 25g，菟丝子 25g，茺蔚子 25g，枸杞子 15g，丹参 30g，郁金 15g，牛膝 15g，红花 15g，琥珀 15g，炒麦芽 10g，炒谷芽 10g，砂仁（另包后下）15g。6 剂，水煎服，每日一剂。

2005 年 12 月 12 日二诊。

自诉服药 6 剂，右眼仍发胀。右眼视力：0.4，左眼视力：数指/30cm 眼前，眼部体征和症状同前。患者右眼视力虽有提高，但眼压升高，舌苔厚腻。

辨证思路：本次应辨证为水湿上犯兼有瘀滞，治以利水活血，方选四物汤合五苓散加减。同时，配合降眼压的西药治疗。处方：

猪苓 15g，茯苓 15g，泽泻 15g，白术 15g，桂枝 15g，当归 15g，赤芍药 15g，生地 15g，川芎 15g，郁金 15g，牛膝 15g，炒麦芽 10g，炒谷芽 10g，砂仁（另包后下）15g。6 剂，水煎服，每日一剂。

辅助疗法：醋氮酰胺 250mg 口服，每日 3 次；小苏打 500mg 口服，每日 3 次；0.25％噻吗心胺眼液右眼，每日两次。

按语：驻景丸加减方为全国著名眼科专家陈达夫教授的经验方，常用于肝肾不足引起的多种眼病。方中楮实

子、菟丝子、枸杞子既补肾阴，也补肾阳，阴阳双补，益
精明目而养肝；茺蔚子补肝肾，通血脉，养阴明目。由于
青-睫综合征多应考虑为血瘀与水停，故在加丹参、郁金、
牛膝、红花、琥珀以活血化瘀；由于患者纳差，故加炒麦
芽 10g，炒谷芽 10g，砂仁 15g 以健脾消食。服药 6 剂后
患者的视力得以提高，但眼压升高，舌苔厚腻，故应改变
治法，着重考虑青-睫综合征的主要病机为血瘀与水停，
拟利水活血之法，方选四物汤合五苓散加减。四物汤为养
血活血之代表方，五苓散为利水渗湿的代表方，两方合
用，共奏利水活血之功。由于养目之血重在活，熟地过于
滋腻，故以生地易之。在此基础上，再加郁金、牛膝以增
强活血化瘀之力；炒麦芽、炒谷芽、砂仁以健脾消食顾其
脾胃。本案的治疗较充分地体现了"青-睫综合征"的辨
证在全身无明显不适时则以眼局部辨证为主，治疗中注重
水血同治、攻补兼施的临证思辨特点。

论甲状腺相关性眼病证治

甲状腺相关性眼病（thyroid associated ophthalmopa-
thy，TAO）是一种与甲状腺功能异常相关的器官特异性
自身免疫性疾病，是引起成人单眼和双眼眼球突出的最常
见原因。又称甲状腺相关性免疫眼眶病、浸润性突眼、
Graves 眼病等。由于社会经济的发展、生活节奏加快、
工作压力增大、碘摄入增加等因素，甲状腺功能异常的患
者明显增加，与之相关的甲状腺相关性眼病的发病率也逐
年上升。据统计，甲状腺相关性眼病的患病率已达 1%，

甲状腺相关性眼病已成为国内外成年人最常见的眼眶疾病。

甲状腺相关性眼病的确切发病机制尚不清楚，但是目前的研究资料显示：甲状腺相关性眼病是一种可能与基因、自身免疫、眼眶成纤维细胞活性增强、环境因素等有关的疾病。甲状腺相关性眼病虽为多因素导致的一种疾病，但是其有共同的病理组织学改变——眼外肌水肿、淋巴细胞浸润、肌肉变性坏死及纤维化，眶内球后脂肪和结缔组织成纤维细胞活跃、黏多糖沉积和水肿。水肿的眼外肌活动受限导致复视、眼外肌挛缩，进一步可致暴露性角膜炎，眼外肌及眼眶组织水肿还可压迫视神经致视功能受损等。

甲状腺相关性眼病在临床上常采用分期治疗，强调对活动期甲状腺相关性眼病进行治疗。其治疗措施主要包括：①眼部保护性治疗。②药物抗感染治疗，即眼眶急性炎症时，全身应用糖皮质激素或免疫抑制剂，以减轻眼外肌的损害，减轻水肿以及对视神经的压迫。但是全身大量应用糖皮质激素的副作用较大，停药后复发率高，也有医者采用环孢霉素 A 治疗甲状腺相关性眼病取得较好的疗效，但环孢霉素 A 的副作用也较大且价格昂贵。③手术及放射治疗。随着大量甲状腺相关性眼病的病人难以耐受使用糖皮质激素或免疫抑制剂的副作用，以及停药后病情复发或使用糖皮质激素或/及免疫抑制剂的疗效不满意等情况日益增多，寻求中西医结合治疗甲状腺相关性眼病的患者明显增加。因此，开发研究能提高甲状腺相关性眼病治疗效果且毒副反应小、能明显减少糖皮质激素及免疫抑制剂的副作用的中药势在必行。

邓亚平

中医学虽无甲状腺相关性眼病病名之记载，但在古籍中记载有其相似的临床表现，如《世医得效方》言："轮硬而不能转侧，此为鹘眼凝睛。"《目经大成》谓："此症项强，面赤燥，目如火，胀于睑间，不能开闭，若野庙凶神，与花缸变鱼之目，突而定凝，故曰鱼睛不夜。"这些文献所描述症状及体征类似于甲状腺相关性眼病。新世纪全国高等中医药院校规划教材《中医眼科学》认为本病类似于古代医籍所载"鹘眼凝睛"。在前期"十五"国家科技攻关计划——"名老中医临床诊疗经验及传承方法研究"课题总结邓亚平名老中医临床经验的基础上，对邓亚平教授在临床治疗甲状腺相关性眼病的思辨特点进行总结如下。

一、诊病要点

邓亚平教授在诊治甲状腺相关性眼病时，最常用的诊察方法是问诊和望诊，采用眼局部辨证与全身辨证相结合、辨证与辨病相结合进行辨证论治；最常询问的关键症状是眼球突出的时间有多久，是否伴有视力下降，全身有无甲状腺功能异常和治疗措施，以及全身有何不适；最常诊察的部位是眼球、甲状腺，在病人自身条件许可的情况下，要求病人作甲状腺功能的检查。

二、辨证思路

邓亚平教授认为中医学虽无本病病名之记载，但在古籍中记载有其相似的临床表现，"鹘眼凝睛"类似于现代医学的甲状腺相关性眼病。

邓亚平教授在诊治甲状腺相关性眼病时，常采用辨证与辨病相结合的方法。甲状腺相关性眼病是一种自身免疫性疾病，多发于中青年人，由于该年龄段的患者处于升学、就业以及职业生涯的晋升等时期，常终日熬夜、劳瞻竭视、思虑过度。因此，邓亚平教授认为甲状腺相关眼病与肝脾有关。因肝开窍于目，目为肝之外候，《素问·金匮真言论》："东方青色，入通于肝，开窍于目，藏精于肝。"肝主疏泄，调畅气机，肝气条达，则气血和畅。若情志抑郁，肝气郁结，失于条达，疏泄失司，则气血失和，运行不畅，气滞血瘀，结聚成块而形成肌肉肥厚，眼珠突出；肝气横逆犯脾，或思虑过度伤脾，脾失健运，水液运化失司，湿浊内生，聚而成饮生痰，痰瘀互结，脉络阻塞结而成块，致眼珠突出。故本病病机多为气滞血瘀、水湿内停或痰瘀互结。

三、治则治法

邓亚平教授对甲状腺相关性眼病的治疗，采用的是眼局部辨证与全身辨证相结合、辨证与辨病相结合进行辨证论治。首先要明确甲状腺相关性眼病的临床分期，决定其治疗大法，再结合患者的体质因素、临床症状、舌象等，综合分析，予以加减用药，使其治疗更有针对性，更加个体化，因而疗效显著。邓老最擅长使用的治则治法是分期分型论治，在具体的治法上注重气血同治、水血同治。邓亚平教授一般将本病分为两型论治，即肝气郁结型和痰瘀互结型。前者辨证要点是眼球突出，眼睑肿胀，炯炯有神，眼胀痛，烦躁易怒，两胁胀痛，舌质淡红，苔薄白或薄黄，脉弦，治以疏肝解郁，行气活血之法。后者的辨证要点是眼球突出，眼睑肿胀，呈凝视状态，眼红肿，眼痛，畏光，流泪，视物成双影，胸胁痞满，纳少便溏，舌质淡红，苔白腻，脉滑或涩，治以活血化瘀，化痰散结之法。

四、处方用药

邓亚平教授在诊治甲状腺相关性眼病最常选用的处方是桃红四物汤合四苓散加减，柴胡疏肝散合桃红四物汤次之。在临证中，邓亚平教授参照 Van Dyke 对本病的分级方法，若患者眼病属于 0～3 级，则多采用单纯的中药治疗，选用疏肝解郁，行气活血的方法，方用柴胡疏肝散合桃红四物汤加减，常选用的药物有柴胡、枳壳、川芎、赤芍、桃仁、红花、当归、生地、白芍、丹参、茯苓、泽泻。若患者眼病属于 4～6 级，则常采用中西医结合的方法，方用桃红四物汤合二陈汤加减，常选用的药物为桃仁、红花、赤芍、川芎、生地、当归、茯苓、猪苓、泽泻、白术、桂枝、法半夏、瓦楞子、浙贝母、花蕊石、昆布、海藻；同时配合糖皮质激素治疗，对住院病人常选用地塞米松 10mg 静脉滴注，3 天后改为 5mg 静脉滴注，或采用甲基强的松龙静脉冲击治疗，每日 500～1000mg，使用 3 天后改为强的松 30mg 早晨顿服，以后逐渐减量，激素使用时间在 6～12 个月。对门诊病人采用强的松大剂量冲击治疗，首次予 40～60mg 晨间顿服，3～4 周后逐渐减量，每周减量 5～10mg，直到 15mg 维持 3～4 月，在口服过程中根据病情可在每周采用地塞米松 10mg 静脉滴注 1 次以巩固治疗。若在激素减量过程中出现病情反复，则加用氨甲蝶呤或环磷酰胺。氨甲蝶呤 10mg 口服每日一次，两周后减为隔日一次，一个月后减为 10mg 隔两日一次，一月后再减为 10mg 一周两次。环磷酰胺口服 50mg 一天 3 次，连续使用一月，总量不超过 10g。用药期间每周监测血象。总之，邓亚平教授反复强调本病临证处理的原则：对于轻症的病人，不能随意使用糖皮质激素，只需用中药和一些支持疗法，进行随诊，密切观察病情的变化；病情严重者，才可使用糖皮质激素。随着本病的诊疗水平提高，患者的病情常常能得到有效的控制，很少发展到需做眼眶减压术的程度。因此，重视甲状腺相关性眼病并及时治疗是非常重要的。

五、独特用药

邓亚平名中医在诊治病情严重的甲状腺相关性眼病时，采用中药配合大剂量糖皮质激素冲击治疗。在全身治疗的同时，眼局部可使用人工泪液改善眼部异物感、干涩感。

六、病案举例

白某，女，48 岁。

2003 年 08 月 20 日初诊。

主诉：左眼不能上转一年，伴复视，双眼球突出。

现病史：患者一年前无明显诱因左眼不能上转，伴复视，眼球突出。当时在四川大学华西医院就诊，诊断为"甲状腺功能亢进（以下简称甲亢）"住院治疗，"甲亢"病情好转，但眼部症状无好转，左眼结膜反复充血。现来我院就诊。

既往史：无特殊。

眼科检查：右眼视力：0.4，左眼视力：0.25。检查见双眼上睑退缩。右眼结膜正常，角膜正常，瞳孔圆，晶体无混浊，玻璃体无混浊，眼底正常。左眼结膜充血（＋），角膜上皮少许点状着色，瞳孔圆，晶体无混浊，玻璃体无混浊，眼底正常。眼球运动：左眼上转受限。

全身症见心烦，舌淡、苔薄白，脉细。

辨证思路：根据病史以及眼科检查资料，该患者西医应诊断为："双眼甲状腺相关性眼病"；中医应诊断为："双眼鹘眼凝睛"。从患者病史及眼部体征来辨，多因肝气郁结，气机不畅，气血失和，运行不畅，气滞血瘀；肝气横逆犯脾，脾失健运，水湿内停，则眼部肌肉肥厚，眼球突出，上睑水肿，故辨证为气滞血瘀、水湿内停。治以活血化瘀、利水渗湿，方选四苓散合四物汤加减，主要加软坚散结之品。处方：

川芎 15g，生地 15g，赤芍 15g，当归 15 g，茯苓 15g，猪苓 1g5，泽泻 15g，白术 15g，荔枝核 15g，浙贝 15g，夏枯草 15g，枳壳 15g。水煎服，每日一剂。

辅助疗法：强的松 30mg 早晨顿服，一日一次；叶酸 2 片，一日 3 次；甲氨蝶呤 4 片，一日一次。

2005 年 9 月 26 日二诊。

自诉服药 7 剂后，感左眼球突出好转，但仍不能上转，伴复视。

心烦有所好转，纳眠可，二便调，舌淡、苔薄白，脉弦。

右眼视力：0.4/矫正 0.8，左眼视力：0.25 /矫正 0.6。双眼上睑退缩，右眼结膜不充血，角膜正常；瞳孔圆，晶体无混浊，玻璃体无混浊，眼底正常。左眼上睑退缩，眼球突出，结膜充血（＋），角膜荧光素染色（一），瞳孔圆，晶体无混浊，玻璃体无混浊，眼底正常。眼球运动：左眼上转受限，外展轻度受限。

辨证思路：鉴于患者左眼角膜染色消失，说明患者眼睑闭合状态较上次就诊时好转，双眼上睑退缩减轻，治疗有效，故继续治以活血化瘀、软坚散结，并加强软坚散结的力量，用桃红四物汤合化坚二陈汤加减治疗。处方：

川芎 15g，生地 15g，赤芍 15g，枳壳 15g，夏枯草 15g，桃仁 15g，红花 15g，陈皮 15g，法夏 15 g，茯苓 15g，荔枝核 15g，浙贝 15g，僵蚕 6g。水煎服，每日一剂。

辅助疗法：强的松 15mg 早晨顿服，一日一次；叶酸 2 片，一日 3 次；甲氨蝶呤 2 片，一日一次。

按语：四苓散为健脾利水渗湿之代表方，而四物汤为养血活血之代表方，以生地易四物汤中的熟地，其意在于熟地过于滋腻，不利瘀瘀的消除，在此基础上加荔枝核 15g，浙贝 15g，夏枯草 15g，枳壳 15g 以软坚散结，并配合糖皮质激素等治疗。二诊时，左眼球突出好转，左眼患者角膜染色消失治疗有效，故应继续活血化瘀，并加强软坚散结之力，方选桃红四物汤合化坚二陈汤加减，加荔枝核 15g，浙贝 15g，僵蚕 6g，以加强软坚散结之力。综上，本案治疗体现了治疗甲状腺相关性眼病应注意辨证与辨病的结合，水血同治的临证思辨特点。经过治疗，病人的病情得到控制，同时患者也未出现明显糖皮质激素的副作用。

邓亚平

七、相关研究的结果

中西医结合治疗甲状腺相关性眼病

［袁晓辉（邓亚平名老中医指导的学术继承人），邓亚平，谢学军．中国中医眼科杂志，2006，16（1）］

摘要

目的：观察中西医结合治疗甲状腺相关性眼病的疗效。

方法：对本院 1999～2000 年间门诊及住院的 52 例甲状腺相关性眼病病人的治疗进行总结。0～3 级的病人，采用单纯中药治疗，选用疏肝解郁，行气活血的方法；4～6 级的病人，采用中西医结合的方法，中药选用活血化瘀、化痰散结的方法，西药选用糖皮质激素或联合氨甲蝶呤、环磷酰胺。

结果：本组 52 例 62 只眼中，显效 26 只眼（41.9％），有效 28 只眼（45.2％），无效 8 只眼（12.9％）。

结论：对于轻症病人，不能随意使用激素及免疫抑制剂，只需采用中药和一些支持疗法，进行随诊，密切观察病情的变化；病情严重者，才可使用激素及免疫抑制剂。这样可减少西药引起的副作用，又可及时地控制病情的发展，避免严重并发症的发生。中西医结合方法治疗甲状腺相关性眼病，能控制其病情的发展，改善眼部症状，减少并发症的产生。

关键词 活血化瘀 化痰散结 甲状腺相关眼病

Abstract

Objective: To observe the clinical effect of integrated Chinese and Western medicine on Thyroid-associated ophthalmopathy (TAO).

Methods: 52 cases (62 eyes) with TAO were collected from 1999—2000 and their clinical manifestations were summarize and analyzed. Patients of 0—3 rank were treated by Chinese herbs alone under the principle of dispersing the stagnated Liver qi, activate blood and circulate qi. Patients of 4—6 rank were treated by glucocorticoids and Chinese herbs under the principle of promoting blood circulation to remove blood stasis, dissipating phlegm, sometimes combined with Amethopterin or Cyclophosphamide.

Results: 52 cases (62 eyes) in this group: 26 eyes are significantly effective (41.9%), 28 eyes are effective (45.2%) and 8 eyes are ineffective (12.9%).

Conclusion: Don' t use glucocorticoids and immunosuppressive drugs at will for mild illness, only use Chinese herb and some supporting treatment, follow-up survey and observe the changes of illness. But we can use glucocorticoids and immunosuppressive drugs for serious illness. This way can decrease the side effect of west medicine. TAO treated by integrated traditional Chinese and Western medicine can control the development of illness, improve the clinical effect and decrease the complications.

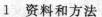

甲状腺相关性眼病是甲状腺功能亢进的常见症状，约50％的甲亢病人可见突眼。中医学对其早有认识，《世医得效方》："轮硬而不能转侧，此为鹘眼凝睛。"《目经大成》："此症项强，面赤燥，目如火，胀于睑间，不能开闭，若野庙凶神，与花缸变鱼之目，突而定凝，故曰鱼睛不夜。"又称"神目自胀""肿胀如杯""状如鱼胞"等，现代医家均统称为"鹘眼凝睛"。西医学过去命名较多，如甲状腺眼病、甲状腺毒性眼病、内分泌性眼肌病变、内分泌性眼球突出、眼球突出性甲状腺肿、恶性突眼和浸润性突眼等。1835 年 Graves，描述了毒性甲状腺肿的临床表现，因此多数学者称之为 Graves 眼病。为区别单纯有眼征与同时伴有甲状腺功能亢进者，习惯上将具有眼部症状同时伴甲状腺功能亢进者称为 Graves 眼病，而无甲状腺功能亢进及其病史者称眼型 Graves 病。而 Weetman 认为最好称之为甲状腺相关眼病，以强调该病除具有眼部体征外，还可伴随不同程度的甲状腺症状。甲状腺相关眼病是一种自身免疫性疾病，多发于中年人，居眼眶病首位，由于其引起的眼球突出致睑裂闭合不全造成暴露性角膜炎，以及并发的视神经病变，导致视功能严重受损，治疗非常棘手。现将我院 1999～2004 年间门诊及住院的甲状腺相关性眼病病人的临床资料回顾分析如下。

1 资料和方法

1.1 病历的收集

收集我科 1999～2004 年间门诊及住院的甲状腺相关眼病病人的病历，一共 52 例 62 只眼，其中男性 24 例，女性 28 例，年龄最小的 28 岁，最大的 66 岁，平均年龄48.47 岁。52 例病例中，6 例伴甲状腺功能亢进，22 例既往患甲状腺功能亢进，现甲亢已控制，24 例不伴甲状腺疾病。

1.2 诊断标准

1.2.1 眼部症状：参照《眼科诊断学》及《眼眶病学》的诊断标准：①患眼有灼热感，沙涩感，畏光流泪等症状；②单眼或双眼进行性前突；③眼睑肿胀，上睑退缩，下落迟缓，瞬目反射减少，球结膜充血水肿；④眼外肌受累，活动受限，出现复视或斜视；⑤ CT 检查显示 2 条以上眼外肌呈梭形肥大。结合 1977 年 Werner 提出甲状腺相关性眼病分为 0～6 级，Van Dyke 1981 年将甲状腺相关性眼病眼部病变的分级的第一个英文字母缩写成 NOSPECS 见表 32。

表 32　甲状腺相关性眼病眼部病变分级

分级	定义	缩写第一英文字母
0	无体征或症状	N(no signs or symptoms)
1	仅有体征	O(only signs)（眼睑退缩、下落迟缓，凝视）
2	软组织受累	S(soft-tissue involvement)（结膜和眼睑水肿、结膜充血，流泪感，异物感）
3	眼球前突	P(Proptosis)（眼球突出轻度 21～23mm、中度 24～27mm、重度 28mm 或大于 28mm）
4	眼外肌受累	E(Extraocular muscle involvement)（眼球向一个或多个方向运动受限,复视）
5	角膜受累	C(Corneal involvement)（角膜上皮点状受损或溃疡形成）
6	视力丧失	S(sight loss)（视神经受累,视乳头苍白,视野缺损,视力下降）

邓亚平

1.2.2 影像学检查：超声波、CT 扫描和 MRI 检查，发现眼外肌呈梭形肥大，本组 8 例眼外肌受累的病例中 5 例为下直肌肥厚，2 例为内直肌肥厚，1 例为上直肌肥厚。

1.2.3 实验室检查：甲状腺相关性眼病伴甲状腺功能亢进者，血清三碘甲状腺原氨酸（T_3）、四碘甲状腺素（T_4）升高，游离 T_3 和 T_4 升高，促甲状腺激素（TSH）下降。而甲状腺功能正常者，T_3、T_4、游离 T_3 和 T_4 正常水平。

1.3 治疗

0～3 级：采用单纯的中药治疗，选用疏肝解郁、行气活血的方法，方用柴胡疏肝散合桃红四物汤加减（柴胡、枳壳、川芎、赤芍、桃仁、红花、当归、生地、白芍、丹参、茯苓、泽泻）。

4～6 级：采用中西医结合的方法，中药用活血化瘀、化痰散结的方法，方用桃红四物汤合五苓散加减（桃仁、红花、赤芍、川芎、生地、当归、茯苓、猪苓、泽泻、白术、桂枝、法半夏、瓦楞子、浙贝母、花蕊石、昆布、海藻），西药选用糖皮质激素或联合氨甲蝶呤、环磷酰胺。

2 结果

2.1 临床表现

表 33　52 例患者临床表现的分级

临床表现 （分级）	例数	百分比	
0	0	0	
1	16	30.80%	
2	10	19.20%	

续表

临床表现 （分级）	例数	百分比	
3	10	19.20%	
4	8	15.40%	
5	5	9.60%	
6	3	5.80%	

由上表可见，临床上最常见的是病情比较轻的 1～3 级病人，仅表现为眼睑退缩，下落迟缓，眼球轻度突出，眼睑和结膜水肿、充血，病人自觉有视疲劳、流泪感、异物感。其次是合并眼外肌受累和角膜病变，而视神经受累是比较少见的。

2.2　治疗

自拟疗效标准：显效：患眼自觉症状和眼睑肿胀、结膜充血水肿消退，眼球突出度回退 2mm 以上，角膜上皮糜烂修复，眼球运动障碍和视神经压迫症状明显改善；有效：患眼自觉症状消失，眼睑肿胀、结膜充血水肿明显改善，眼球突出度回退 1～2mm，角膜上皮糜烂减轻，眼球运动障碍和视神经压迫症状有所改善；无效：患眼自觉症状和眼睑肿胀、结膜充血水肿依旧，眼球突出度无回退或加重，角膜上皮糜烂、眼球运动障碍和视神经压迫症状无改善。本组 52 例 62 只眼中，显效 26 只眼（41.9%），有效 28 只眼（45.2%），无效 8 只眼（12.9%）。对于仅有眼睑退缩、下落迟缓、眼球轻度突出的病人，采用中医药治疗；对于合并眼外肌受累的病人，若治疗半年以上仍然无效，且病情稳定，采用手术治疗。手术病人共有 5 例，

邓亚平

均为限制性下直肌病，采用下直肌后徙，严重者加对侧眼的上直肌后徙；对于眼球突出，眼睑闭合不全，发生暴露性角膜炎的病人，采用中药合并激素治疗，在激素减量的过程中，加用氨甲蝶呤或环磷酰胺。有 2 例病人因眼球突出，眼睑闭合不全，暴露性角膜炎不能治愈，行眼眶减压术；合并视神经病变的病人，采用活血化瘀、补益肝肾的方法，同时加用激素治疗。

3 讨论

3.1 病因病机

3.1.1 中医学的方面

中医学认为甲状腺相关性眼病与肝脾有关。肝开窍于目，目为肝之外候，《素问·金匮真言论》："东方青色，入通于肝，开窍于目，藏精于肝。"肝主疏泄，调畅气机，肝气条达，则气血和畅。若情志抑郁，肝气郁结，失去条达，疏泄失司，则气血失和，运行不畅，气滞血瘀，结聚成块而形成肌肉肥厚，眼球突出；肝气横逆犯脾，脾失健运，水液运化失司，湿浊内生，聚而成饮生痰，痰瘀互结，脉络阻塞结而成块，致眼球突出。现代很多医家对本病的认识也大致相同，曹国蓉认为长期情志不舒，肝失调达遂使肝旺气滞，血瘀痰浊流结于目窠，则眼胀眼突；廖世煌认为早期因情志改变，忧忿气结，使气滞血行不畅而成痰，此时病情尚轻。随着病情的加重，肝火内郁日久耗伤阴精，阴虚火旺逐渐明显，阴虚血行不畅久而成痰，导致瘀血壅滞于目，另一方面肝郁犯脾，脾虚生痰助湿，痰湿上聚于目加重眼突；潘文奎认为甲亢突眼系痰瘀内结所致，而非火邪之害，并认识到在甲亢症状发生之前就有眼突者，系痰气凝结之病机，以痰凝为主。在甲亢症状缓解后，稳定期之突眼者，是以血瘀为主。笔者认为，本病多因肝气郁结，气机不畅，气血失和，运行不畅，气滞血瘀；肝气横逆犯脾，脾失健运，水湿内停，聚而成痰，痰瘀互结致脉络瘀阻，则肌肉肥厚，眼球突出。故总辨证为气滞血瘀，水湿内停。

3.1.2 现代医学方面

眼眶内压力增高可导致眼球突出。甲状腺相关性眼病的突眼是由于眼外肌和眼球后结缔组织水肿，使眼眶内压力增高所致。研究发现，促甲状腺素受体（TSHR）主要存在于甲状腺滤泡细胞膜，也存在于球后组织。自身免疫性 T 淋巴细胞识别甲状腺、眶内组织及眼球外的自身抗原并与其受体相结合而被激活，刺激成纤维细胞的增殖。由于甲亢突眼患者眼球后结缔组织和眼外肌中成纤维细胞活性增强，产生大量亲水性大分子物质糖胺聚糖（glylosaminoglycans，GAG），GAG 吸收水分造成眼外肌水肿，体积增加，从而使眼后压力增高，由于眼眶的限制，导致眼球前突。因水肿的眼外肌活动受限，导致复视和眼外肌痉挛；进一步可导致暴露性角膜炎，眼外肌的水肿又可压迫视神经引起视力下降、视野缺损等。GAG 积聚目前普遍认为是由于眼周组织特异性自身免疫反应造成的。廖志强发现甲亢突眼患者体液免疫功能亢进，细胞免疫中淋巴细胞亚群不平衡，Ts 细胞功能低下，证实本病符合自身免疫性疾病的特征。此外，有人观察在甲亢眼病中吸烟者所占比例较大，故认为吸烟也是发生甲亢突眼的一个危险因素。总之，甲状腺相关性眼病的发病机制不十分清楚，可能与基因、自身免疫、眶内成纤维细胞活性、环境、吸烟等因素有关。

邓
亚
平

3.2 治疗

3.2.1 中医治疗

从本病的病因病机可知，其与肝脾关系密切，在临床上根据眼部表现和体征辨证分型为：①肝气郁结型：症见眼突，眼睑肿胀，炯炯有神，眼球胀痛，烦躁易怒，两胁胀痛，舌质淡红，苔薄白或薄黄，脉弦。治以疏肝解郁、行气活血，方用柴胡疏肝散合桃红四物汤加减，药用柴胡、枳壳、川芎、赤芍、桃仁、红花、当归、生地、白芍、丹参、茯苓、泽泻。②痰瘀互结型：症见眼球突出，眼睑肿胀，呈凝视状态，眼红肿，述眼痛，畏光，流泪，视物成双影，胸胁痞满，纳少便溏，舌质淡红，苔白腻，脉滑或涩。治以活血化瘀、化痰散结，方用桃红四物汤合五苓散加减，药用桃仁、红花、赤芍、川芎、生地、当归、茯苓、猪苓、泽泻、白术、桂枝、法半夏、瓦楞子、浙贝母、花蕊石、昆布、海藻。临床上根据病人的全身情况可随症加减。

3.2.2 西医治疗

对于轻症无需特殊治疗，局部可使用人工泪液改善眼异物感、干涩感，同时纠正甲亢或甲减，去除吸烟等危险因素。严重者，首先采用糖皮质激素治疗，我们常选用地塞米松 10mg 静脉滴注，3 天后改为 5mg 静脉滴注，或采用甲基强的松龙静脉冲击治疗，每日 500～1000mg，使用 3 天后改为强的松 30mg 早晨顿服，以后逐渐减量，激素使用时间在 6～12 个月。门诊病人采用强的松大剂量冲击治疗，首次予 40～60mg 晨间顿服，3～4 周后逐渐减量，每周减量 5～10mg，直到 15mg 维持 3～4 个月，在口服过程中，根据病情可每周采用地塞米松 10mg 静脉滴注以巩固治疗。

若激素减量过程中出现病情反复，则加用氨甲蝶呤或环磷酰胺。氨甲蝶呤 10mg 口服每日一次，两周后减为隔日一次，一个月后减为 10mg 隔两日一次，一月后再减为 10mg 一周两次。环磷酰胺口服 50mg 一天 3 次，连续使用一月，总量不超过 10g。用药期间每周监测血象。

手术治疗：对于眼睑退缩的病人，若影响美观，病情稳定后进行 Müller 肌切除术；对于有复视、眼球运动受限且影响美观者，在病情稳定半年以上，选择受累肌肉减弱术或联合对侧眼拮抗肌减弱术；对于眼球高度突出，眼睑不能闭合，造成暴露性角膜溃疡，影响视力，或 MRI 和 CT 证实有压迫性视神经病变，且伴有严重的视力突然减退，则选择眼眶减压术。

4 小结

甲状腺相关性眼病大多是自限性的，一般多能在 3～36 个月中自发缓解，仅 5％左右发展到严重危害视力，损害美观的程度。故对于轻症的病人，不能随意使用激素，只需要选择中药和一些支持疗法，进行随诊，密切观察病情的变化。病情严重者，才可使用激素。随着诊断及治疗水平的提高，患者的病情常常能得到有效的控制，很少发展到需做眼眶减压术的程度。因此，重视甲状腺相关性眼病并及时治疗是非常重要的。

论上睑下垂证治

上睑下垂是指上睑部分或全部不能提起所造成的下垂状态，即眼在向前方注视时上睑缘遮盖角膜上部超过

2mm。本病可单眼或双眼发病。

上睑下垂有先天与后天之分。先天性上睑下垂多因动眼神经或提上睑肌发育不良。后天性上睑下垂有多种，如动眼神经麻痹（麻痹性上睑下垂）、提上睑肌损伤（外伤性上睑下垂）、交感神经疾患（交感性上睑下垂）、重症肌无力（肌源性上睑下垂）及机械性的开睑运动障碍（机械性上睑下垂）等。

上睑下垂属中医眼科学的"上胞下垂"，又称睢目、侵风、眼睑垂缓、胞垂，严重者称睑废。以睢目为病名首载于《诸病源候论·目病诸候》，书中对其症状作了形象的描述，即："其皮缓纵，垂覆于目，则不能开，世呼为睢目，亦名侵风。"而《目经大成·睑废》中以"手攀上睑向明开"说明上胞下垂的严重症状。

在前期"十五"课题总结邓亚平名老中医临床经验的基础上，对邓亚平教授在临床治疗上睑下垂的思辨特点进行总结如下。

一、诊病要点

邓亚平教授在诊治上睑下垂时，最常用的诊察方法是问诊和望诊，采用眼局部辨证与全身辨证相结合、辨证与辨病相结合进行辨证论治；最常询问的关键症状是发病的缓急，起病时有无感冒、劳累等诱因，是否伴有复视，病程有多久，治疗经过等；全身有何不适以及全身病史；同时，一定要重视提上睑肌与眼外肌功能检查、瞳孔对光反射检查以及病史的长短；又由于引起本病的原因较多，因此，要注意寻找病因，针对病因治疗。

二、辨证思路

邓亚平教授认为上睑下垂的原因很多，寻找病因，针对病因治疗是本病治疗的关键。邓亚平教授对上睑下垂的辨证论治，采用的是眼局部辨证与全身辨证相结合、辨证与辨病相结合进行辨证论治。首先要明确本病病程有多久、是先天性还是后天性、提上睑肌与眼外肌功能情况如何、瞳孔对光反射是否正常等情况，再结合患者的体质因素、临床症状、舌象等，综合分析，予以加减用药，使其治疗更有针对性，更加个体化。在临证中，邓亚平教授认为西医学的肌源性上睑下垂（重症肌无力）多为脾虚中气下陷，清阳不升，胞睑提举无力所致，故辨证为脾虚气弱；麻痹性上睑下垂多为风邪袭络，胞睑筋脉迟缓而不能提举所致，故辨证为风邪袭络。中医中药主要对肌源性上睑下垂以及麻痹性上睑下垂的治疗有特色。

三、治则治法

邓亚平教授治疗上睑下垂最擅长使用的分型治疗。若为肌源性上睑下垂，多以拟补中益气升阳之法；若为麻痹性上睑下垂，多立祛风化痰、活血通络之法。

四、处方用药

临证中，邓亚平教授对上睑下垂十分强调眼部症状与全身症状相结合进行论证。若为肌源性上睑下垂，多选用补中益气汤加减，常重用黄芪，加葛根，以体现补中益气升阳之法；若为麻痹性上睑下垂，多选用正容汤加减，常加当归、川芎、丝瓜络，以体现祛风化痰、活血通络之法。

五、病案举例

黄某，男，28岁，2005年11月14日初诊。

主诉：左眼睁不开伴复视5日。

现病史：患者5日前无明显诱因感左眼睁不开、复视。未进行治疗，今来我院就诊。

既往史：长期消化不好。

眼科检查：双眼视力：1.0。右眼上睑位于瞳孔上沿，左眼上睑遮盖瞳孔上沿4mm，左眼上转及下转稍受限。T3、T4检查未见异常。

全身症见：饮食差，大便偏稀，睡眠差。舌质淡、边有齿痕，舌苔薄白，脉沉。

辨证思路：根据病史以及眼科检查，该病人中医应诊断为："左眼上胞下垂"；西医应诊断为："左眼上睑下垂"。因本案患者素来脾气虚弱，故纳呆食少；运化无权，清浊不分，则大便稀溏；脾虚气血生化无源，脾主肌肉，肌失所养，故上胞不举；舌质淡、边有齿痕也是气虚之征。故辨证为脾虚气弱、升举无力，治以补气升阳之法，方选补中益气汤加减。处方：

黄芪30g，南沙参15g，炒白术15g，当归15g，升麻10，柴胡10g，陈皮10g，夜交藤15g，合欢皮15g，怀山药20g，甘草5g。6剂，水煎服，每日一剂。

辅助疗法：嗅比斯的明60mg口服，一日3次，7天；强的松30mg口服，一日一次。

2005年11月21日二诊。

自诉服药6剂，复视减轻。双眼视力：1.0，右眼上睑位于瞳孔上沿，左眼上睑遮盖瞳孔上沿 4mm，左眼上转及下转稍受限。

睡眠仍差，入睡困难，夜间易醒。舌质淡、边有齿痕，舌苔薄白，脉沉。

辨证思路：患者自诉复视减轻，说明治疗有效，故以守方治疗为主；患者仍感睡眠差，入睡困难，夜间易醒，故在初诊的用药基础上加煅龙骨 20g，煅牡蛎 20g。处方：

黄芪 30g，南沙参 15g，炒白术 15g，当归 15g，升麻 10g，柴胡 10g，陈皮 10g，夜交藤 15g，合欢皮 15g，山药 20g，甘草 5g，龙骨 20g，牡蛎 20g。6 剂，水煎服，每日一剂。

辅助疗法：强的松 25mg 口服，一日一次。

2005 年 11 月 28 日三诊。

自诉服药 6 剂，左眼仍睁不开，复视好转。睡眠不好，但较前有所好转。双眼视力：1.0，右眼上睑位于瞳孔上沿，左眼上睑遮盖瞳孔上沿 4mm，左眼上转及下转基本不受限。

舌质淡、边有齿痕，舌苔薄白，脉沉。

辨证思路：患者自诉复视进一步减轻，眼部检查发现左眼上转及下转基本不受限，说明治疗有效，故以守方治疗为主。在二诊用药的基础上加山茱萸 15g。处方：

黄芪 30g，南沙参 15g，炒白术 15g，当归 15g，升麻 10g，柴胡 10g，陈皮 10g，夜交藤 15g，合欢皮 15g，山药 20g，甘草 5g，龙骨 20g，牡蛎 20g，山茱萸 15g。6 剂，水煎服，每日一剂。

辅助疗法：强的松 20mg 口服，一日一次，2 周。

2005 年 12 月 25 日四诊。

邓亚平

自诉双眼能睁开约半月余，复视仍存在。双眼视力：1.0，右上睑睑沿暴露巩膜1～2mm，眼球不突出，睑裂宽约10mm；左上睑下落稍迟缓，左上睑遮盖瞳孔上缘约3mm，睑裂宽约7mm。

胃口不好，食欲差，大便仍偏稀，睡眠较前稍好。舌质淡、边有齿痕，苔薄白，脉沉。

辨证思路：患者自诉双眼能睁开约半月余，眼部检查双眼上睑下垂均有减轻，说明治疗有效，故以守方治疗为主。由于食欲差，大便仍偏稀，睡眠较前稍好，故在三诊用药的基础上加茯苓10g。处方：

黄芪30g，南沙参15g，炒白术15g，当归15g，升麻10，柴胡10g，陈皮10g，夜交藤15g，合欢皮15g，山药20g，甘草5g，龙骨20g，牡蛎20，山茱萸15g，茯苓10g。6剂，水煎服，每日一剂。

辅助疗法：强的松15mg，一天一次，1月。

按语：补中益气汤是益气健脾、补气升阳的代表方，为治疗脾虚气弱、升举无力所致的上胞下垂的经典方。方中黄芪补中益气、升阳举陷；南沙参、炒白术、甘草益气健脾；当归养血活血；升麻、柴胡升提下陷之阳气。在此基础上，再加陈皮以行气醒脾胃，加山药以健脾补肾；因其睡眠差，故加夜交藤、合欢皮以安神。服药6剂后，二诊时患者复视减轻，但睡眠仍差，入睡困难，故在上方基础上加煅龙骨、煅牡蛎以增强安神之力。三诊时，患者眼部症状进一步减轻，但睡眠差仍存在，故在二诊用药的基础上加山茱萸以安神。四诊时，患者眼部症状进一步减轻，但大便仍偏稀，故在三诊的基础上加茯苓以健脾利湿。综上，本案患者不仅有上胞下垂的眼部表现，且全身又有脾虚气弱之征象，故临证时应全身辨证与眼局部辨证相结合；脾虚气弱、升举无力所致的上胞下垂非短期能够治愈，故治疗中应以补气升阳为主线，守方治疗，这也是本案的临证思辨特点之一。

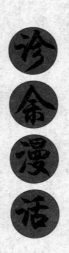

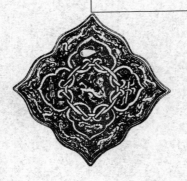

出血性眼病的辨证论治问题

出血性眼病是一组以眼底出血为主要体征的眼病之总称，具体而言，主要包括视网膜静脉阻塞、糖尿病性视网膜病变、视网膜静脉周围炎、年龄相关性黄斑变性、玻璃体积血、高度近视性黄斑出血等眼病。流行病学调查显示，出血性眼病是眼科临床的多发病，也是导致失明的最主要原因。其中，视网膜静脉阻塞（retinal vein occlusion，RVO）是第二位最常见的视网膜血管病；糖尿病性视网膜病变（diabetic retinopathy，DRP）为第一位最常见的视网膜血管病，已成为世界性致盲的主要原因之一；视网膜静脉周围炎（又称 Eales 病）为造成青年人双眼失明的常见病因；年龄相关性黄斑变性（age－related macular degeneration，AMD）为世界性老年人致盲的重要疾病，是美国成人法定盲目首位原因。可见，积极探索出血性眼病的有效防治措施，是医务工作者面临的一项紧急课题。

邓亚平教授在她近六十载的眼科临床与科研工作中，对出血性眼病的辨证论治积累了丰富的临证经验，她常采用眼局部辨证与全身辨证相结合、辨证与辨病相结合进行临证施治。对这类眼病首先要明确出血性眼病的原发病、眼底出血的情况，决定其治疗大法，再结合患者的体质因素、临床症状、舌象等，综合分析，予以加减用药，使其治疗更有针对性，更加个体化，因而疗效显著。在中西医结合防治出血性眼病的临床与实验研究中也取得了一系列成果。

一、出血性眼病的临床特点

在长期临床实践中，邓亚平教授以及她的传承团队对出血性眼病的病因、临床特点及诊治原则进行了总结，认为出血性眼病的特点主要有：①出血性眼病所致的出血，眼内无窍道直接排出，故吸收消散难、易于留瘀，瘀留目内则变症丛生，后患无穷；②出血性眼病不像体表四肢出血能机械性直接止血，故止血也不易；③眼部组织脆弱而脉络丰富，因而出血性眼病易反复出血，常新旧出血同时兼见；④病因多种、复杂。

二、出血性眼病临床诊疗中的注意事项

邓
亚
平

由于出血性眼病具有上述特点，因此，诊治出血性眼病必须注意以下几个问题：其一，必须注意止血而勿忘留瘀之弊，因瘀血不除，血行不畅，脉络不通，又可引发出血；而化瘀又须勿忘再出血之嫌，即需处理好止血与化瘀的关系，不可偏执。其二，必须重视血与水的关系，因为"血不利便化为水"，因此，在出血性眼病的中期应在辨证治疗的同时，常加用利水渗湿的五苓散，可减轻出血性眼病所致的视网膜水肿。其三，必须将辨病与辨证相结合，若为视网膜静脉周围炎、视盘血管炎等炎性出血的眼病，其出血是眼内血管因炎性刺激，血液的成分破壁而出所致，故初期以凉血止血为主，佐以清热泻火之品，药用牡丹皮、赤芍、生地黄、旱莲草等，出血停止再酌情调治；若为年龄相关性黄斑变性、高度近视黄斑出血等变性出

血，其出血是眼内组织因变性疾病使血管脆性增加，凝血机制不良而出血，此即中医"气不摄血"或"脾不统血"之故，因此一般以补气摄血或补血止血为主，药用黄芪、人参、白芍、茯苓、阿胶等益气止血、补肾明目；若为视网膜静脉阻塞所致的眼底出血，其出血是眼内血管栓塞，血流无法通过，破壁外溢，故常以行气活血化瘀为主，药用桃仁、红花、干地黄、枳壳、川芎、石菖蒲等；若为外伤所致眼内出血，是因为眼球结构精细，组织脆弱，任何轻微的损伤均可使眼球的血管破裂而出血，故治疗早期应以凉血止血为主，选用生蒲黄、白茅根、荆芥炭、侧柏叶等，中期应以活血化瘀行气为主，选用桃仁、红花、丹参、郁金、牛膝等，后期应以益气活血、补益肝肾为主；若为糖尿病性视网膜病变，其证候特点是本虚标实、虚实夹杂，随病变的发生发展，其中医病证逐渐从阴虚→气阴两虚→阴阳两虚演变，并且患者全身的瘀血表现也随之加重，肝肾虚损、阴损及阳、目窍失养是其基本病机，因虚致瘀、目窍阻滞为其发展过程中的重要病机，故特别强调对其治疗应扶正祛邪，不宜用破血逐瘀之品，处理好扶正与祛瘀、活血与止血的关系。

三、活血化瘀治疗实验性眼内出血的 ERG 研究

［段俊国（邓亚平教授指导的 84 级研究生），邓亚平，王明芳，等. 中西医结合杂志，1989，9（10）］

内容提要 用 Q-开关红宝石激光制作家兔眼内出血模型共 39 只兔 58 只眼，造模后视网膜电图（ERG）振幅明显下降。经活血化瘀复方——眼底Ⅲ号治疗 3 周，ERG

振幅明显恢复，a 波最大及最终恢复均为 33％，b 波最大及最终恢复分别为 34％、28％，比尿激酶组、空白对照组恢复程度高且稳定持久（P＜0.05）。

近年来，较多的临床与实验研究表明活血化瘀治疗各类眼内出血有确切疗效，并从形态学、凝血系统、纤溶系统、微循环等方面说明活血化瘀单味药及复方对眼内出血的治疗作用。但关于活血化瘀对这类眼病视觉功能的改善研究较少。本研究利用 Q-开关红宝石激光多脉冲辐照法制作眼内出血实验模型，从视觉电生理角度研究活血化瘀复方——眼底Ⅲ号口服液对眼内出血模型视网膜电图（ERG）的作用，探讨活血化瘀改善视网膜功能的机制。

材料和方法

一、材料

1. 实验动物

青紫蓝灰兔 39 只，由卫生部成都生物制品研究所提供，体重 2.0～3.0kg，雌雄基本对等。

2. 药物

（1）眼底Ⅲ号口服液：系血府逐瘀汤加减组成，由本院附属医院药剂科制备，生药含量 200％。（2）尿激酶：江苏常州生物化学制药厂产，批号：851117。用前以生理盐水配成 200U/ml 溶液。

3. 仪器：（1）Q-开关红宝石激光器，由四川大学提供。激光最大输出能量为 0.5J，脉冲宽度 30ns。（2）视觉电生理仪：国产，SDY-1 型。

二、方法

1. 制模方法

动物经 1‰ 阿托品及 5‰ 苯肾上腺素充分散瞳后，置入特制家兔固定支架上，兔眼前置一直径 5mm 光栏限束。通过光栏输出激光平均能量为 37.78mJ（角膜平均能量密度为 192.41mJ/cm²）。辐照时用同光路氦氖激光瞄准，于视乳头正下方及其两侧各施一个脉冲。按此法双眼造模 21 只兔，单（左）眼造模 18 只兔，眼底出血范围均不少于 5 个视乳头直径。

2. 分组及给药法：造模后第 4 天，将实验动物随机分为三组。第一组为空白对照组，除不给用治疗药物外，其他实验条件与余两组同；第二组为尿激酶组，尿激酶按 600u/kg 体重经耳缘静脉缓慢推注，每日一次，5 天为一个疗程，停药 2 天后继续下一个疗程，共 3 个疗程；第三组为眼底Ⅲ号组，眼底Ⅲ号口服液按每次 9ml/kg 体重灌胃，每日 2 次，6 天为一个疗程，共 3 个疗程。

3. 视网膜电图记录法：用特制支架固定动物，暗适应 60min，充分散瞳，1‰ 地卡因作表面麻醉。放置封闭式角膜电极作为引导电极；参考电极与地电极为不锈钢针，分别插入动物前额、耳尖皮下。实验兔距刺激闪光光源 35cm。采用Ⅰ～Ⅳ档闪光强度，白光刺激强度由弱到强，四档强度角膜平面闪光照度分别为 30、60、85、120Lux，通带频率选用 0.5～100Hz。每一强度 ERG 均叠加 10 次获平均 ERG，闪光间隙为 5s，每一平均 ERG 完成后，间隔 120s 再记录下一强度 ERG。ERG 分析参照 Jagadeesh 法。造模前记录基础 ERG 作为各眼自身对照，造模后第 2 天及治疗开始后 1 周、3～6 周各记录 ERG1 次。

4. 数据处理：ERG 资料于长城 0520 微机上进行数据处理，将各实验兔激光造模后各时期 ERG 振幅表述为相对于激光前的百分数，且以治疗前振幅恢复程度为 0 计，描绘 ERG 恢复曲线。统计学处理采用多组单因素方差分析及双侧 t 检验。

结　果

一、激光造模

对 ERG 的影响：激光造模后 ERG 振幅明显降低。Ⅰ～Ⅳ档强度 ERG 的 a 波振幅分别为激光辐照前的 34.4%、40.5%、45.17%、51.44%，b 波振幅分别为激光辐照前的 39.94%、38.98%、41.41%、49.25%。激光造模后各强度 ERG 峰潜时均有不同程度提前（表 34）。其中强度Ⅰ ERG 的 a 波峰潜时提前 0.62ms（P＜0.05）；强度Ⅲ、Ⅳ ERG 的 b 波峰潜时分别提前 1.27，1.22ms（P＜0.05）。

表 34　激光造模对 ERG 峰潜时的影响　（M±SD，ms）

		白光强度			
		Ⅰ	Ⅱ	Ⅲ	Ⅳ
a 波	前	15.81±1.15	14.4±0.84	12.72±1.02	11.28±1.03
	后	15.19±1.73*	17.04±1.53	12.41±1.47	11.11±1.78
b 波	前	40.22±2.39	38.4±2.29	37.52±2.87	36.40±2.80
	后	39.39±3.28	38.0±2.92	36.2±2.25*	35.1±2.49*

注：*激光造模前后比较 P＜0.05，n＝58

二、活血化瘀对 ERG 恢复的影响

空白对照组、尿激酶组、眼底Ⅲ号组各时期 ERG 之 a、b 波峰潜时无明显恢复（P＞0.05）。三组 ERG 振幅恢复情况各异。

1.ERG-a 波振幅的恢复（表35、图5）

空白对照组 a 波的恢复（自然恢复）于激光辐照后 3 周内较明显，最大可恢复 32％。此后又逐渐下降，最终（实验结束时）恢复水平仅 18％。眼底Ⅲ号组治疗期间 a 波振幅恢复情况同空白对照组，但停药后 a 波振幅呈缓慢上升相。振幅值与空白，对照组比较有显著性差异（P＜0.05）。治疗开始后 6 周时 a 波恢复了 33％。说明眼底Ⅲ号能促进 ERG-a 波的恢复。尿激酶组 a 波恢复较差，治疗开始 1 周时其振幅无恢复，以后其振幅恢复程度较低，与空白对照组比较 P＞0.05，其最大恢复仅达 19％（4 周时）。说明尿激酶不能促进 ERG-a 波的恢复。

表35　治疗不同时期 ERG-a 波振幅的变化（M±SD，uv）

	造模前	造模后	治疗开始后周数				
	（正常眼）	（治疗前）	1	3	4	5	6
空白对照	113.2± 24.1(19)	51.4± 15.9(13)	63.7± 18.9(19)	86.1± 14.5(8)	80.5± 22.2(19)	77.7± 24.9(19) * △	73.6±16.3 (19) * △
眼底Ⅲ号	115.5± 26.3(19)	58.1± 21.6(16)	68.1± 24.5(19)	92.2± 17.5(5)	91.8± 32.6(16)	100.3± 21.2(16)	93.1± 23.6(17)
尿激酶	113.8± 34.1(20)	64.6± 23.9(18)	61.9± 17.8(20)	73.4± 18.1(5)	83.2± 27.7(20)	76.6± 21.5(20)	70.8± 22.0(20)
F 值	0.035	1.477	0.465	1.774	0.783	5.943	6.096
P 值	＞0.05	＞0.05	＞0.05	＞0.05	＞0.05	＜0.01	＜0.01

注：ERG 记录条件为白光 Ⅳ 档强度，（ ）内为眼数；＊与空白对照组比较 P＜0.05；△与尿激酶组比较 P＜0.01

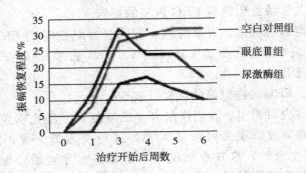

图 5　ERC-a 波振幅恢复曲线（白光强度第 IV 档）

2. ERG-b 波振幅的恢复（表 36、图 6）

眼底Ⅲ号组治疗期间及治疗后各 3、5、6 周 ERG-b 波的恢复程度均高于空白对照组及尿激酶组。与空白对照组及尿激酶组比较，其差异有显著性意义（P＜0.05）。停药前恢复到最高水平（34%），停药后保持在较高水平，最终恢复水平为 28%，比空白对照组高 13%（P＜0.05）。用药期间尿激酶组 b 波恢复略高于空白对照组，但差异无显著性意义（P＞0.05），停药后恢复水平明显下降。尿激酶和空白对照组的最终恢复水平分别为 13%、15%。

表 36　治疗不同时期 ERG－b 波振幅的变化（M±SD，uV）

| | 造模前 | 造模后 | 治疗开始后周数 | | | | |
	（正常眼）	（治疗前）	1	3	4	5	6
空白对照	236.4± 26.3(19)	123.7± 39.4(18)	149.± 34.9(19)	179.8± 21.9(8) * △	172.3± 33.6(19)	167.5±30.3 (19) * △△	158.±26.6 (19) * △△
眼底Ⅲ号	242.6± 36.2(19)	115.6± 34.76(19)	172± 42.1(19)	208.6± 21.0(5)	183.9± 44.3(18)	201.9± 27.0(16)	181.± 35.8(17)

续表

	造模前（正常眼）	造模后（治疗前）	治疗开始后周数				
			1	3	4	5	6
尿激酶	249.0±58.2(20)	119.6±40.2(20)	153±22.0(20)	172.5±21.3(6)	176.1±40.9(20)	155.1±24.8(20)	151±25.8(20)
F 值	0.412	0.208	2.464	4.264	0.407	13.513	5.025
P 值	>0.05	>0.05	>0.05	<0.05	>0.05	<0.01	<0.01

注：ERC 记录条件为白光强度第Ⅳ档；() 内为眼数，与空白对照组比较 $P<0.05$，$P<0.01$，与尿激酶组比较△$P<0.05$，△△$P<0.01$

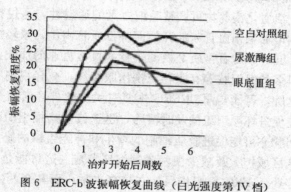

图 6　ERC-b 波振幅恢复曲线（白光强度第 Ⅳ 档）

讨　论

　　闪光 ERG 为视网膜细胞的综合电位，是反映视网膜功能的客观指标，代表了视感受器到无足细胞的视网膜各层的电活动。本实验运用 Q-开关红宝石激光造成眼内出血模型，见到 ERG 振幅明显下降，第Ⅳ档白光刺激时，其振幅为原来的 50%。振幅降低的原因可能包括：①一定数量的视网膜遭到破坏；②R-膜破损后视网膜电流的重新分布，视网膜低电

邓
亚
平

阻通路形成后的截流作用及损伤区周围组织细胞功能障碍；③视网膜玻璃体出血。活血化瘀复方——眼底Ⅲ号能促进模型眼 ERG 的 a、b 波振幅的恢复，比空白对照组、尿激酶组恢复程度高且稳定持久。活血化瘀方药可能是通过以下几方面改善 ERG 的。

一、减轻造模后的继发性损害，促进视网膜病损区的修复

激光辐照后视网膜继发性损伤（主要表现为组织细胞水肿），面积取决于就近的毛细血管的反应及血压和细胞间液压差。活血化瘀药物可调整毛细血管的通透性，通过扩张微血管和增加毛细血管床的开放而降低血管内压，减轻视网膜水肿。同时，随着物质交换的进行和血液流速的加快，有利于将过多的组织胺等有害物质携出眼组织，减轻视网膜组织细胞水肿，可能与早期 ERG 恢复有关。此外，活血化瘀药物还能促进坏死组织的及时清除，迅速修复病损组织。活血化瘀药物亦可能促进胶质细胞的增生和神经组织的修复，防止损伤区域扩大及减少视网膜萎缩区形成。这可能是眼底Ⅲ号组停药后 ERG 振幅仍保持在较高水平，而其余两组 ERG 振幅不断降低的原因之一。

二、改善脉络膜视网膜微循环

激光造模使大量脉络膜、视网膜血管遭到破坏，视网膜血管阻塞，脉络膜毛细血管血栓形成，损伤区及其周围视网膜严重缺血缺氧。而活血化瘀药物能提高对缺血缺氧的耐受力[11]。并且活血化瘀药物能改善血液的流变性，增加毛细血管的开放数目，增加视网膜、脉络膜的血流速度及血流量，改善视网膜病变和细胞代谢，从而促进 ERG 的恢复。

三、眼底出血及玻璃体积血的吸收促进 ERG 恢复

眼内出血不仅能减少到达视网膜的刺激光亮，且能影响视网膜的功能。实际上血细胞分解产物：卟啉、铁、钾及胆红素均可影响视网膜功能，降低 ERG 振幅。Mandelbaum 等在猴眼玻璃体积血的实验研究中，观察到随着积血的逐渐吸收，ERG 逐渐恢复。活血化瘀方药能促进眼底、玻璃体积血的吸收。通过增加屈光介质的透光度，快速清除血块有害的分解产物，使 ERG 明显恢复。

活血化瘀改善 ERG 可能为以上作用的综合效应。此外，活血化瘀药物还可能影响 R-膜，改变视网膜电阻，增强正常视网膜细胞代谢，发挥正常视网膜的代偿功能。但尚缺少这方面的证据，有待于利用视网膜，甚至细胞内微电极技术予以证实。

四、实验性眼底出血的组织学观察

［李寿玲（邓亚平教授指导的 86 级研究生），邓亚平，李懿堂. 临床眼科杂志，1995，3 (3)］

摘要 对家兔实验性眼底出血的吸收过程作了检眼镜、光镜和电镜观察，提出脉络膜视网膜出血及玻璃体积血清除的不同机制。脉络膜视网膜出血的吸收与血液循环关系密切，而视网膜下与玻璃体内血液的清除更赖以巨噬细胞的吞噬作用。

关键词 实验性眼底出血 巨噬细胞吞噬 血液循环

脉络膜视网膜出血及玻璃体积血临床中常见，多种原因可致。其血液的清除是一较为复杂的过程，不同部位出血的清除方式和机制不尽相同，认识其机制有助于临床的治疗。本文对实验性眼底出血的吸收过程作了组织学的观察。

材料与方法

一、实验动物

日本大耳白兔 35 只，体重 2～3kg，雌雄兼用。

二、造模方法

采用 Q 开关红宝石激光多脉冲辐照法制作眼底出血模型。家兔双眼用阿托品液扩瞳后，对准视神经乳头下方的左、中、右各辐照脉冲，检眼镜下观察眼底出血范围达 5LD（光斑直径）左右。

三、观察方法

造模当日及以后的不同时期作检眼镜观察。一周内每天一次，以后每周一次，一个月后每半月一次，并同时处死家兔，取出眼球作光镜观察，部分电镜观察，实验周期 3 个月。

1. 检眼镜

直接检眼镜观察，并做彩色眼底摄片。

2. 光镜

取出眼球，AFA 液固定一周，脱水后剖开眼球，石蜡包埋，取病变及出血处连续切片，作 HE、普鲁士兰染色，部分作 Masson 三色和 PTAH 染色，光镜下观察。

3. 电镜

眼球取出，3％戊二醛液予固定，1％四氧化锇液后固定，618 环氧树脂包埋，半薄切片，美兰染色，光镜定位后作超薄切片，醋酸铀和枸橼酸铅染色，H-600 型透射电镜观察。

结　果

一、检眼镜观察

造模后眼底见 2～3 处大团块状出血，向前突起进入玻璃体呈蘑菇状，范围约 5LD。一天后玻璃体开始混浊，1～3 周混浊最明显，其后逐渐减轻，血液趋向吸收。由于玻璃体混浊，视网膜难以窥及，检眼镜所观察的主要为玻璃体积血。将玻璃体积血吸收过程分为 3 个阶段：①未吸收：积血范围在 3LD 以上，或玻璃体中度混浊；②半吸收：积血范围在 3LD 以下，或玻璃体轻度混浊；③全吸收：积血完全吸收，或仅留少许点状混浊。一个月大多数眼（约 70%）半吸收，至 3 个月尚有少数眼未全吸收（图 7）。

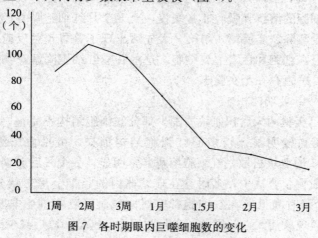

图 7　各时期眼内巨噬细胞数的变化

二、光镜观察

（一）造模当日眼底出血

造模当日光镜下见光照周围处脉络膜、视网膜下和视网膜出血以及玻璃体大量积血，出血沿着脉络膜上腔外延，并充满整个脉络膜上腔。

（二）出血区的变化

1. 脉络膜出血

脉络膜上腔积血1周时大部分吸收，脉络膜出血2周内消失，未见巨噬细胞吞噬红细胞现象。

2. 视网膜出血

实验3天后红细胞溶解渐明显，一周时出血部分吸收，2周时出血基本消失。第4天出血区出现吞噬含铁血黄素的巨噬细胞，普鲁士兰反应阳性，以后渐增多，于3周消失。

3. 视网膜下出血

即视网膜神经上皮与色素上皮层之间的出血。视网膜下红细胞的溶解和吸收非常缓慢，至3个月红细胞降解产物仍未全清除。实验第4与第7天先后出现了普鲁士兰反应阳性的巨噬细胞和色素上皮细胞，这些吞噬红细胞降解产物的现象，一直存在至实验末。

4. 玻璃体积血

实验两天后积血块周围少部分红细胞结构不完整，一周时溶血较明显，较多的红细胞结构消失，可见血影细胞，2～3周血块松散，红细胞溶解非常明显，一个月后玻璃体内红细胞显著减少，多附着在玻璃体内的条带上呈带状分布。3个月时尚见散在红细胞。玻璃体积血区巨噬细胞非常多，吞噬现象活跃，一周～一个月在积血区密集，以后减少。

（三）组织反应

由激光辐照引起的大量多核白细胞浸润现象在造模后3天消失，眼底出血引起的组织反应以巨噬细胞为主。实验后2天视网膜出现巨噬细胞，第4天胞浆内出现含铁血黄素颗粒，普鲁士兰反应阳性。一周时眼内的巨噬细胞数明显增多，2～3周最多，一个月后明显减少。将每只眼的切片各取4张，普鲁士兰染色后计数每张切片中的巨噬细胞数，算其平均值代表该眼的巨噬细胞数。各时期眼内巨噬细胞量的变化过程（图8）。

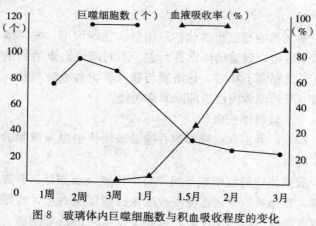

图 8　玻璃体内巨噬细胞数与积血吸收程度的变化

　　巨噬细胞的分布，早期在视网膜、视网膜下和玻璃体的出血处，2周后主要位于玻璃体和视网膜下。玻璃体内的巨噬细胞一周内自视网膜向积血处移行，2～3周密集在积血处，一个月后扩散，多存在于下方视网膜表面或附近，少部分出现在视乳头血管周围的疏松组织内，个别在睫状突中可见。

　　三、电镜观察

　　实验早期（2个周）：视网膜的视细胞和色素上皮细胞间可见较多红细胞，视网膜内及视网膜下可见巨噬细胞，胞浆内含吞噬颗粒，视网膜表面可见新生的组织细胞，其核大、胞浆少、尚未有吞噬颗粒。

实验晚期（2月）：视网膜下仍见有形态完整的红细胞，并见色素上皮细胞吞噬完整红细胞，此时巨噬细胞胞浆内含有较多的吞噬颗粒，细胞器变性。

讨 论

本实验的眼底出血包括脉络膜、视网膜下、视网膜以及玻璃体出血，以玻璃体出血为主。不同部位出血清除的快慢不一，机制亦不相同。脉络膜与视网膜出血吸收较快，而视网膜下及玻璃体内血液清除非常缓慢。

一、玻璃体积血

溶血、纤溶和巨噬细胞吞噬是玻璃体中血液清除的三个重要机制。

玻璃体内的红细胞不能完整地吸收入血循环，首先必须溶解，其降解的产物才能吸收或被巨噬细胞吞噬，红细胞的溶解产物能引起趋化反应，从而出现大量的巨噬细胞，巨噬细胞中含溶血酶，巨噬细胞的出现又可促进红细胞的继续溶解。本实验2天光镜下可见溶血现象，2～3周溶血非常明显，红细胞完整结构消失。关于红细胞溶解的开始时间，Forrest 电镜观察证实 24 小时内即发生。Regnaut 用 Cr 标记红细胞法观察表明第 1～7 天溶解的最迅速。纤维蛋白溶解可使积血块松散，利于血液的吸收。本实验 2～3 周血块松散，1 月后血块消失。生化实验证实：玻璃体中纤维蛋白的清除非常缓慢，其原因认为是玻璃体中纤溶活性低下以及玻璃体积血不能引起多核白细胞的反应，因此 Forreste：认为纤维蛋白的清除还需通过巨噬细胞吞噬等途径完成 。

巨噬细胞的吞噬活动在玻璃体血液清除的过程中起着非

常重要的作用，红细胞降解产物及部分纤维蛋白都赖其吞噬以清除。巨噬细胞有着活跃的趋化性，玻璃体积血能吸引大量的巨噬细胞，它与血液的吸收有着密切关系，在大量巨噬细胞出现及活跃的吞噬活动之后，血液逐渐被吸收（图1）。巨噬细胞吞噬红细胞的降解产物后变性自溶，大多经视网膜浅层毛细血管吸收，部分通过视乳头或前部葡萄膜毛细血管吸收。

二、视网膜下出血

视网膜下血液清除主要依靠巨噬细胞和色素上皮细胞的吞噬作用，其清除过程非常缓慢。本实验第4天～3个月视网膜下均见有吞噬含铁血黄素的巨噬细胞，色素上皮细胞参与吞噬活动。电镜观察色素上皮细胞吞噬完整的红细胞。

越生晶等用大白鼠视网膜下注血后电镜观察9个月发现，在实验末期巨噬细胞变性自溶后又被色素上皮细胞和Müller细胞再吞噬，其吞噬的物质分别转入脉络膜和视网膜的毛细血管内，经血液循环吸收。

三、视网膜和脉络膜出血

视网膜与脉络膜出血的清除与血液循环关系密切。在没有循环障碍的情况下，血液吸收较快（如本实验）。

视网膜出血后红细胞溶解产物可经毛细血管的内皮细胞进入血液循环而吸收，巨噬细胞的吞噬活动亦参与清除，以加快血液的吸收。临床中视网膜中央静脉阻塞及糖尿病性视网膜病变等具有循环障碍的视网膜出血，吸收缓慢，说明视网膜出血的吸收与血循环的关系密切。

脉络膜富有血管，毛细血管管腔大而空隙多，红细胞及溶解产物易通过毛细血管进入血循环，因而脉络膜出血吸收迅速，本实验脉络膜处未见巨噬细胞。

五、出血性眼病的中医治疗

［袁晓辉（邓亚平名老中医指导的学术继承人），邓亚平. 四川中医，2005，23（5）］

摘要 通过对出血性眼病的病因及特点的认识，探讨出血性眼病的分期辨证治疗。

关键词 出血性眼病 中医 临床分期

治疗出血性眼病是眼科的一大类疾病，包括前房出血、玻璃体出血、视网膜静脉阻塞、视网膜静脉周围炎、糖尿病视网膜病变、高血压性视网膜病变等。这类疾病发病率高、对视力危害大、预后差，而西医对这类疾病几乎没有什么特殊治疗，中医中药对这类疾病则有着独特的认识，中药在促进出血的吸收、视力的恢复及减少并发症等方面有着较大的优势。

1 病因及特点

出血性眼病的病因主要有六点：①外伤出血：眼球结构精细，组织脆弱，任何轻微的损伤均可使眼球的血管破裂而出血。早期应以凉血止血为主，选用生蒲黄、白茅根、荆芥炭、侧柏叶等凉血止血之品；中期应以活血化瘀为主，选用桃仁、红花、丹参、郁金、牛膝等行气活血之品；后期应以益气活血为主，选用人参、黄芪、茯苓、山药等健脾益气之品。②炎性出血：眼内血管因炎性刺激，血里的成分破壁而出。初期以凉血止血为主，佐以清热泻火之品，药用丹皮、赤芍、生地、旱莲草等，出血停止再酌情调治。③变性出血：眼内组织因变性疾病使血管脆性增加，凝血机制不良而出血，"气不摄血"或"脾不统血"都属此类，一般以补气摄血或补血止血为主，药用当归、黄芪、人参、白芍、茯苓等。④血管硬化出血：眼内动脉硬化，血管壁增厚，脆性增加，血流量减少可使视网膜缺血、组织坏死出血，一般多为阳亢征象。常以滋阴潜阳、活血软坚为主，兼用止血之品，药用天麻、钩藤、石决明、黄芩、栀子等。⑤血管栓塞出血：眼内血管栓塞，血流无法通过，破壁外溢。常以活血化瘀为主，兼用抗凝开窍之品，药用桃仁、红花、川芎、麝香、石菖蒲等。⑥压迫出血：多见于颅内占位性病变，常以泻脑降压为主，兼用软坚散结之品，选用利水渗湿的五苓散加鳖甲、浙贝母、牡蛎、三棱等软坚散结药。

眼内出血的特色：①眼内无窍道直接排出，吸收消散难而易于留瘀，瘀留目内则变症丛生，后患无穷。②眼内出血不像体表四肢能机械直接止血，故止血不易。③眼部组织脆弱而脉络丰富，因而易于再出血。基于以上特点，在治疗出血性眼病时应注意止血而勿忘留瘀之弊，因瘀血不除，血行不畅，脉络不通，亦可引发出血；而化瘀应勿忘再出血之嫌，活血化瘀，疏通气机，令其条达，使血自能归循经脉，不但可以促进止血的吸收，也有利于防止出血的再度发生，但活血太过，也可引发新的出血。因此，止血与化瘀的关系需要处理恰当，不可偏执，必须有机结合起来。

2 各家学说

王明芳等认为眼科血证应分为出血期、瘀血期、死血期、干血期，出血期应止血活血，瘀血期应活血化瘀，死血期应痰瘀同治，干血期应扶正散结。王林珍认为治疗玻璃体出血应遵循"一守、二活、三破、四安正"的法则，发病初期可凉血止血；血止后，采用活血化瘀，行血抗凝，促进积血吸收；当玻璃体内出现凝血团或机化条索物时，以破血消瘀、软坚散结之法，抗凝祛瘀；最后是治病护体。刘孝书等认为眼内出血早期（新鲜出血）应清热凉血止血，辅以活血化瘀通络；中期（静止瘀血期）应活血化瘀通络，辅以清热凉血；晚期（恢复期）应滋补肝肾，活血明目，软坚散结。霍永军认为玻璃体出血初期应凉血止血，辅以活血祛瘀；中期活血祛瘀；后期活血化瘀及软坚散结。朱建华等认为玻璃体出血初期应清肝泻火，凉血止血；后期应活血化瘀。姜祖贤认为根据病程、眼底表现和兼症可把视网膜静脉阻塞分为出血期、瘀血期、滞结期。唐由之等认为眼底出血早期应根据病因不同治疗：炎性出血如视网膜静脉周围炎、视盘血管炎应凉血止血，变性性出血如高度近视性、贫血性应补血止血，阻塞性出血如高血压、视网膜静脉阻塞应活血止血；中期根据病因不同采用凉血活血，养血活血，散瘀活血；后期应采用软坚与补虚。姚芳蔚认为出血性眼病治疗应分为出血期采用凉血止血活血，方选生蒲黄汤或宁血汤；出血停止期采用活血化瘀，方选桃红四物汤或血府逐瘀汤；瘀滞难消期采用破血逐瘀，选用血府逐瘀汤加软坚散结药。

3　临床治疗经验及病案举例

通过对出血性眼病的病因及特点的认识，以及文献的复习，笔者将眼内出血分为早、中、晚期，早期为出血期采用凉血止血活血的方法，以防止血留瘀，选用生蒲黄汤合四物汤加减：生蒲黄 30g，生地 15g，丹皮 15g，川芎 15g，丹参 30g，郁金 15g，荆芥炭 15g，旱莲草 15g，当归 15g，赤芍 15g，牛膝 15g，枳壳 15g。中期为瘀血期采用行气活血、化瘀软坚的方法，选用血府逐瘀汤加减：桃仁 15g，红花 15g，生地 15g，赤芍 15g，川芎 15g，牛膝 15g，柴胡 15g，当归 15g，泽兰 15g，血竭 15g，龙骨 15g，牡蛎 15g，昆布 15g，海藻 15g。晚期为恢复期采用补益肝肾、活血化瘀的方法，选用驻景丸加减方合桃红四物汤加减：楮实子 25g，菟丝子 25g，茺蔚子 15g，枸杞 15g，牛膝 15g，桃仁 15g，红花 15g，当归 15g，生地 15g，赤芍 15g，川芎 15g，黄芪 30g，党参 30g。

例1：盛某，男，31 岁。右眼视力突然下降 3 天，查视力右眼：手动/眼前，诊断：①右眼玻璃体积血；②右眼视网膜静脉周围炎。本病为病变早期，采用凉血止血活血，选用生蒲黄汤加减，一周后视力恢复至 0.2。

例2：张某，女，67 岁。左眼视力下降 3 月，查视力左眼：0.1，诊断：左眼视网膜中央静脉阻塞。本病发病时间较长，为病变后期，采用补益肝肾，活血化瘀，选用驻景丸加减方合桃红四物汤加减，治疗两周后视力恢复到 0.4。

例3：梁某，男，41 岁。左眼视力逐渐下降 1 个月，查视力左眼：0.1，诊断：左眼视网膜中央静脉阻塞。本病为病变中期，采用行气活血、化瘀软坚的方法，选用血府逐瘀汤加减，治疗一月后视力恢复到 0.4。

例4：陈某，女，4 岁。因外伤后右眼视力下降 3 天，查视力右眼：手动/眼前，诊断：①右眼顿挫伤；②右眼玻璃体积血。本病为发病早期，采用凉血止血活血，选用生蒲黄汤加减，一周后病人视力逐渐恢复，两周后恢复至 0.5。

中医眼科的病因病机之"万病皆瘀"学说

邓亚平教授为响应毛主席关于"发掘祖国医学关键是西医学中医"的号召，1962 年调入成都中医学院附属医院（即现在的四川省中医医院）师承全国著名中医眼科专家陈达夫

邓亚平

教授学习中医眼科，此后一直在成都中医药大学附属医院眼科从事中西医结合眼科工作。邓亚平教授在学用循环（理论——实践——再理论——再实践……不断交替）中打下了深厚中医和西医理论及临床的根底。邓亚平教授这种始学西医，再学中医的学医行医经历，逐步形成了她融汇中西医的独有学术思想与诊疗特色。在中医眼科的病因病机方面倡导"万病皆瘀"学说。

一、对眼科疾病之"瘀"的诠释

邓亚平教授在学习和实践中医有关基础理论的基础上，结合临证实践和西医学的相关知识，对眼科疾病之"瘀"进行了新的诠释。邓老认为，造成眼病的"瘀"有广义和狭义之分。狭义之瘀即"有形之瘀"，反映血运行不畅，留滞、停滞瘀积于局部，表现为中医的血瘀证或西医的微循环障碍，如眼睑、球结膜血管的青紫曲张、甚至是怒张，前房及玻璃体出血，混浊，眼底的出血、渗出，视网膜前膜、玻璃体视网膜纤维组织的增生牵拉等，舌可有瘀点或瘀斑、舌下静脉曲张，脉可有弦涩等；同时，由于视网膜血管是人体用肉眼唯一可直接观察到的微血管，因此对于"有形之瘀"眼科医生可以从检眼镜中直接看到视网膜血管的"瘀"之改变，如视网膜静脉阻塞的眼底出血、渗出、水肿，视网膜静脉迂曲、扩张、串珠样改变，微动脉瘤等改变。广义之瘀即"无形之瘀"，除狭义之"瘀"外，还包括各种病因病理产物的综合病变，即某些人们无法直接看见的血液黏滞、血流动力学改变等病理改变，这也是活血化瘀法在眼科临证中广泛应用的依据。

虽然早在《黄帝内经》就有"恶血留内"之记载，其治则为"结者散之，留者攻之"（《素问·至真要大论》）。《说文》对"瘀"的解释为："瘀为积血"，即狭义的"瘀"，反映血液运行不畅，停滞、留滞、瘀积于局部的病理。清代医家唐容川在其所著《血证论》中明言："离经之血，虽清血鲜血，亦是瘀血。"这应视为对狭义的"瘀"的扩展。据此，邓亚平教授在临证治疗血热妄行所致的出血性眼病时，就特别注意止血而勿忘留瘀之弊，少用十灰散，而常用生蒲黄汤。在临证中，邓亚平教授发现很多眼病虽然没有"有形之瘀"的改变，但是实验室检查发现其患者存在血黏度增高、血流动力学异常等病理改变，灵活应用活血化瘀法治疗能取得显著疗效，于是在眼科临证中又提出要注意"无形之瘀"。如邓老在临证治疗甲状腺相关性眼病时，该病虽无出血、积血等"有形之瘀"的体征，但是邓老在选方用药时常以活血化瘀、利水渗湿法，用四苓散合四物汤加减治疗。

二、"万病皆瘀"的基本内容

"万病皆瘀"的理论是邓亚平教授在学习中医基础理论并实践于临床，融汇中西医眼科的相关知识而提出的。邓亚平教授认为，任何眼病皆有"瘀滞"，内障眼病中，轻者如云雾移睛，重者如暴盲，皆因"瘀滞"所致。从眼部检查所见而言，眼睑、结膜血管的迂曲扩张，泪囊的慢性炎症，角膜变性，各种原因的玻璃体混浊液化，脉络膜、视网膜、视乳头的炎症、出血及缺血等病变都与"瘀滞"有关。

邓亚平教授对眼病的病因病机之所以强调"瘀"，提出"万病皆瘀"的理论基础是：中医基础理论关于气血津液以及脏腑与眼的关系，尤其强调眼与血、眼与肝的关系密切，如《灵枢·五阅五使》谓："五官者，五脏之阅也。……目

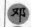

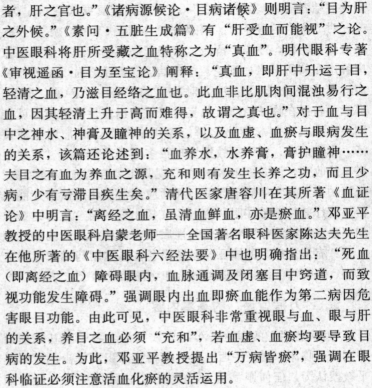

者，肝之官也。"《诸病源候论·目病诸候》则明言："目为肝之外候。"《素问·五脏生成篇》有"肝受血而能视"之论。中医眼科将肝所受藏之血特称之为"真血"。明代眼科专著《审视遥函·目为至宝论》阐释："真血，即肝中升运于目，轻清之血，乃滋目经络之血也。此血非比肌肉间混浊易行之血，因其轻清上升于高而难得，故谓之真也。"对于血与目中之神水、神膏及瞳神的关系，以及血虚、血瘀与眼病发生的关系，该篇还论述到："血养水，水养膏，膏护瞳神……夫目之有血为养血之源，充和则有发生长养之功，而且少病，少有亏滞目疾生矣。"清代医家唐容川在其所著《血证论》中明言："离经之血，虽清血鲜血，亦是瘀血。"邓亚平教授的中医眼科启蒙老师——全国著名眼科医家陈达夫先生在他所著的《中医眼科六经法要》中也明确指出："死血（即离经之血）障碍眼内，血脉通调及闭塞目中窍道，而致视功能发生障碍。"强调眼内出血即瘀血能作为第二病因危害眼目功能。由此可见，中医眼科非常重视眼与血、眼与肝的关系，养目之血必须"充和"，若血虚、血瘀均要导致目病的发生。为此，邓亚平教授提出"万病皆瘀"，强调在眼科临证必须注意活血化瘀的灵活运用。

近半个世纪来，邓亚平教授及其学生、弟子围绕"万病皆瘀"的理论进行了较多的工作，如在活血化瘀法治疗视网膜中央静脉阻塞、糖尿病性视网膜病变等出血性眼病，甲状腺相关眼病等方面开展了一系列的临床和实验研究，并且在临床辨证论治中起到良好的指导作用。

三、活血化瘀法及其在眼科临床中的应用

［黄贵芝，段俊国，邓亚平，等．中国中医眼科杂志，2005，15（5）］

活血化瘀法是治疗瘀血证的总则，通过活血化瘀药物疏通血脉，祛除瘀滞以达到活血化瘀的目的。其原理主要是扩张血管，改善组织缺氧状态及局部、全身的血液循环，增加局部血液量，降低毛细血管的通透性，促进渗出物、机化物等病理产物的吸收和病变组织的修复；另外活血化瘀法还有抗菌消炎作用，能增加机体免疫细胞活性。因而广泛应用于临床各科，活血化瘀法治疗眼疾也是中医眼科最具特色的研究领域。视网膜动、静脉是肉眼唯一可见的血管，因其这样的特殊性对各种瘀血证有本质体现，但眼内出血因无窍道直接排出，吸收消散难而易于留瘀，瘀留于内则变症丛生，危害严重，为有利于眼科临床恰当应用活血化瘀法，对活血化瘀法在眼科中应用综述如下。

1. 活血化瘀法总则

活血化瘀为治疗血瘀证的大法，其基础方轻剂为桃红四物汤，重剂为王清任的血府逐瘀汤，主治气滞血瘀和任何原因致血瘀证，取气为人生之原动力，气为血帅，气行血之义。邓亚平认为“万病皆瘀”，任何眼病皆有“瘀滞”，瘀血是各种疾病的始动因素和最终结局，其表现形式及部位多样。轻者云雾移睛，重者暴盲皆因瘀血所致。“瘀”有广义和狭义之分，广义之瘀即“无形之瘀”，包括狭义之“瘀”、血管性病变及各种病因病理产物的综合病变，指某些人们无法直接看见的包括血液黏滞、血流动力学改变在内的瘀滞，如内眼的炎症性、渗出性、变性性、萎缩性的改变，扩展后

有着广泛的适应证。如某些玻璃体混浊、液化，眼底的一些退行性、萎缩改变。狭义之瘀即"有形之瘀"，反映着血运行不畅，留滞、停滞瘀积于局部，表现为血瘀证或称微循环障碍。如一些疼痛、肿胀、青紫瘀斑、包块、坏死、瘢痕、血管异常、纤维组织增生等，眼科表现为房水及玻璃体出血、混浊，眼底的出血、渗出，眼压升高，眼球突出等。舌可有瘀点或瘀斑、舌下静脉曲张，脉可有弦涩等。王明芳认为出血前病因皆为"郁"，出血后瘀血停留为患，应注意行气解郁，止血不留瘀。创造性地将眼科血证分为4期：出血期宜止血兼活血，方用生蒲黄汤加减；瘀血期活血化瘀，方用桃红四物汤或血府逐瘀汤加减；死血期为血、痰、瘀所致，治宜破血行络通瘀，方用通窍活血汤；干血期经历前出血、瘀血、死血等第二病因的危害，治宜扶正散结和扶正补益气血，滋补肝肾入手，方用驻景丸加减。由此可见，无论哪一期都强调不离活血化瘀法。此4期分期及治法适用于眼底各种出血性疾病。但非一味活血化瘀，因兼证不同有不同的加减法，如气虚者应益气活血法，代表方为补阳还五汤；阴虚者养阴活血，方用生脉散合六味地黄丸加减之或糖网病基础方（由党参、黄芪、黄精、山药、山茱萸、丹参、郁金、红花等组成）；水停者，活血利水，方用五苓散合桃红四物汤加减等。

2. 活血化瘀中药在眼科临床应用

有报道，活血化瘀在眼科临床应用，不仅用于出血性眼病，同时也用于炎症性及视力减退等眼病。并认为活血化瘀应用范围为疼痛、红肿、青紫、肿块、渗出、水肿、出血、视网膜血管阻塞、组织变性、萎缩、机化与眼肌麻痹、眼睑痉挛。多采用清热活血、祛风活血、活血利水、活血止痛、益气活血、养阴活血等。有研究认为活血化瘀法应用范围为眼睑、结膜的肿胀、充血、结节、胬肉，角膜溃疡、血管翳、云翳、角膜后沉着物、渗出，房水及玻璃体出血、混浊，眼压升高、眼球突出等。还有报道活血化瘀应用在动脉狭窄、痉挛、硬化，色素变性、贫血性视网膜病变、视网膜微动脉瘤、糖尿病视网膜病变、外层渗出性视网膜炎、视网膜新生血管、高度近视、黄斑出血、中央动脉阻塞、玻璃体出血混浊、视神经萎缩、视网膜脱离等。河北新医大报道活血化瘀应用范围为赤丝缕纹、癥积包块、凡离开血管之渗出物为瘀的积聚、循环不畅或眼各部位出血等，包括视神经乳头炎、静脉周围炎、视网膜脉络膜炎、视网膜震荡及外伤等，在活血化瘀的基础上配以清热、利水、渗湿、凉血止血、软坚散结、平肝潜阳、滋阴补肾之品。有发现血瘀证微循环障碍临床表现多样，包括炎症、变性、萎缩、坏死、包块、瘢痕、血管异常、纤维组织增生等。活血化瘀药的药理作用为改善血流动力学；改善血液流变学，降低血黏度，抗血栓形成；改善微循环；抗组织增生，促渗出物吸收等。有人认为糖尿病血瘀证形成与现代医学凝血及抗凝血功能失常，微血栓形成理论有关。

活血化瘀法运用于眼科炎症、挫伤、玻璃体混浊、视神经疾病，特别是眼科血证有明显效果。有运用活血化瘀法治疗中浆、视网膜静脉阻塞、视网膜静脉周围炎、视乳头炎、眼外伤瘀血、巩膜炎、眼挫伤、玻璃体混浊及烟中毒性弱视（罗成仁. 活血化瘀法治疗视神经疾病 .1979 年贵州学术会议）等，均取得较好疗效。用活血化瘀中药（眼血康）与自由基反应和血液发光的相关性研究发现，其能使血液发光减弱，是因为活血化瘀药能促进机体对氧自由基代谢，降低自

邓亚平

由基水平。有作者报告活血化瘀中药有改善微循环，防治弥漫性血管凝血，清除氧自由基作用，还有一定程度的抗菌效果，增强机体免疫功能。用激光联合中药治疗视网膜静脉阻塞，结果示中药联合激光比单用激光治疗使视网膜、视盘新生血管消退和视力增进加快，视网膜水肿、出血、渗出物的吸收等时间明显缩短。用活血化瘀利水汤治疗挫伤性前房积血继发青光眼 153 例，总有效率 93.3％。

综上可见，目前对活血化瘀在眼科中的广泛应用，解剖上从眼睑、结膜、泪囊、角膜、玻璃体到脉络膜和视网膜等，病理上涉及炎症、变性、萎缩、增生、坏死等，且取得了一定的疗效，但科学性、重复性欠缺，需规范地采集诊疗信息、开展横向及纵向样本数较大的临床研究，总结其共性与规律，为活血化瘀法应用提供规范、统一的诊治依据及开辟新的治疗途径。

读书心要

众所周知，任何一门学科的人才成长都离不开继承前人的经验，读书学习则是承接前人经验的最主要的方式之一。开卷有益，这固然不错，但中医古籍号称万卷，现代医学的资料和书籍也层出不穷，谁又能穷尽毕生，只为读尽这万卷之书呢？因此要成才，必须重视如何读书的问题，下面是全国名老中医药专家邓亚平教授根据自己从医近六十载的亲身经历和成才历程所谈的一些读书心要。

一、选书原则

1. 立足临床，学以致用

中医眼科和中西医结合眼科都是一门根植于临床的实用性科学，其检验理论的标准就在于能否有效地指导临床实践。因此，选择书籍好坏的原则就是看它是否立足临床，能否学以致用。邓亚平教授虽然是西医出身，但是，她深受她的中医启蒙老师——全国著名中医眼科名家陈达夫教授的影响，特别推崇中医四大经典——《黄帝内经》《伤寒论》《金匮要略》《温病条辨》，认为四大经典的最可贵之处就在于理论论述精辟、理论紧密联系临床、学能致用，因而是最值得推崇的精品典籍。

2. 经典为基，学有专功

中医古籍众多，学术又有各家之说，如何认识、处理彼此不同的学术关系，以及临床各科的关系？邓亚平教授认为要把中医的各种学说统一到经典理论上来，即首先要以经典为立说之本，为理论之纲，再把后世的各家之说，作为经典理论的延伸、补充和发展，加以沟通、融汇，这样才能既保证学术根基正宗稳固，又有利于学术体系的丰富与发展。比如，中医眼科学的"五轮学说"，虽然的不同的年代有不同的认识，但是，当今临床应用的"五轮学说"还是宗《黄帝内经》之说。另外，从中医医学的发展史来看，在唐代，中医五官科即从内外科中划分出来；在北宋，中医眼科学又从中医五官科中独立出来，成为专科独立发展至今。由此可见，在学习中医经典的基础上，还应该根据自己所从事的学科进行进一步的学习，比如，《目经大成》这本成书于清代的眼科专著比较接近现代医书，是学习中医眼科的一本好

邓亚平

书。《血证论》虽然不是眼科专著，但是它对中医和中西医结合眼科临床的影响是很大的，陈达夫教授所著的《中医眼科六经法要》在中医眼科理论上是一个很大的创新，充分体现了中医眼科的整体观，也是邓亚平教授常读的书。

3. 学习中医，勿废西医

邓亚平教授认为，现在已是 21 世纪，现代科学技术迅猛发展，西医充分吸收应用现代科技成果，现在的中医也应该要充分吸收、应用现代科技成果为其所用。比如，古代中医眼科由于历史的限制，古代中医眼科医家没有裂隙灯、检眼镜灯检查手段检查眼部的细微改变，因此，整个古代中医眼科医著对内眼病的认识都不详细。邓亚平教授的启蒙老师——陈达夫教授虽然是一位名老中医，但是陈老仍然要让他的学生在临床中将所检查到的病人眼底的病变告诉他，并且陈达夫教授还在其专著中列有内眼组织与中医六经的关系（如陈达夫教授认为黄斑属足厥阴脾经，这一创新性的理论至今仍在指导临床）。因此，邓亚平教授经常告诉她的学生：在学习中医的同时，一定还要学习现代医学的相关知识，才能与时代同步，才有可能创新。在西医眼科方面，邓亚平教授推荐《眼科全书》，该书从基础理论到临床均有全面的讲述，并且这部书还不定期的修订。

在学习专业书的同时，邓亚平教授最常读的文学书籍是《三国演义》，邓亚平教授认为，该书主要讲"义"，人要所作为，"诚实"很重要，邓亚平教授信奉的做人原则是"真诚待人、诚实做人"。因为，做学问，不能虚假，诚实很重要；待人要真诚，对待病人也要真诚，这样才能取得别人的信任，才能办好事情，自己的心才踏实。

二、读书步骤

古往学习中医有两种程式，一种是由难而易，一种是由易而难。由难而易，是先读四大经典，再读后世百家，由易而难，则是先读后世通俗作品，后再攻读四大经典。前者需要比较深厚的古文修养，且要名师的精心指导，否则头关难过；后者适用文化水准较低者，故许多学徒出身，都是由此步入医林。邓亚平教授认为，从适应广泛的角度来看，以先易后难为宜（特别是对于"西学中"的人），同时一定要结合临床实践，采取循序渐进、学用循环（理论——实践——再理论——再实践……不断交替）的模式，才是最为切实有效的方式。从邓亚平教授自身的体会而言，大致又可分为初读、深读、精读与泛读四个阶段。

1. 初读阶段——教材入门

初习入门时，宜先诵读中医院校的教材，比如，邓亚平教授在最初"西学中"时，就系统地学习中医院校的教材，这样能使学中医者对中医有个初步的知识、印象与感悟，便于较快、较直接地联系临床，激发其学医的兴趣。

具备初步知识，就要尽早临床见习。中医的书本知识，只有应之临床实际，才能落在实处，具体明确。学了一段理论，就要及时验之临床，这才能体会其理论的真实性和有效性，才能巩固专业知识、激发学习热情，并从临床实践的体验中，修正书本学习的偏差。此时虽然还不具备规范的辨证论治思路，但已可以根据主诉，初步判断病证，列出几个相关的主治方剂或药物，这可谓完成了学习中医的理论入门阶段。

2. 深读阶段——熟读经典

临床一段时间，有一定感性知识和初步认识后，就应该花大力气，攻读中医四大经典（《黄帝内经》《伤寒论》《金匮要论》《温病条辨》），通过系统学习中医经典理论，真正树立辨证论治的思维方式，提高辨证论治的运用技能。然而，经典理论，文字古奥，寓意深刻，内涵丰富，故要透彻理解，真正学懂弄通，并非一朝一夕之事，需要长期不懈，熟读勤思，因此，无论理解与否，首先都要通读背熟，熟读才能理解，背熟才能勤思，进而才能经常运用，多用才能活法圆通。邓亚平教授对四大经典中的《黄帝内经》学习用了较多的时间。

邓亚平教授认为，学习经典理论，首先要注重弄懂经文原义，引用诸家要切合临床实际；其次要重视自己的系统整理，注意分类列表，在证治理法方药上多做比较，这样使所学知识条理清晰，有关辨证论治的内容落实到位，就能够便于临床择需使用了。这是学习中医的理论提高阶段。

3. 精读阶段——旧书新读

在中医理论学习一定的阶段后，应该再回临床实习。学习中医理论，缺少临床实践是难以真正学懂弄通的，只有结合临床，从实践中去加以领悟，去寻找答案，而且把中医理论验之于临床运用，才能切实领会其辨证论治之真谛所在。因此，对中医理论不仅要反复温习，并且要立足于临床应用以求之。这就是邓亚平教授常常所说的："旧书新读，必有新的收获。哪怕是教材，通过一定阶段的临床实践后，你再次读教材，你都会有新的感悟，更何况是中医经典！"这是学习中医的理论升华阶段。

4. 泛读阶段——浏览百家

熟读经典和中医教材，懂得临床辨证论治的基本方法之后，还有必要大量泛读诸家著作。因为经典、教材是奠基，是框架，要应对临床千变万化的复杂病情和迅速发展的医学，还需要不断补充学习后世百家的学术经验和现代医学知识，这既开阔自己的眼界，又加深对中医理论发扬、创新的理解。因此，邓亚平教授认为：学习是医生终身的任务，要博览群书，从中读出对自己有用的东西，不断充实自己，才能作一个好医生。这是学习中医的理论完善阶段。

三、读书方法

1. 学以致用

要真正做到理论与临床实践紧密结合，就必须学时想到用，用时回顾学。边学边干、边干边学，理论与临床紧密联系的方式，正是传统师承的优势所在，也是目前高等医学院校教育极为欠缺的方面。

邓亚平教授的一生经历了三次"医学理论学习——回归临床"的循环过程，即 1948 年 9 月～1954 年 7 月在华西医科大学医疗系学习，1954 年 9 月～1961 年 6 月在四川省人民医院临床工作；1961 年 7 月调入成都中医药大学附属医院眼科，师从著名的眼科专家陈达夫教授学习中医眼科，此间是一边学习，一边临床，以在临床中讲解学习为主；1973～1975 年参加为期 2 年的西医离职学习中医班的中医理论系统学习，进一步提高中医眼科专业知识，1976 年医院又派邓亚平教授参加广州中医学院主办的中医五官科学习班。1976 年学习完后，回到科室继续

邓亚平

从事眼科临床工作。每次循环邓亚平教授都感到有一次较大的提高，甚至飞跃。所以，邓亚平教授认为：学习是医生终身的任务。当然，学习并不是死读书，而是要在每次的研读之后，用于指导临床，在临床运用中加以印证，从而发现问题，再"回"到学习理论，这样的"回读"过程，才能达到"旧书新读，必有新的收获"的效果。

2. 名师指点

邓亚平教授是先学西医、后学中医，她在学习中医的开始阶段，感到中医与西医的思维模式有较大的区别，曾经感到学习中医很困难。但是，邓亚平教授在学习中医的起初阶段，师从全国著名的中医眼科专家陈达夫教授，此间是一边学习、一边临床，以在临床中讲解学习为主，临床中陈达夫教授以中医中药治疗眼病的活生生的事例让邓亚平教授亲身体会、感悟到中医中药的伟大、中医理论的精深博大，从而对中医产生了强烈的学习欲望，正是这种动力促使邓亚平教授克服种种困难去学习中医。因此，邓亚平教授认为：学习中医，在起初阶段，最好有名师指点或讲授，并且不能离开临床，这样才能进步快，少走弯路，对中医有信心。

邓亚平教授 1954 年从华西医科大学毕业后分配到四川省人民医院眼科工作，师从全国著名的西医眼科专家罗文彬主任医师，罗文彬主任医师对年轻医生严格要求，对邓亚平教授的职业生涯影响也很大，邓亚平教授的第一篇学术论文就是在罗文彬主任医师的指导下完成的，罗文彬主任医师的技术革新、科研思想深深地影响了邓亚平教授。

邓
亚
平

3. 教学相长

邓亚平教授是成都中医药大学获得中医眼科硕士学位授予点后第一位硕士研究生导师，从 1984 年开始招收中医眼科硕士研究生以来，独立指导培养了段俊国（1984年）、谢学军（1985 年）、李寿玲（1986 年）、潘学会（1987 年）、张玲（1996 年）五名硕士研究生，合作培养或协助指导研究生二十余人。作为全国中医药专家学术经验继承工作指导老师，培养学术继承人袁晓辉一人。邓亚平教授在指导我们几个研究生时，不仅要讲西医眼科方面的知识，每周均要抽出 3～4 个小时与我们一起阅读英文眼科文献，跟踪世界眼科研究的动态，而且她还常常用她独特的思维方式与我们一起讨论中医理论。邓亚平教授认为，通过与研究生讨论式的教学，对于系统提高中医理论和相关知识也是一个非常有效的方法。

4. 精学几家

医术有专攻，不偏不成家。要有所专长，就要有所专攻，读书也必有所偏专。因此，应选择一些与本专业关系密切的专书，加以精读是十分重要的。如要搞中医眼科，除《中医眼科》、《目经大成》之外，纵向方面可选几本著作。

总之，邓亚平教授认为学习医学知识既要重视对专著的精读，因为专著往往有其一定的精华；也要浏览综合性的大书，对其有大致印象，以供必要时查考之用。同时，邓亚平教授认为中医药事业的发展需要大家共同的努力，并且希望中医界的同道和后学者要用宽大地胸怀去包容不同自己见解的学派，去吸收对自己有用的知识。

眼科临证要诀

　　众所公认，中医名医临床成才有三大要素：一是熟读经典，二是名师指点，三是重视临床。然而，并非所有的名医都是门出经典，其出自药堂者有之；也并非所有的名医都有名师点拨，其西学中者有之；其自学成才者也非少数，但却没有一个真正的名医不是经历了长期的临证摸爬滚打的磨炼。因此，重视临床是三大要素之中，必不可少的首要条件。全国名老中医药专家、成都中医药大学附属医院邓亚平教授对此有很深的体会。

一、眼科临床，问诊有技巧

　　1. 首先要分清主诉症状，抓住诊治的主要矛盾

　　主诉多在一般问询病人何处不适的第一句回答中出现，这往往是病人希望你解决的首要问题，也通常是疾病的主要矛盾所在。临床诊治抓不住主要矛盾，则不易达到令病人满意的临床疗效。

　　2. 注意围绕主诉展开，迅速找出鉴别要点

　　问诊时抓住病人的主诉，围绕此主诉展开鉴别，就能够迅速找到鉴别要点以及其后要进行的眼部检查的重点，省去许多无关或不重要的枝节内容，提高诊断速度。如主诉视力下降，首先要围绕视力下降的程度、快慢及伴随症状和全身相关病史，展开相关的问话。

　　3. 问诊要懂得用排除法。要注意通过排除一些症状，得出除外诊断。如白睛红赤（病人常诉眼睛发红），就要

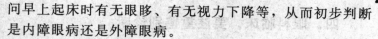

问早上起床时有无眼眵、有无视力下降等，从而初步判断是内障眼病还是外障眼病。

4. 要善于引导还患者叙述病情。临证时可能遇到两类病人需要引导其叙述病情：其一是不会叙病的，如农村的大妈大嫂，不善辞令，词不达意，要注意引导其说出主诉；另一类是多言漫谈的，如城镇的有一些知识的人，说起来就海阔天空，不得要领，甚至自作诊断，这要注意选择打断，追问究竟。

二、眼科临床，望诊很重要

1. 眼病患者既可以是全身疾病的一部分（如糖尿病性视网膜病变、高血压性视网膜病变等），也可以只有眼部改变，全身"无症可辨"。并且，眼底病是中医眼科的特色。因此，眼科临床的望诊很重要。这里讲的眼科望诊，不仅仅是传统的中医望诊，而且包括了现代中医眼科的望诊，即用现代的眼科检查仪器设备进行眼部微观的检查，以便于为辨证时进行眼局部辨证、辨病提供依据。

2. 重视舌象。舌质舌苔可以帮助临证时判断疾病的虚实寒热等情况。

三、眼科临床，脉诊不可玄化

中医脉诊四个特色，几乎成为诊察常规。但邓亚平教授的中医眼科老师——著名的眼科专家陈达夫教授，在临证中若遇到脉象和症状不相符合，或脉象与舌象不相符合时，常常舍脉从症或舍脉从舌。因为，脉诊在多数情况下，是用于支持诊断或诊断参考。

四、眼科临床，要注重鉴别诊断

1. 首先确定以何种辨证方法为主

中医眼科临床辨证除应用内科的辨证方法外，还常需应用中医眼科独特的辨证方法，如内外障辨证、五轮辨证、八廓辨证、眼科常见症状与体征辨证等。邓亚平教授在临床上，一般根据病人全身有无不适症状来确定，即当患者全身无症可辨时，则以眼局部辨证与辨病为主；当患者全身有症可辨时，则以全身辨证与眼局部辨病相结合论治，首先搞清楚应采用的辨证方法，才能保证辨证的大方向不会弄错。

2. 其次落实病位病性

中医眼科辨证在确定辨证方法之后，再明确病位、病性、病势，基本就能论治处方了。如视网膜中央静脉阻塞的患者，当全身无不适症状、无虚之证时，则以眼局部辨证和辨病为主，因为该病在疾病的不同阶段可以分别归属于中医眼科的"视瞻昏渺"、"暴盲"等范畴，古人没有检眼镜，看不见眼底的病变，只能根据患者视觉改变的主诉进行推断性的论述，对临床的指导意义不强，这种情况就应以眼局部辨证和辨病为主，若眼底检查见视网膜出血鲜红、量多，则辨证为热邪迫血妄行，治以凉血止血活血；若眼底检查见视网膜出血色暗红、视网膜水肿，则应辨证为气滞血瘀，治疗以行气活血化瘀主要，而此时的视网膜水肿则为"血不利而化为水"，故用血府逐瘀汤合四苓散加减治疗。

邓亚平

五、临床医学以临床实践为基础、核心

不论中医还是西医，或中西医结合，长期坚持临床不间断非常重要，因为临床医学是以临床实践为基础和核心，医学中还有很多未知的地方，同时环境在变、疾病谱也变，因此，只有通过不断的临床实践才能发现新问题，解决新问题。邓亚平教授从 1954 年大学毕业后，不论教学、科研以及社会活动多么繁忙，始终坚持临床不间断。邓亚平教授的科研选题、学术论文都是源于临床，其成果又反过来对临床有指导意义。所以，邓亚平教授常说，中医离不开临床，临床又需要理论来指导。只有不断的循序渐进、学用循环（理论——实践——再理论——再实践……不断交替），才能提高医疗技术，才能完成中医继承创新的大业！

对中医眼科白内障针拨术
的临床实践与体会

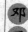

年龄相关性白内障又称老年性白内障，是在中老年开始发生的晶状体混浊，随着年龄增加，其患病率和发病率均明显增高的一种常见眼病。全世界致盲原因中，白内障占第一位，白内障可通过手术治疗而得到复明。

白内障针拨术是一种中医治疗白内障的传统手术，在现存的古代医籍中，《外台秘要·卷二十一》最早记载了金篦针治脑流青盲，此为白内障最早的针拨术。虽然白内障针拨术目前基本上已被现代医学的白内障超声乳化吸出联合人工晶体植入术等手术取代，只有部分不发达地区有

少数应用。但是白内障针拨术在现代医学白内障手术成熟之前，在我国的防盲治盲工作中起到了重要的作用。邓亚平教授和她的团队在临床中对白内障针拨术治疗年龄相关性白内障进行了大量的临床实践并进行了总结。

一、应用针拨术治疗合并全身性疾病的老年白内障

——附：71 例临床疗效观察

[曾庆华，邓亚平. 成都中医学院学报，1989，12 (1)]

提要 报道了用针拨术治疗合并全身性疾病的老年白内障 71 例 126 只眼。结果：除 7 例 13 只眼出院检查记录无视力记载外，其余 64 例 113 只眼矫正视力最好 1.5，最差 0.1。经分析讨论后认为过去所言不宜作白内障摘除术的老年性白内障患者及高龄又合并较严重全身性疾病的白内障患者，可以选择白内障针拨术。

关键词 针拨导出术 老年白内障

白内障是老年人常见的眼病之一，据近期调查表明已成为老年人致盲的首要原因。而老年白内障患者又多合并一些常见的全身性疾病，如心血管病（高血压病、心律失常）或呼吸系统病（慢性支气管炎、肺气肿、肺心病）等，从而导致这些老年白内障病人接受白内障摘除术受到限制，不能恢复视力。白内障针拨术（后简称针拨术）虽时有临床报道，但目前尚未见到对患有严重全身疾病的老年人的针拨术的报道。为了解除这些老年人致盲所造成的各种精神负担和社会负担，近年来，我院收治了 71 例患者，126 只眼行针拨术治疗，取得较满意的疗效现报告分

析如下。

1. 临床资料

1.1　一般资料

本组 71 例患者，其中女性 41 例，57.75％，男性 30 例，占 42.25％。年龄最小者 60 岁，最大者 89 岁，平均年龄 75.3 岁。其中，60～69 岁者 8 例（男女各 4 例），占 11.26％；70～79 岁者 42 例（女性 23 例，男性 19 例），占 59.15％；80～89 岁者 21 例（女性 14 例，男性 7 例），占 29.58％。高龄患者中，女性较男性多。

1.2　临床表现

1.2.1　眼科情况

本组 71 例患者经眼科检查，外眼正常，晶体完全混浊。患眼视力：光感，光定位准确，色觉良好。其中 56 例为双眼患病，14 例为单眼患病。

1.2.2　内科情况

本组 71 例患者中：高血压及心脏病患者 45 例，占 65.38％；慢性支气管炎、肺气肿、肺心病患者 23 例，占 32.39％；糖尿病患者 2 例，占 2.82％；肺结核患者 1 例，占 1.41％。

1.2.3. 心电图检查

71 例患者中，以心律失常为多，其中房性期前收缩 7 例、室性早搏 9 例，交界性早搏或逸搏 5 例，心房扑动、颤动 3 例，完全性右束支传导阻滞与不完全性右束支阻滞 12 例，左束支前上分支与后下分支阻滞 7 例，右室肥厚 2 例，左室肥厚 5 例，双室肥厚 4 例。

2. 治疗情况

2.1 体位

本组 71 例患者中，手术时采用仰卧位者 29 例，采用坐位者 42 例。所有患者术后均为半卧位。

2.2 时间

71 例 126 只眼，除 8 例 12 只眼未记录手术时间外，其余病例以一只眼计算，手术时间最短为 5 分钟，最长为 12.5 分钟，平均手术时间为 9.2 分钟。术后双眼包扎时间一般是 48～72 小时。住院时间最短 4 天，最长 15 天，平均时间为 8 天。

2.3 疗效

在 71 例患者中，除 7 例 13 只眼出院时检查记录无视力记载外，其余 64 例 113 只眼均有视力记录。出院时均用国际标准视力表检查，矫正视力最好 1.5，最差 0.1。与钟加目等针拨术矫正视力比较（表 37）。

表 37 矫正视力比较

视力	本组 64 例 113 只眼视力情况		钟加目等报道术后视力情况	
	眼数	百分数	眼数	百分数
0.1 以下	0	0	13	4.6
0.1—0.5	62	54.87	84	30
0.6—1.5	51	45.13	183	65.4

2.4 并发症

本组病例中，有 2 例 2 只眼，因进修医师操作欠熟练，挫伤虹膜、睫状体，出现前房积血，立即停止手术，包扎双眼，待血吸收后再行该手术，术后视力恢复，未受影响。另有 3 例 3 只眼术后发生青光眼，经治疗痊愈。

3. 典型病案

例1. 郭某，住院号38118，女，86岁。

入院时检查：双眼视力光感，光定位准确，色觉良好，晶状体完全混浊。眼科诊断：双眼老年性白内障成熟期。心电图检查：心房率230次/分，心室率117次/分，血压210/106mmHg。内科诊断：①高血压病、室壁A瘤；②动脉硬化性心脏病，左右室大、心房扑动。处理意见：病人内科疾病严重，任何刺激可发生意外，故暂不宜手术。其他医院亦因此未给予手术治疗。由于病员失明近一年，所以病员及其家属坚决要求手术治疗，后果自负，因此收入住院。最后顺利地接受了针拨术，矫正视力双眼＋11.00D sph＝0.8。

例2. 曾某，住院号48342，男，99岁。

患糖尿病24年，多年来饭前必肌注胰岛素10个单位，因患白内障，双眼失明半年余，曾到几个医院均因糖尿病未控制，不能做白内障手术。来我院时检查：双眼视力光感，光定位准确，色觉良好，双眼晶状体完全混浊，诊断为双眼白内障成熟期。尿糖＋＋＋，血糖329mg％。入院后，双眼顺利接受针拨术治疗，术后双眼视力＋8.00D sph＝0.2。眼底检查：均有较多视网膜动脉瘤，黄斑区有灰白色渗出及陈旧出血。中心凹光反射不可见。

4. 讨论

白内障针拨术是中医眼科传统手术方法之一。最早记载在唐代王焘《外台秘要》一书中，书中称"金蓖决"。同时，在唐代已开始施行该种手术，经后人不断改进，使之成为现代临床中一种简便易行的手术方法，沿用至今。

本文报道的71例患有全身疾病的老年白内障患者，

以高龄女性为多，这与女性比男性长寿有关。

针拨术时患者体位为仰卧位或坐位，术后病人取半卧位；而白内障摘除术，术时及术后患者均为仰卧位。从术时、术后患者体位比较，前者对那些患有呼吸系统慢性疾病，呼吸不畅，时时咳喘或端坐呼吸，不能平卧的老年白内障病人非常有利。所以，在71例患者中，23例合并呼吸系统疾病白内障患者，因不能接受白内障摘除术，均采用了针拨术。他们术时采用坐位，术后半卧位，手术顺利，恢复了一定视力。

该种手术切口小，约3mm左右，切口位于角膜缘外4～5mm处，从解剖部位分析，正在睫状体扁平部，术中不易出血；白内障摘除术切口大，约1/2角膜缘周长，切口位于巩膜缘。因此，对于手术中唯恐出血的患者，如合并有高血压病、糖尿病者，宜选择这种安全可行的手术方法。另外，因切口小，对兼患呼吸系统疾病者，医生亦不必过分担心手术时患者因无法忍耐的咳喘造成大量玻璃体脱出的危险。

再者，该手术创伤轻，刺激小，术中不作缝线，手术所需时间及术后眼部包扎时间短，术后活动不受限。所以，对患白内障合并较严重全身疾病需作白内障手术的老年人是有益的。本文报道四十余例心电图检查有心律失常的老年白内障患者，任何刺激均有可能导致意外，经内科会诊确定不能作白内障摘除手，而采用针拨术后，全部病例安全无恙，并恢复了较好的视力。针拨术住院时间短，也可减少家人的护理时间。

我们所作病例的矫正视力与钟加目等报道的术后矫正视力比较，0.1～0.5段所占比例较之为大，而0.6～1.5

邓亚平

段所占比例较之为小，估计与我们所作病例均为老年人，其眼底黄斑发生老年性改变有关。

综上所述，我们认为：过去所言不宜作白内障摘除术的老年性白内障病人及高年又合并较严重全身疾病的白内障患者[5]，选择白内障针拨术安全可靠，疗效肯定，值得推荐。

二、白内障针拨术后继发性青光眼

［邓亚平. 成都中医学院学报，1978，（2）］

自从 1965 年全国眼科学会肯定了针拨白内障手术是一种简、便、验、廉的治疗老年性白内障的方法后，各兄弟单位都先后开展此项手术，但由于术后有一些较为严重的并发症，如继发性青光眼，影响了此项手术的进一步推广。目前，一般教科书对针拨术后青光眼多认为系术后瞳孔区玻璃体疝，障碍了前后房交通而引起眼压升高，主张术中注意划破玻璃体前界膜来预防其发生。一旦发生，则用强力散瞳药及降压药物，或再作一次划破前界膜手术来治疗，使青光眼的危害性大为降低，但其防治仍值得深入研究。

我院从 1962 年 6 月到 1977 年 6 月共作针拨术 606 只眼，术后继发性青光眼共 28 只眼，发病率为 4.6%，我们在临床中对于继发性青光眼的治疗是根据临床表现和眼压水平来选择治疗方法，兹选择 6 例不同类型术后青光眼治疗过程中取得的经验和教训介绍如下，并讨论其发病机制、治疗和预防方法。

邓
亚
平

病例报告

例1：包某，女，69岁，1973年9月22日因双眼老年性白内障成熟期入院。双眼光感色觉均正常，双眼压5.5/5＝17.3mmHg，血压114/70mmHg，全身无异常发现。于9月25日施行双眼针拨白内障术，手术经过顺利。术后第一天换药，双眼不充血，角膜清亮，瞳孔中度散大，晶体位置固定良好，视力数指。术后第二天突然发生左眼胀痛，伴有同侧偏头痛，无恶心呕吐，检查左眼睫状充血（＋），角膜轻度雾状水肿，瞳孔中度散大约6mm，玻璃体疝突出于瞳孔区，眼压5.5/1＝34mmHg，视力手动，立即给以散瞳合剂球结膜下注射及口服醋氮酰胺250mg，q8h，次日症状缓解，眼压下降到正常。10天后矫正视力右＋12.00 sph＝0.6，左＋12.00 sph＝0.9。

例2：秦某，女，80岁，1975年6月20日因双眼老年性白内障成熟期而入院，双眼视力光定位，色觉均正常，眼压5.5/5＝17mmHg，血压190/140mmHg，心电图心房纤颤，左室肥大伴有劳损。于6月23日在局麻下施行双眼针拨白内障手术，经过顺利，术毕晶体位置固定于下方锯齿沿附近。术后48小时发生左眼胀痛及同侧偏头痛，恶心呕吐，视力模糊，检查球结膜混合充血（＋＋），角膜雾状水肿，视力光感，瞳孔散大约7.5mm，前房较浅，玻璃体超过虹膜小环，接近1/2前房深度，眼压7.5/0＝59mmHg。乃先给以20％甘露醇250cc静脉滴注，半小时后作白内障摘除术，用晶体匙将脱位之晶体轻轻托出，流失中等量玻璃体，术后眼压正常，术后一月矫正视力右＋11.00 sph＝0.6，左＋11.00 sph＝＋1.25cyl×30°。

结论：例1、例2均为近期瞳孔阻塞性青光眼，例1因眼压增高程度较轻，用药物治疗即能控制眼压。例2因玻璃体向前房突出较严重，眼压较高，超过50mmHg，有典型急性充血性青光眼症状，如作单纯前界膜划破难以达到降压目的，乃决定作晶体娩出术，不仅可以娩出晶体，还可以切除虹膜，解除虹膜与玻璃体的粘连。

例3：连某，女，76岁，1977年11月23日因双眼老年性白内障成熟期入院，双眼视力光感，光定位、色觉均正常，眼压双眼5.5/5＝17mmHg，血压190/100mmHg，心电图有心律不齐，心房纤颤。于11月26日在局麻下施行针拨白内障手术，手术经过顺利，术中前界膜在操作过程中被拔障针多次扰动划破，术毕晶体固定于颞下方网膜锯齿沿部。术后一周眼部手术反应消失，眼底正常，矫正视力双眼＋10.00D sph＝0.6。术后第8天突然发生双眼模糊视力，但无眼胀眼痛畏光流泪等症，亦无恶心呕吐。检查：视力右手动，左数指数/眼前，双眼无睫状充血，角膜轻度上皮性水肿，后弹力层有皱折，KP（一），房水线（＋），前房为无晶体深度，虹膜6钟位瞳孔缘与玻璃体膜有粘连，玻璃体疝突出于瞳孔区，玻璃体内有灰白色网状混浊，眼底模糊不清，眼压右5.5/1＝34mmHg，左5.5/2＝28mmHg，WBC＝16950，中性85%，体温正常，诊断为迟发性眼内感染，继发性眼压升高。给以四环素0.5gm静脉滴注，每6小时一次，强的松龙及散瞳合剂双眼球结膜下注射，口服醋氮酰胺250mg，每8小时一次。两天后症状缓解，左眼玻璃体絮状渗出物基本消失，右眼仅有少许，双房水线（±），双角膜雾状水肿稍减轻。一周后眼压正常，上皮水肿消失，眼底清楚可见，矫正视力

邓亚平

右＋8.00D sph＝0.8，左＋7.00D sph＝0.7。乃停止抗炎和降压药，两天后，患者又感到视力模糊，矫正视力下降至 0.3。虹膜瞳孔缘与玻璃体粘连加宽，前房角镜检查为开角，滤帘上有虹膜色素沉着。以醋氮酰胺 250mg，每 8 小时一次，50％甘油 50cc，早晚各一次，眼压可以降到 20mmHg 以下，角膜水肿可以消失，但停药 24 小时眼压又复上升，角膜水肿又出现。WBC 多次检查均为 15000 左右，中性 80％以上，全身检查未见其他病灶。分析主要矛盾为术后眼内感染，持续的炎症造成房水黏稠度改变及虹膜、睫状体充血水肿与前突之玻璃体粘连，造成房水循环障碍，导致后房水积存在玻璃体后部，更加重玻璃体向前突出。根据使用口服醋氮酰胺及高渗脱水剂后，眼压迅速下降，乃决定作玻璃体抽吸术。于 12 月 19 日在睫状体扁平部作 2mm 长的切口，先以拨障针伸入前房，在瞳孔区作十字划破玻璃体前界膜，再以 18 号针头从此口探入约 1.2cm 深，立即见玻璃体后部之液体顺针心向上涌出，抽出约 0.6cc，眼球变软，整复切口，双眼用阿托品眼膏后包扎。48 小时后去包扎，双眼角膜清亮。术后反应轻。术后一周（26/12）眼压左 5.5/5＝17mmHg，右 5.5/4＝20mmHg，房水线（－），右角膜还有少许后弹力层皱纹，眼底清楚，视力右＋8.00D sph＝0.7^{-3}，左＋7.00D sph＝0.7。术后 3 个月（2/4）复查右眼视网膜脱离，视力右眼无光感，左眼矫正视力 0.7，右眼压 5.5/2＝28mmHg，左 5.5/5＝17mmHg。

结论：双眼术后角膜雾状水肿，眼压偏高与眼内有轻度发炎有关。炎性反应表现在初期为双眼胀痛，后弹力层皱纹，房水线（＋），玻璃体内有白色网状混浊，WBC 在

邓亚平

15000 左右，中性在 80％以上，经过抗感染及口服降压药，炎症基本静止，眼压正常。由于持续的炎症造成虹膜与玻璃体粘连，形成瞳孔一定程度的阻滞，炎症使睫状体水肿造成睫状体与玻璃体粘连，形成睫状环阻滞，使房水不能向前流经瞳孔区而向后房渗透引起房水积存在玻璃体后部，导致眼压升高。睫状体扁平部切开及玻璃体抽吸术后，眼压曾一度降低，由于右眼炎症未静止，以上恶性循环未被打破。3 个月后右眼玻璃体后部积液又复增加，推玻璃体向前突出，导致后部玻璃体脱离，而残余的玻璃体条索组织在眼球运动时可能对视网膜发生牵扯而导致网膜脱离。

　　例 4：黄某，男性，56 岁，1956 年 5 月 15 日因左眼老年性白内障成熟期，右眼初发期而入院。术前全身检查无异常发现。右眼视力 0.3，左眼白内障成熟，光感、色觉正常，右眼晶体皮质呈楔状混浊，双眼前房角为宽角，双眼压正常。于 5 月 24 日施行左眼针拨白内障术，术中晶体囊破裂，皮质溢出充满前房，用空针吸尽溢出的皮质，将核及囊膜压入下方玻璃体腔内，瞳孔区清亮，术毕即能数手指。术后第 2 天突然感到左眼胀痛畏光流泪，视力模糊。检查球结膜混合充血，角膜雾状水肿，房水线（一），眼底模糊不清，眼压左 7.5/2＝42mmHg，右 5.5/6＝14mmHg。诊断为皮质刺激性虹膜睫状体炎，继发性青光眼。局部注射散瞳合剂，口服强的松 10mg，每 8 小时一次；醋氮酰胺 250mg，每 8 小时一次；四环素 0.5g，每 6 小时一次；两周后虹膜炎症静止，眼压下降，矫正视力 0.9，于 6 月 11 日出院。出院后左眼经常发红胀痛，视力逐渐模糊，于 7 月 10 日因左眼突然胀痛加剧视力锐减而再次入院。检查：左眼睫状充血，角膜呈雾状水肿，前房较浅，房水线（＋），眼压 5.5/1＝34mmHg，视力数指/眼前。于 7 月 12 日作巩膜灼漏术，术后结膜下滤过泡不明显，眼压未降到正常，角膜水肿不消失，房水线（＋）。口服醋氮酰胺 250mg，每 12 小时一次，才能使眼压维持在 20mmHg 左右，矫正视力＋8.00D sph＝0.5。7 月 12 日左眼突然发生红痛，畏光流泪，视力减退。检查：角膜缘深充血，角膜雾状水肿加重，房水线（＋），眼底模糊不清，眼压 5.5/1＝34mmHg。乃于 7 月 25 日作巩膜环钻术。术后两周内眼压正常，矫正视力保持 0.5。8 月 9 日又突然发生畏光红痛流泪，视力模糊。检查：混合充血较重。角膜混浊，房水线（＋＋），角膜后有色素性 KP，玻璃体前部有较多的虹膜色素沉着，眼底模糊。乃用散瞳、口服激素、醋氮酰胺及甘油等药疗，眼压可控制到正常范围，矫正视力在 0.5～0.6 之间，但只维持两周左右，又复发作。随后两个月（8～9 月）之间共发作 5 次虹膜睫状体炎，每发作一次则玻璃体混浊加重，眼压在 28～34mmHg 之间。最后组织院外会诊，建议在控制眼压和炎症后作晶体摘除术，以杜绝炎症的复发，但患者拒绝再施行任何手术而出院。一年后复查，左眼视力无光感，角膜清亮，房水线（－），眼底为典型青光眼杯状萎缩，眼压为 5.5/1＝34mmHg。

小结：本例为晶体囊破裂，引起皮质刺激性虹膜睫状体炎，炎症使房水黏稠度改变而阻碍房水循环，再加上残留皮质阻塞某部房角，亦可导致眼压升高。又两次抗青光眼手术间隔只 14 天，可能加重虹膜睫状体炎的反应，使眼压不能下降到正常范围。为杜绝其虹膜睫状体炎与青光眼交替发作，曾劝患者作晶体娩出术，但遭到患者拒绝，出院后又终止服降压药物，长期眼压偏高导致视神经萎缩。

例5：陈某，男性，68 岁，1975 年 5 月 30 日因左眼胀痛半月，视力减退而入院。5 年前在我院施行两眼针拨术，术后矫正视力一直较好，双眼矫正视力＋11.00D sph＝0.8。此次左眼胀痛，视力锐减，在当地医院检查发现晶体脱位于前房，散瞳后又自动退回后房，如此反复达半月余，乃收入院作晶体摘除术。检查：右眼深充血，角膜轻度水肿，前房较浅，前房内有玻璃体疝，晶体较小约5mm，脱位于前房下方，眼底模糊不清，视力手动，眼压 5.5/1＝34mmHg，左眼角膜透明，前房无晶体深度，虹膜震颤明显，眼底正常，眼压 5.5/5＝17mmHg，矫正视力＋11.00D sph＝0.8。入院后立即口服醋氮酰胺250mg，每 8 小时一次，20％甘露醇 250cc 静脉滴注，局部用散瞳药，使眼压下降至正常，接着行晶体娩出术。取出约 5×5mm 大小的干扁的晶体，流失少许玻璃体，术后反应较一般白内障摘除术为重。一个月后充血消失，角膜清亮，玻璃体支架组织浓缩，上有较多虹膜色素沉着，眼底模糊不清，矫正视力＋12.00D sph＝0.1

例6：李某，男性，77 岁，1978 年 2 月 1 日因右眼失明一周入院。12 年前（1966 年 8 月）在我院施行双眼白内障针拨术，术后双眼晶体位置固定良好、双眼视力 0.2（系高度近视，未配眼镜）。检查：右眼视力光感，结膜混合充血，角膜雾状水肿，瞳孔散大，晶体较正常稍小，约7mm×6mm，位于前房，眼压 34mmHg。左眼视力：数指/1 尺，轻度深充血，角膜清亮，晶体缩小呈 4mm×

3.5mm 大的干扁核状，位于前房正下方，瞳孔中度散大，眼压 20mmHg。入院后立即作双眼晶体娩出术，术后反应与一般的白内障术相同。术后两周（2 月 14 日）出院检查：双角膜清亮，无晶体前房深，膜色素沉着，眼底正常，双眼视力 0.08。

结论：例 5、例 6 均为远期晶体皮质吸收，虹膜震颤明显，玻璃体支架组织上有少许虹核变扁，随头部体位改变而脱位于前房，障碍房水循环而导致眼压升高。例五因发病已半月余，长期眼压偏高而造成角膜水肿，乳头受压，虽娩出晶体，视力亦遭到很大的破坏。

讨 论

针拨术后青光眼是一个值得重视的并发症，应力争及时发现并正确处理，方能保持较好的视力，如本文所举 6 例患者除黄某拒绝手术外均保留了较好视力。又根据我们 16 年来所遇到的针拨术后继发性青光眼的临床表现大体可分为四种类型。

（一）近期瞳孔阻滞型：主要原因是术后玻璃体疝阻碍了前后房水的正常交通，而引起眼压升高。针拨术后或白内障囊内摘除术后，玻璃体都不同程度向瞳孔区前移，有些与瞳孔平齐，有些经过瞳孔向前房突出，有些呈蘑菇状充满前房，其原因系此两种手术后均使瞳孔区少了一个晶体，玻璃体膜遂与虹膜接触，再加上富有弹性的巩膜壁易于对玻璃体施加压力将其向前推移，堵塞瞳孔，造成前后房交通阻滞。针拨术中前界膜较完整者，或本身巩膜壁硬度低于正常者，或手术过程挫伤虹膜和睫状体者更容易诱发。这种青光眼常发生在术后 48 小时左右，最快为术后 12

小时，其临床表现与急性充血性青光眼相似，主要表现为眼痛、眼胀，同侧偏头痛，恶心呕吐，睫状充血，角膜雾状水肿，前房变浅，虹膜震颤消失，瞳孔中度散大强直，视力下降至手动或光感，眼压增高，一般为 50mmHg 左右。本文例 1、例 2 属此种类型。

（二）眼内炎症引起的虹膜睫状体与玻璃体粘连，导致继发性眼压升高。常由于术后的创伤、感染或患者身体内部的各种因素引起前部葡萄膜的炎症反应所致。多发生于术后一周左右，临床表现有轻度深充血、角膜轻度雾状水肿、角膜后弹力层有水肿条纹、房水线阳性、玻璃体前部有灰白色网状混浊、支架组织上有较多虹膜色素沉着，眼压在 24mmHg 左右。由于症状较轻，常不被发现，随着炎症的好转，眼压渐趋正常。但有一部分人炎症持续不消，逐渐发生虹膜与玻璃体的粘连，开始时粘连常不明显，只是在靠近瞳孔沿的玻璃体表面有较多的色素沉着，以后渐渐发生虹膜与玻璃体产生疏松点状粘连，粘连周围的玻璃体膜上往往有较多的色素附着，这时虹膜震颤减弱，瞳孔仍能被药物散大。随着病情的进一步发展，粘连逐渐广泛，甚至睫状体也与玻璃体粘连，使房水的正常循环受到障碍，后房压力逐渐升高，时久房水积聚在玻璃体膜之后部，推玻璃体向前突出于瞳孔区，形成瞳孔阻滞。前房角镜检查为宽角，滤帘有较多色素附着，随着前房的逐渐变浅，可以出现周边虹膜前粘连。本文例 3 为眼内慢性感染造成的迟发性瞳孔阻滞，形成眼压缓慢上升，视力模糊。

（三）由于晶体破碎引起的继发性青光眼：因手术操作过程中不慎刺破晶体囊，破碎的晶体皮质碎片阻塞房角

邓亚平

及晶状体皮质刺激引起的虹膜睫状体炎，其渗出物内有蛋白、纤维和炎性细胞，造成房水成分改变和黏稠度增加，影响房水从房角的正常滤出，引起眼压升高。临床表现类似急性充血性青光眼。由于其炎症为比较顽固的过敏性炎症，故预后不良。后来对术中破囊者立即改作晶体摘除术来避免术后皮质过敏性虹膜睫状体炎。本文例 4 黄某虽通过两次降压手术和将近半年的观察治疗，最终仍然失明。

（四）远期青光眼：由于晶体脱位于前房，阻塞房水的出路，引起眼压升高。这种患者手术近期效果满意，经过 5 年或更长的时间，晶体皮质逐渐脱水，体积变小，囊膜皱缩，类似白内障过熟期莫干内障状态，干扁的晶体随眼球不断进行摆动，再加上某些患者玻璃体液化，其活动度更大。低头时晶体移至瞳孔区，向上看时晶体又落入玻璃体下方。患者如果经常作低头弯腰的活动，在某一特殊情况下，晶体突然脱位入前房，阻塞房水出路而发生急性充血性青光眼。本文例 5、例 6 都是正在低头挖土时自觉有一物体突然遮住瞳孔区，挡住视线，紧接着发生眼胀、眼痛、恶心呕吐等急性充血性青光眼症状。

治疗：针拨术后青光眼应强调预防其发生，一旦发生，局部使用散瞳剂而决不能用缩瞳剂，用缩瞳剂不仅无效，反而使粘连加重，病情恶化。全身使用高渗脱水剂及口服降压药是治疗本症的基本方法；局部及全身使用激素是有效的辅助治疗。若以降低眼压措施不见效可以采取手术治疗。

1. 药物治疗

①散瞳剂：常用的扩瞳睫状肌麻痹剂为 1％～2％阿托品眼液，或 5％～10％新福林液，每天 3 次滴眼，或局

部注射散瞳剂等。这些药物可以使瞳孔散大和睫状肌麻痹，并能缓解玻璃体与虹膜睫状体的粘连，从而减轻瞳孔阻滞，前房加深，眼压下降。

②高渗剂：常用的高渗剂有 50％甘油，100ml 口服，一日两次，还有甘露醇、尿素、山梨醇静脉滴注，这些药物可以使玻璃体脱水，减少虹膜后房水的潴留，从而使眼球后段容积减少，有利于玻璃体疝的后退。高渗剂与睫状肌麻痹剂合并使用，常常能使大部分针拨术后继发性青光眼治愈，如本文例 1，采取散瞳和口服高渗降压药物而治愈。

③碳酸酐酶抑制剂：常用如醋氮酰胺及二氯磺胺。疗效不如高渗剂，常与扩瞳药合并使用，降压作用较好。

④激素：因针拨术后青光眼大多伴有一定程度的炎症反应，如全身或局部使用激素，都有助于炎症的减轻或消退，从而减少虹膜、睫状体与玻璃体前界膜的粘连，实为治疗针拨术后青光眼的有效辅助疗法。常用 0.5％醋酸可的松液滴眼或强的松龙 0.5 毫升（25mg/ml）球结膜下注射，或强的松 10mg，每 8 小时一次口服，以后逐渐减低剂量。

2. 手术治疗：通过药物治疗仅暂时缓解或无效者应采取手术治疗。手术方法甚多，可根据其临床类型来选择。如近期瞳孔阻滞可以施行前界膜划破术；术中晶体囊破裂应立即作晶体娩出术；远期晶体前房脱位也适宜作晶体娩出术；眼压较高者估计其他手术效果把握不大时也应当机立断早作晶体娩出术。

①前界膜划破术：首由中国中医研究院唐由之等人在临床实践中发现针拨术后继发性青光眼的主要原因是因为

瞳孔区玻璃体疝阻碍了前后房的正常交通所引起的，而提出在手术中划破玻璃体前界膜来预防，在发病后用划破前界膜来治疗，结果使继发性青光眼发生率由11％下降到1％以下。方法：先在裂隙灯下明确玻璃体的边界范围，在睫状体扁平部作切口（右8钟位，左4钟位），从此切口进入达瞳孔缘划破玻璃体前界膜，或从角巩膜缘进针划破玻璃体前界膜。如玻璃体疝突入前房过甚者，除划破前界膜外，可在前房或玻璃体腔后部吸出少量液状玻璃体。而我们认为应根据玻璃体疝的状态，如前界膜完整呈蘑菇状向前房突起者，适合作前界膜切开；如前界膜已破，致玻璃体实质涌入前房，充满大部分前房者，用前界膜划破术，难以收到疗效，则应改用其他降压手术。如玻璃体抽吸术，方法效术后恶性青眼的处理，抽出积存在玻璃体后部之液体。本文例3因术后眼内迟发感染，导致虹膜睫状体与玻璃体粘连，用药物治疗眼压不能控制到正常水平，乃在瞳孔区作前界膜划破术，同时用8号针头伸入玻璃体腔的后部抽吸玻璃体约0.6～0.8ml，这样既减少玻璃体之容积，又利于玻璃体疝之后退，从而使眼压正常。

②一般常用的滤过性手术：如巩膜灼漏术、巩膜咬切术合并周边虹膜切除术、巩膜环钻术等均能解决瞳孔阻滞，降低眼压。除晚期晶体脱位于前房者外，其他几种类型的继发性青光眼均可施行滤过手术。

③晶体娩出术：方法同一般白内障摘除术，仅特别注意加强术前的降压措施，如口服醋氮酰胺和甘露醇静脉滴注，充分麻醉眼轮匝肌，球后注射后加压按摩5分钟，待眼压降低以减少玻璃体的流失，本文例2秦某术后48小时发生急性充血性青光眼症状，眼压为51mmHg，用药

物治疗只能暂时缓解，乃立即采用晶体娩术，术后矫正视力为 0.5。我们根据临床实践认为只要早期果断地采用晶体娩出手术常能保存较好的视力，是治疗针拨术后各种类型青光眼的重要方法。本文例二秦某又为早期瞳孔阻滞，一般情况下应首先考虑简单的前界膜划破术，而本例在术中唯恐晶体韧带不全拨断，曾多次拨压晶体，使晶体在玻璃体内翻转过多次，因此前界膜不是未被划破而是扰动过多，估计用前界膜划破术难以收到疗效，其他滤过手术也存在术后降压不够满意的可能，乃决定作晶体娩出术，此法不但取出了晶体，同时还切除了上方虹膜并放掉少许玻璃体，更有利于达到解除瞳孔阻滞降低眼压的目的。至于针拨术后远期晶体脱位于前房，则应尽早作晶体娩出术，如例五、例六都挽救了一部分视力。过去我们对这种干扁脱位之晶体，曾采用拨障针在球壳上推压，或再作一次拨障将晶体压入玻璃体腔内，但时久晶状体又再度上浮，终致失明。从预防继发性青光眼的角度出发，只要拨障过程中晶体囊破，应立即改作晶体娩出术，原拨障切口勿需处理，仅改从眼球上方作常规晶体摘除术。

预防：综上所述，针拨白内障术后继发性青光眼是一较为严重的并发症，除了及时发现给以积极合理的治疗外，应重点加强预防措施来减少，甚至杜绝其发病。我们认为大多数病人，晶状体固定于玻璃体内，性质安定无任何反应，我们最早的手术病人已观察 17 年，其矫正视力良好。国外文献亦认为晶体脱位于玻璃体内只要囊膜未破，晶体在玻璃体下方与周围组织粘连，眼睛能耐受多年，无任何不适症状。有保持 30 年（Suker 1904, and Rollet and genet 1913）、20 年（Cross 1914, and Maxhegner 1915）；14 年（Chandler 1964）、11 年（Well 1951）、9 年（Jarrett 1967）而视力无变化者，因此作为一种治疗白内障的简便方法是值得推广的，尤其对于年老体弱多病的患者，实属一个难得的好手术。

根据我们的经验，只要注意操作，勿刺破晶体，将晶状体固定在理想位置；不要过多扰动玻璃体，以减少玻璃体液化的程度；对针拨术后患者劝说其少作低头弯腰的重体力劳动，防止晶体突然脱位于前房；术后常规给醋氮酰胺 250mg。每 8 小时一次，连续 3～4 天，以减少玻璃体水肿，避免发生瞳孔阻滞等预防措施，继发性青光眼的发病率就可以大大减少。

总　结

本文通过报告 6 例不同类型的针拨术后继发性青光眼，根据其临床表现大体分为四种情况：近期瞳孔阻滞所致；葡萄膜炎性反应所致；晶体皮质刺激性虹膜睫状体炎所致；远期晶体前房脱位所致。对其发病机制和治疗作了介绍，强调要及时发现，先用散瞳剂及高渗剂等药物治疗，如药物不能控制眼压应立即手术治疗，手术方法应根据其临床表现来选择。

三、白内障针拨术 692 只眼的临床分析

［黄秀蓉，王明芳，邓亚平．江西中医药，1994，25（增刊）］

关键词　白内障针拨术 临床应用

我院从 1962 年开始施行白内障针拨术到 1992 年已有 30 年，共施行该手术 700 余例，其中病历记录完整者有

邓亚平

407 例 692 只眼。现将其中 237 例 409 只眼的远期并发症随访报告如下，并通过分析谈谈笔者对白内障针拨术适应证之管见。

1. 一般资料

407 例患者中女性 243 例，占 59.71%，男性 164 例，占 40.29%；1962～1970 年共行 157 例，最小年龄 38 岁，最大年龄 83 岁，合并严重全身病者 42 例，占 26.75%；1971～1980 年共行 148 例，最小年龄 49 岁，最大年龄 88 岁，合并严重全身病者 41 例，占 27.7%；1981～1990 年共行 94 例，最小年龄 65 岁，最大年龄 90 岁，合并严重全身病者 84 例，占 89.36%；1991～1992 年共行 8 例，最小年龄 67 岁，最大年龄 88 岁，全部合并严重全身病（注：严重全身病指严重的心脏病、高血压、糖尿病、瘫痪等不能承受其他白内障手术的疾病）。

407 例患者，手术时采用仰卧位或坐位，术后取半卧位，手术时间最短为 5 分钟，平均为 10 分钟左右，术后双眼包扎 48 小时，48 小时后去包扎自由活动，术眼滴 1%阿托品眼液及氯霉素、地塞米松眼液，一般 7 天左右出院。

2. 治疗结果

407 例 692 只眼中，有 204 只眼因在术后 2～3 天出院，出院时无矫正视力记录，其他 488 只眼出院时均用国际标准视力表检查视力及矫正视力。矫正视力在 0.02～0.1 之间 16 只眼，占 3.38%，其视力低下的原因主要为老年性黄斑变性及其他眼底病变；矫正视力在 0.1～0.3 之间者 113 只眼，占 23.16%；矫正视力在 0.3 以上者 359 只眼，占 73.57%。出院时所有患者伤口愈合好，绝

邓正平

大多数患者术眼瞳孔正圆，睫状充血等反应轻。

　　该手术时间短，创伤小，对患者的全身并发症基本上无影响。407 例患者中合并严重病者 176 例，除 3 例术后全身病症状略有加重外，其他 173 例合并严重全身病患者术中、术后全身情况无变化。

　　该手术常见近期并发症有：晶体上浮、继发青光眼、眼内出血、葡萄膜炎、眼内炎、晶体囊破裂等，其中以晶体上浮发病率为最高。术后近期并发症除眼内炎外，一般经正确及时的处理，患者仍可恢复良好的视力。

　　我们对 237 例针拨术患者进行了远期随访，随访最长为术后 27 年，最短为 2 年。随访发现患者术后远期并发症主要是继发青光眼，237 例 409 只眼中继发青光眼 9 例 10 只眼，发病率为 2.91%。其原因中，3 只眼为晶体固定不良而上浮嵌顿于瞳孔区或前房，阻滞了房水循环导致眼压升高；4 只眼诊断为晶体溶解性青光眼；另 3 只眼原因不明。晶体嵌顿及原因不明的继发性青光眼均以摘除晶体而达到控制眼压的目的。10 只眼中多数患者因未能及时手术，虽摘除晶体后眼压控制而视力基本丧失。随访中还发现晶体溶解性眼内炎 1 只眼。

3. 体会

　　该手术方法简便，手术时间短，病人痛苦小为其优点，对于老年性白内障合并严重全身病患者不失为一种有效的复明手术，而该手术术后有一定的并发症，尤以继发性青光眼最为严重。术后近期发生的青光眼，多在住院期间发现，能及时有效的处理，对手术患者不会造成严重的影响。当被拨下的晶体长期存留于玻璃体内，还可能由于晶体溶解、晶体上浮嵌顿等原因引起远期的继发性青光眼的发生，远期的继发性青光眼难以预防，发病时症状重，视力损坏严重，常常不能及时处理，预后较差。因此我们建议对全身情况尚好的老年性白内障患者不宜采用该手术，而对白内障合并严重全身疾患的病者仍可使用该手术。

对部分疑难性眼病的临证体会

邓亚平教授从医近六十载，在临床工作中十分善于分析总结病人临床资料，现将邓亚平教授公开发表的对部分疑难病症的临床分析总结资料归纳如下。

一、中毒型痢疾所致的皮质盲

[邓亚平. 中华眼科杂志，1964，(11)]

皮质盲是各种因素所致的大脑皮质视觉中枢损害而引起的双目全盲，是眼科比较罕见的疾病，特点为视力丧失、瞳孔对光反射存在和眼底正常。皮质盲的常见原因为外伤、脑血管意外和颅内肿瘤等。邓亚平教授曾见 2 例小儿患者发生于中毒型痢疾之后，复习文献未发现有类似的病例报告。鉴于中毒型痢疾为小儿常见的传染病，易引起脑组织病变和导致死亡，治愈病例遗留皮质盲者可能并不罕见，特将 2 例报告如下，并对其发病机制进行讨论，供同道参考，以引起注意。

病例报告

例 1. 患儿刘某，男性，1 岁，因双目失明三月余，于 1963 年 11 月 18 日入院。8 月前曾因高热、抽风和腹泻

9小时住某院儿科治疗，当时出现频繁的阵发性抽风，甚至昏迷，呼吸浅，有酸味，脉搏细弱，四肢厥冷。大便化验：脓细胞（＋＋＋），红细胞（＋），吞噬细胞少数。诊断为中毒型痢疾。经过补液、持续输氧、口服无味合霉素及肌注链霉素，并配合冬眠疗法等抢救措施，4天后抽风停止，神志渐转清醒；7天后体温降至正常；住院第18天大便检查正常，共住院20天。出院后2天，其母发现患儿双目看不见东西，双手不能握物。

患儿系第一胎足月顺产，母乳、牛乳混合喂养，父母健康。

体检：发育、营养中等，表情淡漠，不会咿呀学语，逗惹无反应。心、肺及腹部无异常发现。神经系统检测：腹壁反射消失，左侧上、下皮肤知觉减退，腱反射亢进。双下肢无明显瘫痪，能站稳，尚不会举步；双上肢力弱，左侧尤明显，无其他病理发现。

眼科检查：双眼无光感，用强光照射及威吓姿势双眼睑无反射性闭合，角膜知觉减退。双眼前部及屈光间质均正常。双侧瞳孔圆形、等大，光反射存在。双眼球黄斑中心凹反光存在，网膜无渗出物及出血。

化验：红细胞 $4.25 \times 10^6/m^3$，血红蛋白10.5g。白细胞 $9300/m^3$，中性55％，淋巴42％，单核3％。脑积液清亮，压力不高，细胞计数为零，氯化物663.2mg％，糖57.4mg％，蛋白质36.8％。大小便正常。

治疗经过：入院后经中药及针灸眼眶周围穴位一月余后，患儿表情较前活泼，瞬目反射恢复，角膜反射较前灵敏，眼球能随光源转动，表示光觉已渐恢复，但以玩具逗惹仍无反应。眼底同前，无视神经萎缩征象。现仍在坚持治疗。

例 2. 刘某，女性，1 岁 3 个月，因双目失明四月余，于 1963 年 10 月 20 日来院初诊。4 个月前因高热、抽风、腹泻 2 天住某院儿科治疗，当时神志昏迷、连续抽风，有呼吸暂停、明显失水及酸中毒征象。大便检查：发现有红细胞、白细胞及吞噬细胞各少许。二氧化碳结合力 26.6 容积。诊断为中毒型痢疾合并重失水及酸中毒。经过补液、持续输氧、抗生素、醋酸考地松、中药及冬眠疗法等治疗，6 天后始见好转；但出现双侧上、下肢震颤及双目失明。共住院 40 天。

患儿系第一胎足月顺产，母乳、牛乳混合喂养，父母健康。

体检：发育及营养中等，表情淡漠，不合作，智力较同龄儿童差，不会学语，逗惹无反应。心、肺、腹无异常发现。神经系统检查：左侧上、下肢瘫痪，肌张力增加，腱反射亢进；腹壁反射消失；双侧上、下肢知觉减退，左侧尤明显，无其他病理反射。

眼科检查：双眼无光感，不能辨物，以强光照射或威吓双眼睑无反射性闭合，角膜知觉反射减退。双眼前部及屈光间质正常。瞳孔圆形，等大，直径 0.5cm，对光反射存在，在暗室尤明显。眼底乳头边缘清楚，色泽及血管大小正常，黄斑中心凹反光存在，眼底无渗出物及出血。眼球运动自如。

化验：血液、大小便及脑积液均无异常发现。

治疗经过：入院后以中药及针灸眼眶周围穴位，一月余后双上、下肢痛觉较前恢复，能随光源转动眼球，以玩具逗惹仍无反应。现仍在治疗中。

讨论

1、皮质盲可为多种因素所引起，原则上凡能致大脑枕叶纹状区视觉皮质严重损害的因素皆可为其原因。但常见者为脑血管意外、脑外伤和颅内肿瘤等。Marquits 报告的 9 例中，6 例为血管性损害。Maria 报告 1 例为高血压动脉硬化症所致大脑枕叶后极出血引起，尸检发现双侧枕叶有陈旧性机化出血斑。近年来 Hoyt 等及 Weinberger 等（1962）均曾报告由于手术意外所致心脏暂停而引起的皮质盲病例，一致强调缺氧为皮质盲的重要原因。Weinberger（1940）指出，脑组织缺氧超过 3 分 10 秒，就可引起皮质细胞的永久性病变；超过 7 分钟则可导致死亡。Courville 认为某些特殊的皮质区，如视区及运动区的中间层次（即 Brodman 第三、四层）的细胞，由于发育最为完善，对氧有较大的需求，因此，一旦氧的供给减慢或停止，特别易受损害而发生皮质分层坏死，故可出现视力障碍。Linderberg 曾以大脑循环边缘区解释缺氧时脑皮质选择性损害出现的原因，认为大脑前、中动脉之间的额叶运动区至枕叶后极的矢状方位带及大脑中、后动脉之间的枕叶外侧上沿至枕后极，为诸大脑动脉供应的终末区域，较皮质其他部位更易发生缺氧。Hoyt 报告的病例仅有视皮质的损害，认为与横幕疝的形成有关，因小脑水肿可使小脑幕切迹向前上移位，阻碍大脑后动脉的循环，造成视皮质缺氧。

本报告的 2 例皮质盲为中毒型痢疾所引起。据张荫昌报告中毒型痢疾可引起脑组织的多种病变，在大脑皮质、基底节、视丘和脑干等部位不仅可发生肿胀、尼氏小体溶解等单纯急性改变和炎性病变，认为这些病变与神经系统的严重中毒症状的发生有关。可想而知，上述病变若发生在大脑枕叶视皮质区域，显然可能引起皮质盲的结局。中毒型痢疾常出现的循环和呼吸机能衰竭危象，可造成缺氧状态，因此，脑病变的发生除了痢疾中毒本身的作用外，可能与脑组织缺氧有密切关系。本文 2 例均曾出现 4～6 天的阵发性抽风，24 小时以上的深度昏迷，并有呼吸表浅及呼吸暂停等症候，表明患者曾长时间处于缺氧状态；而神经系统病变主要表现为皮质盲、肢体轻瘫和感觉障碍。表示皮质病变具有选择性特点，符合前述脑皮质病变系因缺氧所致的说法。由于 2 例均曾得到比较及时有效的抢救，其中冬眠疗法和持续输氧，有利于纠正中枢神经系统的缺氧状态，但由于视皮质及运动区等部位对缺氧较为敏感，故造成选择性病变而导致皮质盲及肢体瘫痪等严重后遗症。中毒型痢疾常引起严重的脑水肿，本文 2 例是否有小脑幕疝的形成而阻碍大脑后动脉循环，引起或加重枕叶病变也应加以考虑。

2. 由于皮质盲在临床上大多伴发严重的脑病变而致患者迅速死亡，故不易发现。Marquis 认为皮质盲具有以下特点：①视觉完全丧失，包括对光暗的辨别能力。②强光照射及威吓皆不能引起眼睑反射性闭合。③映光及辐辏运动时瞳孔有反射性收缩。④眼底正常。⑤眼球运动正常。⑥可有偏瘫、感觉异常、失语症及对空间、时间、地点失去定向能力。

Duke－Elder 指出，皮质盲的主要特点为视觉完全丧失，瞳孔对光反射存在及眼底正常。但由于脑皮质损害的程度及范围不同而有较为复杂的临床表现，如视皮质受刺激时可引起不成形视幻觉及患者健康感，即患者不认为自己有病，不感到自己盲目，不像周围性盲目患者沉于黑暗之中，而觉得眼前除了一片白光之外，没有任何东西存在。此外，患者还有其他精神症状，如表情淡漠、记忆力减退、定向无能、失语、遗忘等。眼球运动仅保留不自主运动，而心理视觉反射（即随意反射）丧失，包括固定、融合、视觉连锁反射、辐辏、调节等反射均消失。因此，患者不能像一般盲人那样凭记忆力、定向力等熟悉和适应周围环境。此外，患者还常伴有偏瘫、失语、感觉障碍及一定程度的痴呆。本文 2 例均具有上述的大部分表现，符合皮质盲诊断。由于均系婴儿，无法判断其是否有定向无能、记忆力减退及视觉心理反射消失等情况。但据患儿智力比同年龄者低下，尚不会说话及走路，故考虑脑皮质可能有较广泛的损害。

3. 皮质盲的预后与脑病变的原因、程度和范围有直接关系，一般认为创伤、血栓形成等所致者多无望恢复；动脉痉挛所致者，视力可有不同程度的恢复。Duke－Elder 谓皮质盲的恢复并不罕见，在第一次世界大战期间，不少颅外伤引起的皮质盲患者都有视力恢复，开始为光觉的出现，以后有模糊的形觉逐渐恢复到能清楚看物。Weinberger 等所报告的 3 例因心脏暂停引起的皮质盲患者，视力均有一定程度的恢复，其中一例观察达 6 年之久，最后左眼视力为 0.1，右眼为 0.3。因此，对于皮质盲患者不宜过早放弃治疗，而应鼓励其进行系统的理疗及视觉锻炼。本文 2 例经针灸治疗后一月余后，光觉已恢复，估计加强锻炼还可能恢复一部分视力。

皮质盲既为中毒型痢疾的严重后发病，患后不仅视力不易恢复，而且影响患儿智力和身体的发育，因此，应加强对该病的预防和抢救，以防造成严重后果。

总结

（1）本文报告中毒型痢疾所致皮质盲2例患者皆系婴儿，除双目失明外，一例合并双上肢轻瘫，另一例合并左侧上、下肢偏瘫，表明大脑皮质病变具有选择性特点。

（2）中毒型痢疾引起皮质盲的原因，除了与痢疾中毒本身所致脑皮质病变有关外，可能与脑组织缺氧有直接关系，也可能与小脑水肿所致小脑幕疝的形成阻碍大脑后动脉循环，继而引起大脑皮质枕叶视区的损害有关。

（3）预防和抢救中毒型痢疾患者免于长时间处于缺氧状态，对预防皮质盲具有重要意义。

注：本文承四川医学院沈祖寨教授审阅指正，谨致谢意！

二、国人眼球突出度及眶距的测量统计

[罗文彬，邓亚平．中华眼科杂志，1959，（9）]

眼球突出度之测量，在临床应用上是相当重要的。目前文献多为西方人的测量结果（如 Duke－Elder 氏书中所载 Copper 氏统计的平均值为 16.17mm，Drews 氏所列文献中的数字见表38）。我国人仅 Lee 氏（1930）与童啓哲等氏（1956）各有一统计报告。我们在 1956 年因检查身体之便，得以测量统计 3102 人，年龄限于15～23岁，且女性人数较少，全为汉族，95.4％为四川省人，因此该统计只能代表部分地区部分人的眼球突出情况。

表 38 文献中之眼球突出度

作者及时期		所用仪器	检查人数	眼球突出度	
				范围 mm	平均值 mm
Cohn	1865	自制	300?	10～18	—
Cohn	1867	自制（自眶上元测量）	427	—10，+12	—
Emmert	1870	自制	200	9～20	12～14
Keyser	1870	自制	500?	9～18	—
Birch—Hirschfeld	1900	Satler&Hering	24	11.5～18	14
Geraud	1912	Rollet&Durand	41	10～16	13
Birnbaum	1915	Hertel	150	11～19	15
Schlabs	1915	Hertel	50	10～21	
Woods. G. A	1915	Hertel	200	—	12～14
Helmbold	1916	Hertel	525	9.5～24.5	16+
Jackson	1921	自制	4500	10～23	16～17
Lee	1930	Hertel（全为中国人）	400	8～21	14.6
Ruedemann	1936	Hertel	1000	14～20	18.8
Wagener	1934	Hertel	200	11～24	17.6
Galli—Mainin	1942	改良的 Luedde	50	14～17.5	—
Soley	1942	Hertel	65	15～20	15.9
Gormac	1946	自制		12+	14～16
Knudtzon	1949	Hertel	362	11～24	17+
Drescher—Benedict	1950	Hertel	100	10～24	17.3
童启哲，李崇培，丁淑静	1956	Hertel	2865		13.65
罗文彬，邓亚平	1956	Hertel Krahn	3102	9～18	13.57

眼球突出度就其绝对意义来说，是指着眼球突出于眼眶的程度，即所谓绝对性眼球突出度。但在临床测量中，必须选择一基点，而量其与角膜顶点的相关距离。此基点的选择，历年来眼科学家随其所用器械不同为各异，如眶上沿、鼻梁、眶上下内外四缘等，而最通用者为眶外缘，故一般临床所谓的眼球突出度，是指着眼平视正前方时角膜最高点突出于眶外缘最后点的毫米数。

　　此种测量研究始于 1865 年 Cohn 氏，用其自制的仪器，名曰眼球突出计（Exophthalmometer），从被检查者的侧面观测角膜突出于眶外缘的毫米数。此后有若干改进的设计，较完善者为 Zehender 氏眼球突出计，更准确者为 Sattler 和 Hering 氏之眼球突出计（1900），因其有固定头部和望远镜观测的设备，并有照相记录，但操作复杂，价值昂贵，不易普及使用。最通用者为 Herter 氏眼球突出计（1903），即本文测量所使用者。以后尚有若干设计，这些器械在 Duke-Elder 氏书中和 Drews 氏的文章中皆有较详细的说明及图画。

　　材料来源：本文共测量 3102 人，其中男性 2811 人，女性 291 人，年龄分布如表 39。被测者中有视力记载者 1457 人，在 1.0 以上者占 91.4%。四川籍 1959 人，占总数的 95.4%；只有 143 人即 4.6%，系来自全国各地。

　　测量方法：所用仪器为 Hertel Krahn 氏眼球突出计。测量时被检查者正坐，自由呼吸，双眼平视正前方，睑裂自然张开，勿过于用力，因用力时常使眼球突出度增加，有时致误差 0.25～1.00mm。检查者对坐，平持眼球突度计，置于眶外缘，压力轻重适度，不使被检查者有疼痛，如果压力过重，使皮肤及皮下组织过度压缩，也可增加突

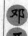

出度数字，有时至 0.5～1.0mm。然后用双眼读出角膜最高点所在的毫米数。因此仪器的刻度单位为 mm，其差在 1mm 以下者不能读出确值，我们采用了四舍五入法。绝大多数测量均由一人操作，故方法和轻重等都比较一致。

表 39　年龄之分布

性别＼年龄	15	16	17	18	19	20	21	22	23	共计
男	13	321	556	856	829	122	112	1	1	2811
女	0	2	31	85	113	51	9	0	0	291

眼球突出度：女性 291 人测量结果（图 9），眼球突出度为 10～17mm，87％以上在 12～15mm 之间，平均值为 13.94±0.07mm。较童氏等之数字（13.5mm）略高，唯因女性数字不够大，未再依年龄分别作统计。

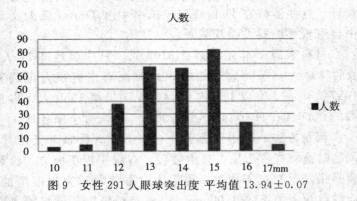

图 9　女性 291 人眼球突出度 平均值 13.94±0.07

男性 2811 人，测量结果（图 10），眼球突出度为 9～18mm，81％以上在 12～15mm 之间，平均值为 13.19±

0.03mm，较童氏等之数字（13.76mm）为低，男性年龄分布在 15～23 岁，各年龄眼球突出度的平均值表（表 40），无显著差别。

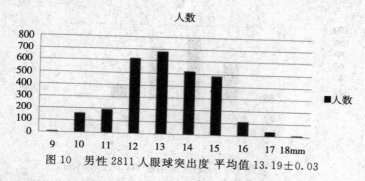

图 10 男性 2811 人眼球突出度 平均值 13.19±0.03

表 40 男性 2811 人各年龄眼球突出度和眶距的平均值

项目 年龄	人数	眼球突出度平均值 （mm）	眶距平均值（mm）
15	13	14.69	103.92
16	321	13.51	100.17
17	556	13.20	99.10
18	856	13.08	98.51
19	829	12.98	97.86
20	122	13.46	99.09
21	112	12.94	98.02
22	1	12.00	97.00
23	1	14.00	100.00

男女性眼球突出度之平均值为 13.57mm。

眶距：女性 291 人，测量结果（图 11），眶距为 87～107mm，84％以上在 93～101mm 之间，平均值为 97.33

±0.08mm，较童氏等（96.7mm）较高。亦未依年龄作统计。

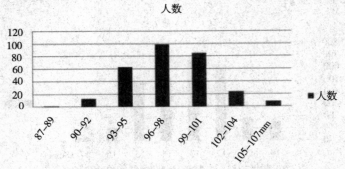

图 11　女性 291 人眶距 平均值 97.33±0.08mm

男性 2811 人测量结果（图 12），眶距为 87～119mm，83% 以上在 89～107mm，平均值为 98.59±0.10mm，稍低于童氏等者（99.3mm）。依年龄分别统计结果（表40），除 15～16 岁者外，无大差别，或因该年龄人数较少，可能代表性不够。

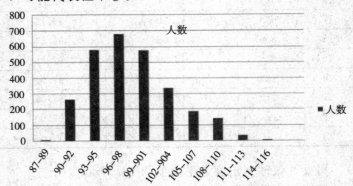

图 12　男性 2811 人眶距 平均值 98.59±0.10mm

讨 论

在西方文献中的报告，眼球突出度平均值多略高于16mm。童氏等和本文之测量结果，均低于 14mm，显然我国人之眼球突出度较西方人为低（2mm 以上）。

眼球突出度与眶距在幼儿时较低，与年俱增，至青壮年达最高峰。本文统计结果，二者之平均值，15 岁者相差较大，可能因人数太少，不能真正代表该年龄的数字，16～21 岁者各年龄之平均值几无大差别，可见 16 岁以后，差不多已达到稳定的程度。

眼球突出度男女有别，Duke-Elder 氏谓：男为17mm，女为 16mm。童氏等之统计：男为 13.76mm，女为 13.51mm，男性的数字稍高。Lee 之统计：男为14.4mm，女为 14.8mm，女性之数字则稍高，而本文的结果，男为 13.19mm，女为 13.94mm，女性亦较男性的数字为高，唯因女性人数较少（只 291 人），是否够代表性，尚待以后更多统计数字予以确定。

双侧眼球突出度大致相同，Duke-Elder 氏根据 Copper 氏等的统计，谓两眼绝对相同者只占 25%，单相差2mm 以上者只占 6.6%；Drews 氏收集的文献两眼有轻度差异者之百分率亦较高；童氏等谓两眼只有少许差异，按统计学计算法，谓两眼基本上没有差别，我们同意这一说法。本文测量中，只有五人有差别，均为 2mm，此五人未列入 3102 人中统计。我们认为个别的两眼突出度差别较大者，或由于有潜在的眶部畸形或病变，应行进一步的研究。文献中的较高百分率，亦可能因所用仪器更精确，能读出 1mm 以下之差别，此点在我们的测量中未能够

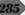

做到。

总 结

本文测量统计 3102 人的眼球突出度和眶距。所用仪器为 Hertel Krahn 氏眼球突出计。女性 291 人，男性 2811 人。眼球突出度：男性 13.19 ± 0.03mm，女性为 13.94 ± 0.07mm，女性稍高于男性，男女性平均值为 13.57mm。眶距：男性 98.59 ± 0.10mm，女性为 97.33 ± 0.08mm，女性稍低于男性。眼球突出度和眶距，在 16～21 岁这段年龄中无任何差别。右眼与左眼的眼球突出度，基本上没有差别。

三、双侧急性视网膜坏死五例报告

［邓亚平. 眼底病杂志，1985，（2）］

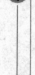

双侧急性视网膜坏死开始表现为急性发作的前葡萄膜炎，相继出现视网膜闭塞性血管炎，视网膜坏死和脱离，周边部视网膜多数破孔。本文报告 5 例（7 只眼），男性 3 例，女性 2 例。年龄在 33～50 岁之间。2 例双眼同时发病，2 例双眼先后发病，1 例为单眼患病。发病原因不明。中西医治疗无显效。

关键词：视网膜坏死　前葡萄膜炎　闭塞性血管炎

双侧急性视网膜坏死（bilateral acute retinal necrosis 简称 BARN）主要临床表现是急性发作的前葡萄膜炎，继之出现视网膜脉管炎，视网膜坏死和脱离，视力急剧下降，甚至严重丧失。该病最早由 Urayama 等（1971）报道，称为 Kirisawa 型葡萄膜炎，并将其临床表现归纳为 11 个特点，其中包括单眼发病一项。其后一些作者发现，本病多数为双眼先后发病，视网膜坏死为主要病变，故在欧美文献中多采用"双侧急性视网膜坏死"的命名。现将1981～1984年所见5例（表41）报告如下。

表41　例双侧急性视网膜坏死病历摘要

	例序	1	2		3	4	5	
	性别	男	男		女	男	女	
	年龄	33	34		36	50	43	
	发病至就诊时间	20天	5月		11天	5天	5月	
	眼别	左	右	左	左	左	右	左
	初诊视力	眼前数指	眼前数指	0.1	0.1	0.08	0.02	0.02
前葡萄膜炎	睫状充血	+++	+	—	+++++	—	—	—
	房水闪光	++	+	+	++	++	+	+
	角膜后沉着	+++	+	+	+++++	+	+	+
玻璃体改变	絮状及点状混浊	++	++	+	++	++	+	+
	玻璃体后脱离纱幕样膜形成	+	—	—	+	+	+	+
视网膜血管炎	血管变细	+	+	+	+	+	+	+
	白鞘形成	+	+	+	+	+	+	+
	血管呈串珠样	—	+	+	—	—	+	+
	主干闭塞成线条状	+	+	+	+	+	+	+

邓亚平

续表

	例序	1	2	3	4		5	
坏死性视网膜炎	乳头色蜡黄	+	+	+	+	+	+	+
	视网膜灰白色混浊	+	+	+	+	+	+	+
	周边部有黄白色渗出	+ +	+	+	+	+	+	+
	散在片状出血	+	+	+	+	+	+	+
	视网膜玻璃体粘连条带	+	+		+			
	视网膜脱离	颞下鼻下幕状隆起	+	+	漏斗状脱离	漏斗状脱离	+	+
	破孔形成	下方赤道部有一大裂孔	—	—	周边多数破孔形成	颞上锯齿缘分离，四周多个孔	—	—
血管炎出现时间		1月	1月	1月	20天		28天	21天
视网膜脱离出现时间		1.5月	2月	3月	1.5月		2月	5月
最后视力		环扎术后0.1	指数	手动	无光感	颞侧光感	手动	指数

临床资料分析

本组共计5例（7只眼），男性3例，女性2例。年龄分别为33岁、36岁、43岁及50岁。平均年龄39.6岁。2例双眼同时发病，两眼呈对称性相似表现。3例为单眼发病，其中1、3分别在4年前和6年前曾有对侧眼发红、疼痛、视力模糊，在当地诊为急性虹膜睫状体炎。病后3～4个月，因视力模糊再次就诊，被诊断为陈旧性原发性视网膜脱离，分别接受巩膜缩短术和视网膜电烙术。例3并作了巩膜缩短术，视网膜未复帖。现左眼存在并发性白内障并有眼球萎缩的倾向。

急性前葡萄膜炎一般持续约20天，以后转为慢性过程。例4发病时伴有眼压升高，达59.1mmHg，经静脉滴注甘露醇及口服醋氮酰胺一周后，眼压降至正常，血管炎出现的时间最早是发病后20天，最迟为1个月。开始表现为动脉细，静脉正常。病情发展急剧，数日后便出现血管闭塞，呈线条状，甚至无法判断这些白线是动脉还是静脉。发生血管炎的同时，玻璃体混浊加重，由点状或絮状混浊进展为玻璃体后脱离或凝缩，并有纱幕样薄膜形成。此时眼底显示视乳头色淡，后极部视网膜呈灰白色水肿，周边部视网膜有散在的黄色渗出物并迅速融合成片。随着病情的发展，渗出物被吸收，视网膜和脉络膜出现大小不等的萎缩区。水肿、渗出及出血较严重者，视网膜和玻璃体的界面黏着并形成增殖带。该现象在1、3、4例患者尤为明显，后两侧有漏斗状视网膜脱离和多数性小孔形成。另2例双眼发病者，由于视网膜坏死程度轻，视网膜脱离仅限于下方增殖带附近。例5作了眼底荧光血管造影，显示病变区的脉络膜和视网膜血管有荧光渗漏。5例的胸部、副鼻窦X线摄片及口腔检查无异常发现。血沉、抗"O"即肝功能检查结果均属正常范围。4例的白细胞计树检查总数偏高，在12100～16200之间，中性多核在79%～84%之间。这4例的IgG、IgM、C8测定及T淋巴细胞

289

转化率检查结果在正常范围之内。

治疗经过：各例初诊时都采用中西医结合治疗，口服强的松，肌注青霉素和链霉素。中药为龙胆泻肝汤加减。局部用1‰阿托品眼液及地塞米松眼液。当出现视力下降、玻璃体混浊加重及视网膜血管炎时，加用氢化考的松及低分子右旋糖酐静脉滴注。例1、3、4在并行继续恶化时曾用环磷酰胺，中药改为血府逐瘀汤加味。例1在治疗中眼前部炎症静止，并作巩膜外垫压术及巩膜环扎术，术后视网膜下方仍脱离，3年后随访视网膜平复，视力为0.1，其余各例均失明。

讨论

本组5例均首先表现前葡萄膜炎，随后周边部眼底出现散在性斑块状白色渗出物，沿血管有散在出血区，同时可见血管变细、白鞘形成和血管闭塞。渗出物消散后周边视网膜和脉络膜原病变区出现萎缩斑或增殖带并发生视网膜脱离。其经过与文献报告的急性视网膜坏死一致。Young和Bird认为双侧性和对称性发病是本病的特点。本文由1例单眼发病者随访1年，尚不能预料对侧眼以后的情况。Hayasaka等对Urayama最早报的6例中的2例分别随访14年和1年，对侧眼并无炎症和坏死性病变，表明少数患者可以单眼患病。

本病应与其他特殊类型的葡萄膜炎鉴别，尤其是Behcet病。Behcet病主要病变为急性葡萄膜炎和视网膜闭塞性血管炎，但有反复发作，逐步加重的过程，而且进展缓慢，一般不导致视网膜脱离和坏死。有人认为BARN患者可出现部分或全部的Behcet病的全身病证；也有报道Behcet病患者有类似BARN的暴发性坏死性视网膜炎，二者的关系尚须进一步探讨。

　　BARN 病因不明，Saari 等报道的 4 例中 3 例分别患有副鼻窦炎、牙齿感染和传染性皮炎，因而认为感染能激发葡萄膜炎，导致对杆状细胞和锥状细胞的自身免疫反应，从而引起局限性免疫复合物病。据报道，单疱病毒视网膜炎、成人巨细胞病毒性视网膜——葡萄膜炎、何杰金病患者机缘性病毒感染所致的坏死性视网膜炎等均可引起BARN 现类似的视网膜坏死。前者患有严重的单疱病毒性脑炎；后两种情况分别因肾移植和何杰金病大量使用环磷酰胺等免疫抑制剂引起机能低下而伴坏死性视网膜炎。BARN 是否与病毒感染有关尚待进一步探讨。

　　关于本病的治疗，目前中西药物均无显效。血管炎可能是葡萄膜炎发作后引起的自身免疫反应，若能在发病初期采用大剂量皮质激素或配合其他免疫抑制剂、抗菌药物治疗，或能阻止病情发展和恶化。BARN 产生的视网膜脱离很难通过手术复位，主要是因为视网膜坏死。本病的视网膜裂孔形态与原发性视网膜裂孔不同，原发性视网膜脱离的裂孔大小不一，形态各异，孔底色鲜红，视网膜透明；而 BARN 的裂孔为成群分布的小孔，孔底暗红，视网膜污秽。前者是在裂孔形成的基础上发生视网膜脱离；后者是先有视网膜脱离，后有裂孔形成。这是因为闭塞性血管炎发生后视网膜下间隙有渗出物聚积，加之周边部视网膜脉络膜广泛瘢痕形成，导致后极部脱离。BARN 的视网膜脱离只有少数经手术可以复位，如 Saari 等报告的一例经玻璃体切割和硅油注入玻璃体腔，先后 3 次手术，终达视网膜复位，视力为 0.2。本文例 1 经巩膜垫压和环札术复位，3 年后随访，视力维持在 0.1。

四、新生血管性青光眼的冷冻治疗

［邓亚平，张玲（邓亚平教授指导的研究生）．中国中医眼科杂志，1997，7（3）］

新生血管性青光眼（neovascular glaucoma，NVG）是因多种视网膜血管性疾病和视网膜贫血产生血管因子，在虹膜和前房角形成新生血管，阻滞眼内液的循环而导致的继发性青光眼。本病临床经过复杂，现有的药物和手术治疗效果不明显，有时只能摘除患眼。

为了减轻患者的疼痛，降低眼压和减少虹膜新生血管，我科 1990～1996 年采用了睫状体冷冻疗法，部分患者合并经巩膜的广泛视网膜冷冻，现将所作 47 例资料总结分析如下。

1. 资料和方法

1.1　临床资料

本组共收治 NVG41 例（47 只眼），诊断标准按大专院校《眼科学》第 2 版教材。其中男 25 例，女 16 例，单眼 35 例（35 只眼），双眼 6 例（12 只眼）。年龄最小 13 岁，最大 79 岁，平均 54 岁。原发病因包括静脉阻塞 19 只眼，糖尿病性视网膜病变 15 只眼，静脉周围炎 3 只眼，眼外伤 3 只眼，原发性青光眼晚期 7 只眼。术前眼压最高 71mmHg，最低 24mmHg，平均 47mmHg。术前视力无光感至手动 30 只眼，占 63.83%，数指至 0.4 者 17 只眼，占 36.17%。

1.2 手术方法

选用浸冷式冷冻头直径 2.5mm，系乐山专区医院眼科郭振景监制（郭振景．浸冷式冷冻头的研制．乐山地区科委成果监定资料．1986）。将冷冻头浸泡在盛有液氮的

邓亚平

广口瓶内约 1.5 分钟后取出使用，此时温度约-80℃。常规结膜表面麻醉及球后麻醉，沿角膜缘剪开球结膜约半周，暴露角巩膜缘，冷冻头置于角膜缘后 1～1.5mm 处，相当于睫状体冠部，每个冷冻点相隔 2.5mm，冷冻时间约 50 秒左右，范围约 180°，合并视网膜广泛冷凝者，球结膜切口沿角膜缘一周，冷冻头直径 2.5mm，冷冻时间因睫状体和视网膜不同而分别为 50 秒和 4 秒。冷冻点共 40 个左右，分为三排，第一排位于角膜缘后 1.5mm，冷冻时间为 50 秒，间隔 2.5mm，达 270°；第二排距角膜缘后 10mm，第三排距角膜缘后 13mm，这两排冷冻时间每次第 1、2、3 点分别为 4 秒、8 秒、12 秒，然后冷冻头重复浸泡在液氮杯中约 1 分半钟后取出使用。冷冻完成后缝合球结膜，术后局部点激素和散瞳剂。

2. 结果

本组共作单纯睫状体冷冻 24 只眼，合并视网膜冷冻 23 只眼，因眼压未降作第二次睫状体冷冻者 6 只眼。多数患者术后 10～14 天疼痛畏光及结膜充血水肿均消失，个别患者有较严重的眼前部炎性反应。术后眼压最高 54mmHg（7.21kpa），最低 7mmHg（0.95kpa），平均 29mmHg（3.85kpa），较术前眼压平均下降 17mmHg（2.20kpa），其中控制在 24mmHg（3.24kpa）以下者 25 只眼，约 53.19%；术后视力无光感至手动 25 只眼，占 53.19%；数指至 0.4 者 22 只眼，占 46.81%；虹膜新生血管数量和直径减少变细 22 只眼，占 46.81%；完全消失 14 只眼，占 29.78%，无变化 11 只眼，占 23.41%；角膜水肿减轻 14 只眼，占 29.78%，水肿消失 22 只眼，占 46.81%，无变化 11 只眼，占 23.41%；疼痛控制 42

只眼，占 89.36%。

疗效评定标准：显效：眼压下降至正常，角膜清亮，虹膜新生血管消失，眼痛消失。有效：眼痛减轻，眼压下降到一定程度，加用噻吗心安后达正常，角膜水肿减轻，新生血管减少。无效：眼痛不缓解，角膜水肿不减，眼压不降，新生血管无变化。按以上分级，本组显效 17 只眼（36.17%），有效 20 只眼（42.55%），无效 10 只眼（21.28%），总有效率 78.72%。

3. 讨论

新生血管性青光眼是继发性青光眼中最严重的一种类型，多种眼底血管性疾病由于视网膜缺血缺氧，新生血管因子形成，最终可能引起 NVG。其常见的原发病因为视网膜静脉阻塞（CRVO）与增殖性糖尿病性视网膜病变（PRD），Hayreh 认为产生新生血管的危险因素与视网膜缺血严重程度有关，与广泛视网膜毛细血管无灌注区范围有关，受累范围愈大，愈容易产生新生血管和 NVG。新生血管引起玻璃体反复出血，视力下降，进一步发展成虹膜红变，新生血管阻塞房角，导致房水引流障碍、角膜水肿、眼压升高、疼痛难忍、视力丧失等典型 NVG 表现。一般的抗青光眼药物和手术治疗很难奏效。因而，寻求一个较为有效的治疗方法很有必要。

1950 年 Bietti 首次发现冷冻睫状体能降低眼压，但由于技术上的原因，直到 60 年代才开始广泛应用于临床。睫状体冷凝的机理为低温破坏睫状体上皮及其血管系统而减少房水生成，从而达到降压目的。我国从 70 年代初开始有这方面的应用报告，文献报告冷冻治疗的疗效差异大，眼压控制率在 0%～80%，但多数作者都能得到 60%

的降压效果。本组 41 例 47 只眼眼压控制到 24mmHg（3.24kpa）以下者 25 只眼，占 53.19%，与最近文献报告接近。引起这种差别的原因可能与睫状体解剖的个体差异、眼组织对低温敏感的个体差异以及不同作者采用的技术之间的差异有关。如果第一次治疗不能降压，可以多次重复，重复冷冻的时间必须间隔一月以上，因为第一次手术的最后结果可能要经过 2～4 周才显示出来。本组再次冷冻治疗有 6 只眼，均达到理想的降压效果，与文献报告的许多作者观察一致。

目前对 PRD 多采用全视网膜光凝，以减少视网膜及虹膜新生血管，恢复正常眼压。但若屈光间质混浊则无法进行激光治疗。当然，玻璃体切割术是有效措施，但对有活动性新生血管的 RPD 只有采用经巩膜的电凝和冷凝，二者作用机制与全视网膜光凝一样，二者相比冷冻更为安全可靠，因电凝易引起巩膜组织变薄，张力减弱乃至坏死。本组经治疗 PRD 患者 8 只眼及 CRVO 患者 2 只眼，术后玻璃体出血迅速吸收，角膜水肿消失，虹膜上新生血管萎缩。特别是 CRVO 两只眼为一个患者双眼先后发病，均有乳头新生血管及视网膜无灌注区、虹膜新生血管及眼压升高，经治疗后眼压正常，玻璃体积血吸收，乳头上新生血管萎缩，视网膜可见广泛的冷凝斑，右眼视力 0.5，左眼视力 0.2。因此我们近期对 NVG 均辅以广泛视网膜冷冻，即使对于仅有新生血管尚未发生眼压升高者也作视网膜广泛冷冻联合睫状体冷冻手术，仅适当减少睫状体冷冻范围。以图消除血管形成因子，且可使已发生的新生血管萎缩及网膜病变退行。为确保安全有效的结果，我们认为一旦确诊有新生血管和大片毛细血管无灌注区，若无氩

邓亚平

激光设备，就应很快作视网膜广泛冷凝治疗。根据视力、眼压水平、角膜水肿和虹膜新生血管情况设计睫状体冷冻的范围。正常情况下，第一次治疗不应超过半周，如重复手术也不应超过 300°范围，以免引起眼球萎缩。

当使用浸冷式冻头时应注意检查液氮杯内液氮量是否足够浸泡冷冻头，确保低温应达到-80℃左右，连续单次睫状体上冷冻时间不能少于 50 秒左右，视网膜上冷冻时间不要超过 4 秒，以免过分冷冻促进玻璃体视网膜纤维增生（PVR）。有条件者，最好采用沈阳市制冷机械厂生产的 LDZ 多功能低温治疗机，该机以液氮为冷源，有测温控温、恒温以及定时计时、复温报警等装置，可以准确掌握冷冻温度和时间，能取得较满意的临床效果。

睫状体冷冻联合广泛网膜冷冻术能不同程度降低眼压，促进玻璃体出血的吸收及网膜病变的退行，甚至可以提高视力。对于新生血管性青光眼是首选的治疗方法，对于仅有新生血管尚未发生眼压升高者（NVG 前期）的疾病发展有积极的控制作用。

五、环孢霉素 A 治疗坏死性巩膜炎 1 例

［张玲（邓亚平教授指导的研究生），邓亚平，李晟. 中国中医眼科杂志，1998，（2）］

坏死性巩膜炎（necrotising scleritis）是一种罕见的难治眼病，常导致眼球破坏，视力丧失，严重者数年后可死亡。本病常伴有全身胶原性疾病，如风湿热、类风湿性关节炎、红斑狼疮、Wegener 肉芽肿病等，有时巩膜损害可能是全身结缔组织病的唯一表现，而长达 10 年后才出现全身症状。因此，对本病及早诊断、及早治疗，具有重

要的临床意义。

患者，女，48岁。左眼红痛二十多天。发病前1月曾患大叶性肺炎，治愈。之后出现左眼红痛、涩，在当地医院诊断为"巩膜炎"。经眼部及全身皮质类固醇药物、消炎痛和抗生素治疗二十多天，不能控制病变进展，眼红痛加重，并伴视力下降。于1997年1月2日收入我院进一步治疗。

检查：视力右眼1.5，左眼0.4。右眼前部及眼底未见异常。左眼睑轻度水肿，上方球结膜暗红色充血（＋＋），10：00～1：00位置巩膜呈紫红色结节状隆起，约7mm×6mm，高约1mm，压痛明显，边界欠清。角膜透明。房水闪光（－）。虹膜纹理清晰，瞳孔直径3mm，正圆居中，对光反应好，眼底未见异常。指测眼压Tn。全身检查：双手指关节肥大变形。血压128/90mmHg（17/12kpa），血、尿常规正常，血沉4mm/min，抗"O"阴性。腰椎摄片：第5腰椎椎弓狭部裂，I°前滑脱。胸透：主动脉迂曲扩张，脊柱胸段向右侧弯曲畸形。抗核抗体：弱阳性，未找到LE细胞。诊断：左眼坏死型巩膜炎。

治疗经过：入院后重新大剂量皮质类固醇治疗，地塞米松30mg静滴1天，20mg静滴2天，10mg静滴3天，之后改为口服泼尼松30mg晨服，逐日递减。消炎痛25mg口服，每日3次，青霉素960万单位/天，静滴7天，症状未控制。左眼及左侧头面部疼痛难忍，每晨4：00～9：00疼痛加剧，畏光流泪，食欲差，睡眠差。巩膜结节向颞下方有扩大趋势，紫红色，隆起处略显黄白色，压痛明显。眼压升高为29mmHg（3.86kpa）。遂于1997年1月9日（发病后1月）用环磷酰胺0.2静脉推注10

天，后改为口服 50mg，每日 3 次，总量 5.9g。第 1 周患者眼痛有所减轻，结节略变平，隆起处黄白色消失，深充血有所缓解，眼压降至正常。一周后病情再次反复，颞下方 7：00 处出现紫红色肉芽肿样结节，深充血明显加重，结节压痛明显，角膜后出现尘状 KP（＋），房水闪光（＋）。患者眼痛难忍，畏光流泪，食欲差，睡眠差。考虑激素减量导致的反跳，于 1 月 17 日（发病后 40 天）再次加大激素用量，地塞米松 15mg 静滴，缓慢减量。患者仍感眼痛、畏光流泪，巩膜结节无明显变小，深充血明显，正上方巩膜变薄变蓝。于 2 月 5 日（发病后 2 月）在原治疗上加用 0.5％环孢霉素 A 滴眼液（由华西医科大学提供）点左眼，每日 3 次，类固醇及环磷酰胺按计划逐渐减量。患者病情逐渐控制，疼痛、畏光、流泪等症减轻，结节明显变小变平，充血减轻。KP（－）。房水闪光（－）。眼压正常。视力 1.0。于 3 月 14 日出院。出院时结节平坦，巩膜呈蓝色。

出院诊断：左眼坏死性巩膜炎。出院后门诊随访 4 月，左眼原巩膜病灶区平坦，呈蓝色，球结膜光滑，无充血，无疼痛，视力 1.0。

讨论

① 诊断：按 Watson 的分类法，巩膜炎可分为：巩膜外层炎、前部巩膜炎和后部巩膜炎。前部巩膜炎包括弥散性前巩膜炎、结节性前巩膜炎、坏死性前巩膜炎和穿孔性巩膜软化。前巩膜炎发生在赤道前部，女性多发。症状最严重者为炎症性坏死性巩膜炎，疼痛剧烈难忍，可不仅限于眼球，眼眶周围、面颊部、颞部以及鼻旁都可疼痛，经常在夜间至黎明加重，疼痛难忍可影响睡眠，难以进食，

体重减轻。早期可表现为局限性炎性浸润，色调紫红，典型表现为局限性片状无血管区，可局限，也可大面积坏死，附近巩膜水肿，表层巩膜血管迂曲扩张、移位，形成血管"傍路"，愈合后该处巩膜变薄，可透见葡萄膜。其病理改变为慢性肉芽肿性疾病，特征为纤维蛋白样坏死和胶原破坏，伴有多形核白细胞、淋巴细胞、浆细胞和巨噬细胞的浸润。但巩膜血管少，大部分由胶原组织组成，不易于愈合，所以巩膜病一般不提倡做病理检查。除非是对局部的眼病或其基础的全身病诊断困难时可作。关征实等认为应用手术清除坏死组织有利于消除炎症反应，有利于新胶原纤维增生，修补缺损，并可通过活检明确诊断。本例患者恐惧手术，拒绝活检，我们认为只要经过及时而强有力的药物治疗，巩膜的坏死是可以避免的。因此，本例患者未作活检。但根据其疼痛剧烈及病史经过，坏死性巩膜炎的诊断是可以成立的。②治疗：坏死性巩膜炎多伴有全身性胶原性疾病，也可以是胶原性疾病在眼部的唯一表现，其病理过程缓慢，引起的胶原紊乱难以修复。治疗上一般以皮质类固醇及非甾体类激素如消炎痛治疗，重症病例加用免疫抑制剂，如环磷酰胺等，药物治疗无效时可考虑手术清除坏死病灶，并修补巩膜缺损区。新一代的免疫抑制剂环孢霉素 A 用于治疗坏死性巩膜炎取得了一定疗效。Wakefield 报道应用口服制剂环孢霉素治疗 7 例严重的巩膜炎，全部患者在接受环孢霉素治疗前，都具有活动性眼疾，并局部或全身应用各种其他抗炎药物治疗的失败者。每日口服 10mg/kg，2～4 周逐渐减量，直至每日少于 5mg/kg 为止，有 5 例患者经治疗 6 周后巩膜炎症明显缓解，仅 1 例因广泛性巩膜坏死和角膜进行性变薄发生眼球穿孔而行眼球摘除。本例患者在大剂量皮质类固醇及环磷酰胺治疗后不能控制病情发展，加用 0.5％环孢霉素 A 滴眼液后症状控制，巩膜炎明显缓解。环孢霉素可选择性地干扰白细胞介素-2 的活性，从而有效地治疗 T 细胞介导的疾病。一般认为巩膜炎是因免疫复合物损伤巩膜血管所致，以后形成反应性肉芽肿，T 细胞对这种肉芽肿的形成具有重要作用。因而环孢霉素对减轻这种炎性反应有着一定的疗效。但由于全身使用环孢霉素治疗自身免疫性疾病时有引起肾脏、肝脏和淋巴细胞增殖性疾病的可能，从而限制了它的广泛应用。本例患者仅局部点用 0.5％环孢霉素 A 尚未发现全身性副作用。

巩膜炎患者眼压升高可有以下机理：①睫状脉络膜渗出导致虹膜晶状体膈前移而将前房角关闭。②前房内炎症细胞阻塞小梁网。③淋巴细胞和浆细胞浸润向前扩展到睫状体和小梁网而堵塞房角。④浅层巩膜血管周围淋巴细胞浸润，导致浅层巩膜静脉压升。⑤Schlemn 管周围淋巴细胞浸润，房水流出速度减慢。⑥局部或全身长期应用皮质类固醇而诱发青光眼，当巩膜炎得以控制，皮质类固醇逐渐停用后，眼压可恢复正常。通过本例患者的治疗，我们认为当坏死性巩膜炎的诊断确立后，应及早滴用 0.5％～1.0％环孢霉素 A 眼液，可减轻反应，缩短病程，局部应用副作用少，安全有效。

六、中西医结合治疗 Mikulicz 病 1 例

［张玲（邓亚平教授指导的研究生），邓亚平. 中国中医眼科杂志，2000，10（2）］

患者，男，59 岁，双眼睑浮肿，眶外上方包块 20 多

天于 1996 年 11 月来我院初诊。1996 年 6 月患者无明显原因出现双下颌肿胀，不红不痛，可扪及肿块。因包块逐渐增大到华西医科大学口腔科就诊，同年 10 月行双颌下腺切除术，病理诊断为"淋巴上皮病损（Mikulicz 综合征）"，并给予免疫治疗。以后患者感眼干、口干，双侧腮腺肿大，双眼睑浮肿，眶外上方可扪及包块，同年 11 月在我院眼科门诊诊断为"Mikulicz 综合征"，给予泼尼松 120mg 顿服，逐日递减 10mg，1 周后改为 50mg 口服维持，同时口服消核浸膏片 4 片，每日 3 次。1 月后泪腺肿块明显缩小，症状缓解。以后患者因各种原因未能坚持治疗，1997 年 10 月泪腺、涎腺再次肿大，以"Mikulicz 综合征"收入我院。入院时检查：双侧腮腺中度肿大，按压腮腺区双侧唾液分泌量较少。双侧舌下腺肿块突起约 1.5cm×0.7cm×0.2cm，色泽紫红，咽部及鼻腔检查未见异常，胸腹四肢及神经系统未见异常。眼部检查：双眼视力 1.2。双上睑肿胀，外上方眶缘明显肿胀，肤色正常，睑裂及瞬目正常，眼球运动不受限。双侧外上方眶缘下触及 1.5cm×1.5cm×0.5cm 肿块，有结节感，无压痛，不能回纳入眶内。屈光介质清晰，眼底正常。化验室检查：血常规正常。血清皮质醇正常。肝功能：GPT 70u/L，Y-GT 134u/L，A/G＝0.9。治疗经过：泼尼松 50mg 顿服，逐日递减至 20mg 维持。环磷酰胺 0.2g 静脉推注 10 天后改为 50 mg 口服，每日 3 次（总量用至 5 g），用药期间监测血象及血清皮质醇。辨证为痰湿阻结，治则化痰散结、健脾益气，方选化坚二陈汤合四君子汤加减。药物：陈皮 30g，法半夏 30g，茯苓 40g，生甘草 10g，白僵蚕 30g，川黄连 15g，黄芪 25g，黄精 25g，南沙参 30g，

白术 15g，水煎服，分 3 次服，并随证加减。用药 10 天
后，眼部及面部肿胀明显好转，用药 26 天后双侧泪腺肿
块消失，舌下腺恢复正常大小，腮腺处遗留小肿块，泼尼
松减为 10mg 维持，至 32 天出院时腮腺肿块也消失。出
院后 2 月完全停药，随访至今未复发。

讨论：Mikulicz 病由波兰医生 Mikulicz 在 1888 年首
先报道 1 例双侧无痛性泪腺和涎腺对称性肿大，后人称
之为 Mikulicz 病，病因至今不清。1952 年 Godwin 根据
病理学将此病改名为"淋巴上皮病损"，现国内外文献
多用此名。我国最早为陆英（1938）在中华医学杂志上
报告一例，以后我国先后有 5 例个案报告。由于首发症
状多为涎腺肿大，患者常在口腔科就诊，故眼科报道较
少。由于 Mikulicz 病属自身免疫疾病，病程发展到一定
阶段，可能出现类风湿性关节炎或系统性红斑狼疮、硬
皮病、皮肌炎，甚至获得性免疫缺陷综合征等全身疾
病；另一方面，由于少数病例的淋巴上皮病损的淋巴细
胞成分可转化为恶性淋巴瘤；而增生性上皮可恶变为鳞
癌，这些患者预后不良。因此，早期诊断治疗本病，及
时阻止病情发展十分重要。治疗上通常主张激素治疗及
切除局部肿块，但也有复发。治疗的根本是应该恢复机
体免疫功能的平衡及正常，即"扶正固本"。本病病机
多为脾气亏虚，津液不行，凝而生痰，痰阻孙络，结而
成形，成为发颐（腮腺肿大），或为瘰疬痰核。因此治
以健脾益气、化痰散结。本例患者选用四君子汤合化坚
二陈汤加减。人参多糖和皂苷可使环磷酰胺所致白细胞
数减少、巨噬细胞及体液免疫和细胞免疫功能抑制等恢
复正常；茯苓多糖能调整 T 细胞亚群的比值；四君子汤

能明显提高人外周血淋巴细胞转化率，其健脾益气功效的主要药理基础是对特异性和非特异性免疫功能有增强作用。发挥中医药特色为治疗本病拓宽了思路，结合激素及免疫抑制剂治疗，效果满意。

邓
亚
平

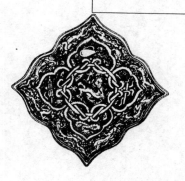

1932 年 3 月，出生于湖南省常宁县。

1938～1948 年在四川省成都市完成其小学到高中的学习。

1948 年 9 月～1954 年 7 月就读于华西医科大学医疗系。

1954 年 9 月～1961 年 6 月在四川省人民医院眼科工作，任住院医师。

1962 年：为响应毛主席关于"发掘祖国医学关键是西医学中医"的号召，1962 年从四川省人民医院调入成都中医学院附属医院（即现在的成都中医药大学附属医院）师承著名中医眼科专家陈达夫教授学习中医眼科，此后一直在成都中医药大学附属医院眼科从事中西医结合眼科的临床、科研及教学工作。

其间，1972～1974 年参加全国西医离职学习中医班。

1975 年在成都中医学院参加全国中医眼科学习班。

1976 年在广州中医学院参加中医五官科学习班。

1983 年晋升为副教授、副主任医师。

1984 年被国家学位委员会批准为中医眼科专业硕士学位研究生指导教师。

1985～2001 年任成都中医药大学附属医院眼科研究室主任。

1987 年晋升为教授、主任医师。

1993 年被国务院授予国务院政府特殊津贴享受者。

1996 年获四川省中医药科教先进工作者荣誉称号。

1997 年被四川省中医药管理局评为四川省首届名中医。

2002 年被国家中医药管理局制定为第三批全国名老

中医药专家学术经验继承工作指导老师。

　　2005年作为全国名老中医之优秀者遴选为"十五"国家科技攻关计划"名老中医临床诊疗经验及传承方法研究——名老中医学术思想及临证经验"之研究对象。

　　2010年被国家中医药管理局立题资助进行"全国名老中医邓亚平传承工作室建设项目"建设。

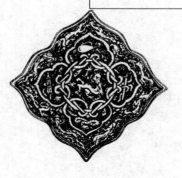

邓亚平教授于国内外重要
学术期刊发表之主要文章目录

1、罗文彬，邓亚平. 国人眼球突出度及眶距的测量统计 [J]. 中华眼科杂志，1959，(9)

2、邓亚平. 视网膜中央静脉阻塞（附六例报告）[J]. 中华眼科杂志，1964，11

3、邓亚平. 中毒性痢疾所致的皮质盲 [J]. 中华眼科杂志，1964，11

4、邓亚平. 白内障针拨术后继发青光眼 [J]. 成都中医学院学报，1978，(2)

5、邓亚平. 中西医结合治疗单疱病毒角膜炎的临床观察 [J]. 角膜病杂志，1980，(1)

6、邓亚平. Behcet's 病 14 例临床分析 [J]. 中华眼科杂志，1982，18

7、邓亚平. 中西医结合治疗色素膜炎 102 例临床分析 [J]. 成都中医学院学报，1984，(2)

8、邓亚平. 双侧急性视网膜坏死五例报告 [J]. 眼底病杂志，1985，(2)

9、邓亚平. 老年性黄斑变性——附 7 例临床分析 [J]. 眼科学报（香港版），1987，(3)

10、邓亚平. 陈耀真教授对中国眼科学史的研究 [J]. 眼科学报，1988，(4)

11、邓亚平. 谢学军. 驻景丸加减治疗老年性黄斑变性的临床初步观察——附 30 例 51 只眼疗效观察 [J]. 成

都中医学院学报，1989，（2）

12、段俊国，邓亚平，王明芳，等. 活血化瘀治疗实验性眼内出血的 ERG 研究 ［J］. 中西医结合杂志，1989，（10）.

13、曾庆华，邓亚平. 应用针拨术治疗合并全身性疾病的老年白内障——附：71 例临床疗效观察 ［J］. 成都中医学院学报，1989，（1）

14、段俊国，邓亚平，王明芳. 脉络膜视网膜重度激光损伤的 ERG 研究 ［J］. 眼科研究，1990，（3）

15、谢学军，邓亚平. 糖尿病性视网膜病变闪光视网膜电图的分析 ［J］. 眼底病杂志，1991，（2）

16、邓亚平，谢学军. 滋阴补肾活血化瘀治疗糖尿病视网膜病变的初步观察 ［J］. 中国中西医结合病杂志，1992，（5）.

17、邓亚平，王明芳，王典荣，等. 活血化瘀治疗视网膜静脉阻塞的研究 ［J］. 中国医药学报，1993，（3）

18、Yaping Deng，et al. Electeo-oculogram of Retinal. Vein occlusion ［J］. Eye Science，1994，（1）

19、黄秀蓉，王明芳，邓亚平. 白内障针拨术 692 只眼的临床分析 ［J］. 江西中医药，1994，（3）

20、李寿玲，邓亚平，李懿堂. 实验性眼底出血的组织学观察 ［J］. 临床眼科杂志，1995，（3）

21、Yaping Deng，Mingfang Wang，Junguo Duan．T．The Modality of Huoxue-Huayu in Treatment of Retinal Vein Occlusion．Eye Science，1995，（1）

22、潘学会，邓亚平，雷家发，等. 肾与眼关系的实验研究——大白鼠肾阳虚模型血、晶体 SOD 和 LPD 含量

测定 ［J］. 西南国防医药，1995，（1）

23、李瑞荃，王明芳，潘学会，等．"益视片"对实验性"肾阳虚"大鼠红细胞免疫功能的影响 ［J］. 成都中医药大学学报，1997，（1）

24、张玲，邓亚平. 新生血管性青光眼的冷冻治疗 ［J］. 中国中医眼科杂志，1997，（3）

25、李寿玲，邓亚平. 视网膜重度激光损伤和修复的组织学观察 ［J］. 临床眼科杂志，1997，（3）

26、张玲，邓亚平，李晟. 环孢霉素治疗坏死性巩膜炎一例 ［J］. 中国中医眼科杂志，1998，（2）

27、邓亚平. 糖尿病性视网膜病变 ［J］. 四川医学，1999，（6）

28、张玲，邓亚平. 中西医结合治疗 Mikulicz 病 1 例 ［J］. 中国中医眼科杂志，2000，（2）

29、刘文舟，邓亚平. 糖尿病患者的视网膜电图分析 ［J］. 眼视光学杂志，2001，（3）

30、黄贵之，段俊国，邓亚平，等. 活血化瘀法及其在眼科临床中的应用 ［J］. 中国中医眼科杂志，2005，（2）

31、袁晓辉，邓亚平. 出血性眼病的中医治疗 ［J］. 四川中医，2005，（5）

32、袁晓辉，邓亚平，谢学军. 中西医结合治疗甲状腺相关眼病 ［J］. 中国中医眼科杂志，2006，（1）

邓亚平教授出版之主要学术著作目录

1、主编，《五官科讲义》，1976 年四川省中等医药学校出版。

2、合编，《中医眼喉科学》（与廖品正、熊大经等合编），1980 年四川人民出版社出版，1982 年、1984 年再版。

3、合编，《中医眼科学》（与王明芳、池秀云、刘松元、曾榫良、廖品正等合编），1985 年人民卫生出版社出版。

4、编委，《临床糖尿病学》（负责编写糖尿病眼部并发症及其治疗），2000 年四川省科技出版社出版。

邓亚平教授之主要获奖科研成果

1978 年："针拨白内障的临床观察"获 1978 年度四川省科学科技进步二等奖，课题负责人。

1989 年：合编的《中医眼科学》获 1989 年度四川省科技进步二等奖。

1992 年："活血化瘀治疗视网膜静脉阻塞的试验与临床研究"，获 1992 年度国家中医药管理局科技进步二等奖，课题负责人。

1996 年："丹红化瘀口服液"获得国家新药（中药、三类）证书，这是我国第一个获国家卫生部颁发新药证书的眼科中药新药，课题负责人。

1996 年："Q-开关红宝石激光制作眼内出血模型"获 1996 年度四川省中医药科技进步二等奖，课题负责人。

1996 年获四川省中医药科教先进工作者荣誉称号。

1997 年："丹红化瘀口服液治疗出血性眼病"，获 1997 年度国家医药管理局新药研制三等奖，课题负责人。

邓亚平

中国现代百名中医临床家丛书

（第一辑）

（按姓氏笔画排列）

王乐匋	王法德	毛德西
方和谦	邓亚平	石景亮
田丛豁	史常永	危北海
刘学勤	刘绍武	刘嘉湘
许润三	许彭龄	张子维
张作舟	张海峰	李士懋
李寿彭	李振华	李乾构
杨家林	邹燕勤	陆永昌
陈文伯	迟云志	邵念方
郁仁存	周信有	周耀庭
段富津	郑魁山	赵玉庸
赵荣莱	洪广祥	贺普仁
班秀文	夏翔	晁恩祥
徐宜厚	徐景藩	高体三
郭子光	郭振球	曹恩泽
盛玉凤	屠金城	韩冰
管遵惠	蔡福养	谭敬书
魏执真		